THE COMPLETE GUIDE OF

抜歯テクニック コンプリートガイド
安全にうまく抜歯するためのさまざまなアプローチ

TOOTH EXTRACTION TECHNIQUE

編著
坂下　英明（明海大学歯学部口腔顎顔面外科学第2分野）

著
近藤　壽郎（日本大学松戸歯学部顎顔面外科学講座）
濱田　良樹（鶴見大学歯学部口腔顎顔面外科学講座）
柴原　孝彦（東京歯科大学口腔外科学講座）
堀之内康文（公立学校共済組合九州中央病院歯科口腔外科）

クインテッセンス出版株式会社　2015

Tokyo, Berlin, Chicago, London, Paris, Barcelona, Istanbul, Milano, São Paulo, Moscow, Prague, Warsaw, Delhi, Bucharest, and Singapore

本書のはじめに

多くの読者も同様と思われるが，編者が歯科医師となり初めて名刺をつくったときには，歯科医師の英文の略称としてDDSと初めて記入した．

DDSはDoctor of Dental Surgeryの略であり，この場合のdoctorは専門職学位で，学術上の学位とは別の規定であり，学術上は修士相当の学士である．多くの国では，歯科医育機関は専門職大学院であり，歯科医師国家試験が歯科医学校の卒業試験を兼ねるので，DDSは歯科医師と同義語となる．日本では医育制度がやや異なるが，日本の歯科医師も名刺や署名では学位名としてのDDSを多く使用している．

DDSの称号には，この称号ができた時代の歯科医師の気概が現れている．すなわち，1839年に創立された世界初の歯科医学教育機関であるボルティモア歯科医学校(現在のメリーランド大学歯学部)の設立と発展に寄与したハイデンとハリスは，ともにボルティモアの歯科開業医であった．両名はメリーランド大学で歯科医学の講義を担当しており，同大に歯学部を開設するように提案したが拒否された．このため，彼らは独立した教育機関を設立し，卒業生には名誉を表彰する意味でDDSとの称号を与えた．

編者は「Doctor of Dental Surgeryを名乗る者においては，抜歯は基本手技中の基本である」，すなわち「抜歯は歯科医師の嗜みである」と考えている．しかし，現実には抜歯はあまり得意ではないとする歯科医師の方も多くいる．また，「口腔外科は抜歯に始まり，抜歯に終わる」との名言もありながらも，多くの著書でその詳細が異なることも多く，さらには一子相伝の口伝のような方法さえも存在している．

200年が経過したといえるこの近代的な抜歯術の知識と技術は，現在も進化し続けている．本書は，手技としての「抜歯術」と，理論としての「抜歯学」の，中間の立ち位置にて抜歯に関する最近の知識を整理し，多くの疑問にわかりやすく答えたいと企画された．

近年，口腔内小手術に関する講演時に，抜歯に関するポイントやテクニックについての質問を多くの方から受ける．この際に，抜歯に関する卒前後の教育での使用器具やテクニックと，種々の著書や文献の内容に相違があることを指摘される．どうも抜歯，とくに下顎智歯の抜去には多少の「御家流」，いわゆる流派や考え方の相違があるとしか考えられない場合もあった．このような場合には，不明な点はこれまで私が収集していたさまざまな資料を基にして解説してきた．今回の抜歯についての企画に際しては，原理や理論的根拠から手技とそのポイントを詳細に解説することにし，とくに，考え方の相違については両論を併記して，読者に理解しやすいように解説するようにした．さらに，抜歯をコンプリートして解説したいとの思いで，本書のタイトルを『抜歯テクニックコンプリートガイド』と名付けた．

抜歯を苦手と考えている方には本書が抜歯を身近な手技として安全・確実に行える助けになるように，また現在，抜歯をよく行われている方には本書がさらなる向上の一助となるように願っている．

2015年1月
坂下英明
明海大学歯学部口腔顎顔面外科学第2分野

CONTENTS

本書のはじめに　2

編者・著者一覧　6

CHAPTER 1　普通抜歯　7

section 1　普通抜歯の概論　8
普通抜歯とは／抜歯時の術者と患者の姿勢／術者の位置・姿勢／普通抜歯の原則

section 2　鉗子抜歯　14
鉗子抜歯の原理／鉗子抜歯のテクニック／鉗子抜歯のトラブル

section 3　ヘーベル抜歯　21
ヘーベル抜歯の原理／ヘーベルのテクニック／ヘーベル抜歯のトラブル

column　「歯抜けの太陽王」と「抜歯好きの職人皇帝」　28

CHAPTER 2　抜歯の器具　29
抜歯鉗子／ヘーベル（エレベーター，挺子）／外科的抜歯に必要な器具①　メス／外科的抜歯に必要な器具②　縫合糸／お勧めのインスツルメント

lecture 1　新しい抜歯器具　40

column　明暗を分けた2人の「Winter氏」　42

CHAPTER 3　下顎埋伏智歯　43

section 1　下顎埋伏智歯の抜歯の難易度の評価　44
下顎智歯抜歯の難易度に影響する因子／埋伏歯の深さ・傾斜角度，下顎枝前縁までの距離／歯根の発育状態／下顎管（下歯槽管）との距離，位置関係

section 2　切開・剝離　50
切開のポイント・分類／切開法の選択――縦切開法か？　袋状切開法か？／メスは何を使うのか？／縦切開と横切開／縦切開法／袋状切開法／直線法／知っていると有用な切開線／切開の実際／切開①　遠心（水平）切開／切開②　横切開（水平切開）――メスの進め方は遠心から近心か？　近心から遠心か？／切開③　縦切開／剝離――粘膜骨膜弁を確実に剝離せよ

section 3　骨削除，歯冠分割，歯の抜去　72
骨削除／歯冠の分割／近心傾斜歯の分割法／垂直埋伏歯の分割法／遠心傾斜歯の分割法／横埋伏歯の分割法／歯の分割に使用する器具／水平埋伏歯の分割――その位置と深さ／歯根の分割／歯根の抜去

CONTENTS

section 4　抜歯後の創処置，縫合，出血・腫張の対応　83
抜歯後の創処置——抜歯は抜いたら5合目と心がける／縫合——浅く，細く，数が多いのは下手な証拠？／出血・腫張の防止と対応

lecture 2　下顎埋伏智歯抜去の「2回法」と「コロネクトミー」　94

CHAPTER 4　上顎埋伏智歯　97
上顎埋伏智歯の抜歯時の問題点への対応とは？／エックス線写真の読影／局所麻酔／上顎埋伏智歯の抜歯のポイント／トラブルとその対処

column　【下顎埋伏智歯の抜歯こぼれ話①】不思議な（？）切開線のかずかず　106

CHAPTER 5　難抜歯　109
難抜歯の定義

section 1　残根の抜歯　111
術前の評価／抜歯手術の基本手技／残根の抜歯症例①／残根の抜歯症例②／残根の抜歯症例③

section 2　歯根破折　117
術前の評価／破折片の除去／抜歯手術の基本手技／歯根破折症例①／歯根破折症例②／歯根破折症例③

section 3　根肥大　124
術前の評価／抜歯手術の基本手技／根肥大の歯の抜歯症例

section 4　位置異常（舌側転位）　127
術前の評価／抜歯手術の基本手技／位置異常の歯の抜歯症例

section 5　骨性癒着　129
術前の評価／骨性癒着の診断／抜歯手術の基本手技／骨性癒着した歯の抜歯症例①／骨性癒着した歯の抜歯症例②

section 6　湾曲根歯　132
湾曲根歯の抜去の一般的注意事項／湾曲根歯の抜去の基本手技／湾曲根歯の抜歯症例

lecture 3　はまるぞ！　残根抜歯　135

CHAPTER 6　上顎正中埋伏過剰歯・埋伏犬歯・乳歯　139

section 1　上顎正中埋伏過剰歯の抜歯　140
上顎正中埋伏過剰歯の診査・診断／上顎正中埋伏過剰歯の抜歯の実際

section 2　上顎埋伏犬歯の抜歯　150
上顎埋伏犬歯の診査・診断／上顎埋伏犬歯の抜歯の実際／上顎埋伏犬歯の抜歯中に起こりうるトラブル

section 3　乳歯の抜歯　156
適応と観察／局所麻酔／抜歯法

column	【下顎埋伏智歯の抜歯こぼれ話②】フランス式とアメリカ式──GinestetとArcherの切開	**158**
column	【下顎埋伏智歯の抜歯こぼれ話③】Pell and Gregoaryの歯分割法	**159**

CHAPTER 7　合併症　　　**161**

section 1　BRONJ　　　**162**
BRONJとは？／BRONJにしないために

section 2　神経麻痺　　　**165**
もし抜歯後に神経麻痺を訴えたら？／経過観察で治癒した症例／神経修復術が必要であった症例／神経麻痺を回避するために

section 3　ドライソケット　　　**170**
ドライソケットの臨床所見／ドライソケットを予防するために／ドライソケットの治療法

section 4　上顎洞迷入　　　**172**
抜歯中に歯を見失い，上顎洞への迷入を疑った場合／迷入した歯の摘出／術式の手順／上顎洞への迷入を避けるために

section 5　後出血　　　**175**
もし抜歯後出血で来院したら／抗凝固薬・抗血小板薬服用患者に抜歯を行う際の注意事項／止血法

section 6　口底部への迷入　　　**181**
迷入した歯の確認／摘出手術／口底部迷入を起こさないために

section 7　気腫　　　**183**
気腫の発生と進行／気腫の診断・治療

column　【下顎埋伏智歯の抜歯こぼれ話④】秘蔵の直線切開　　　**186**

CHAPTER 8　麻酔・抗菌薬・止血　　　**187**

section 1　麻酔（除痛）法・鎮静法　　　**188**
表面麻酔／浸潤麻酔／抜歯時の浸潤麻酔の手技／伝達麻酔／下顎孔伝達麻酔法／オトガイ孔伝達麻酔法／上顎の伝達麻酔／切歯孔伝達麻酔法／大口蓋孔伝達麻酔法／上顎結節伝達麻酔法／鎮静法／笑気吸入鎮静法／静脈内鎮静法

section 2　抗菌薬・抗炎症薬　　　**201**
抜歯と薬物投与／消炎鎮痛薬

section 3　止血法　　　**206**
止血のメカニズム／抜歯術における止血／開放抜歯創の止血／閉鎖創での止血

column　【下顎埋伏智歯の抜歯こぼれ話⑤】筆者が行っている頬側延長法・袋状法　　　**210**

INDEX　　　**212**

編者・著者一覧

坂下英明	明海大学歯学部口腔顎顔面外科学第2分野教授
近藤壽郎	日本大学松戸歯学部顎顔面外科学講座教授
濱田良樹	鶴見大学歯学部口腔顎顔面外科学講座教授
柴原孝彦	東京歯科大学口腔外科学講座教授
堀之内康文	公立学校共済組合九州中央病院歯科口腔外科部長
井上勝元	明海大学歯学部口腔顎顔面外科学第2分野助教
奥　結香	明海大学歯学部口腔顎顔面外科学第2分野助教
重松久夫	明海大学歯学部口腔顎顔面外科学第2分野講師
鈴木正二	明海大学歯学部口腔顎顔面外科学第2分野准教授
成田真人	東京歯科大学口腔外科学講座助教
野村武史	東京歯科大学口腔外科学講座准教授
福田正勝	明海大学歯学部口腔顎顔面外科学第2分野講師
村松恭太郎	東京歯科大学口腔外科学講座助教
山田浩之	鶴見大学歯学部口腔顎顔面外科学講座講師

各CHAPTERの著者名一覧

CHAPTER 1　堀之内康文
CHAPTER 2　坂下英明，井上勝元，奥結香，重松久夫，鈴木正二
CHAPTER 3　坂下英明
CHAPTER 4　堀之内康文
CHAPTER 5　濱田良樹，山田浩之
CHAPTER 6　堀之内康文
CHAPTER 7　柴原孝彦，野村武史，成田真人，村松恭太郎
CHAPTER 8　近藤壽郎
lecture 1　坂下英明
lecture 2　福田正勝，坂下英明
lecture 3　堀之内康文
column　坂下英明

CHAPTER 1
普通抜歯

CHAPTER 1 普通抜歯

section 1 普通抜歯の概論

　抜歯は，歯科診療のなかでもっとも頻繁に行われる外科処置である．だが，その手技，使用する器具の種類や使い方などの細かい点では出身大学や施設ごとの流儀があり，必ずしも全国一様ではない．たとえば，術者の姿勢は立位か座位か，患者の体位は座位か水平位か，使用するのは鉗子が先かヘーベルが先か，など基本的なことでも両論がある．まず，この **CHAPTER** では普通抜歯の際の一般的な原則について考える．

普通抜歯とは

■抜歯にも，自然脱落寸前の簡単な歯から，水平埋伏智歯，完全骨性埋伏歯の抜歯までいろいろなものがある．そのなかで歯肉の切開・剥離や骨削除などの処置を必要とせず，鉗子とヘーベルで抜歯できるものを「普通抜歯」という．鉗子とヘーベルはあらゆる抜歯に用いられる基本的な器具であり，また普通抜歯はすべての歯科医師ができなくてはならない基本的な手技であることから，十分に習熟しておくべきである．

■普通抜歯の対象歯は，①残根歯（**CHAPTER 5** 参照），②歯周病による保存不可能歯，③根尖病変による保存不可能歯，④歯根破折歯，⑤矯正治療の一環としての要抜去歯（便宜抜歯）などである．

抜歯時の術者と患者の姿勢

術者の姿勢を決めるポイント

■あらゆる手術において，患者の体位，術者の位置と姿勢は，手術を正確・安全・スムーズに行ううえで非常に重要であり，抜歯も例外ではない．手術の基本は「直視・直達」であるので，できるかぎりこれに近い姿勢・体位が望ましい．術者の位置・姿勢を決めるポイントは，①**術野全体をよく観察できる**，②**術者の重心が安定していてバランスがよい**，③操作性がよい（肩・肘・手首・手指の動きが楽である），④術者が疲労しにくい，⑤患者がリラックスできる，⑥とっさのトラブルに対応しやすい，などである．

議論　術者は立位か？　座位か？

■抜歯時の術者の姿勢には立位と座位の2つがあるが，大学，施設により流儀が異なっている．術者が立位の場合は患者は座位，術者が座位の場合は患者は水平位をとるのが一般的である（図1）．それぞれに利点・欠点があり，どちらかでなければならないという厳密な根拠はないが，口腔外科の教科書や抜歯手技に関する書籍をみると，術者立位＋患者座位での抜歯を勧めるものが多い．術者立位での抜歯を否定する論はないが，術者座位＋患者水平位を否定する論は一部にはあるようである．

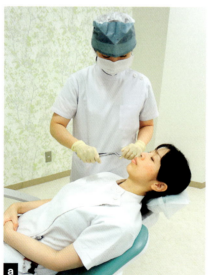

図 1a　術者立位，患者座位．

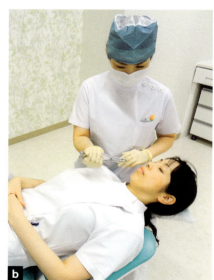

図 1b　術者座位，患者水平位．

section 1　普通抜歯の概論

■術者立位を勧める論では，術者座位に比べて，①踏ん張ることができて力を入れやすい，②姿勢のバランスがとりやすく，力のコントロールがしやすい，ことが強調されている．
■この点については，抜歯の際に立って踏ん張らなければならないような強い力を加えることは，患者を恐がらせるだけではなく，器具の滑脱や歯の破折などの事故のもとである．そのような強い力を加えなくてもすむように，歯根分割や歯質削除，ヘーベルを確実に歯根膜腔に挿入するためのグルーブを形成する(21ページ・ヘーベル抜歯の項参照)などの前処理，補助的手段を加えて，座位のままでも楽に加えられる力で抜くように心がけることが重要である．
■姿勢のバランスについては，座位でも踵(かかと)をしっかりと床につけ，膝が直角に曲がった姿勢であればバランスを崩すことなく抜歯することが可能である．

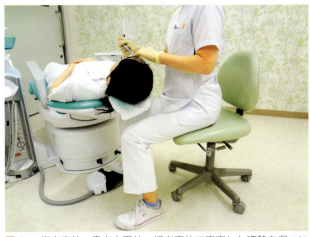

図 1c　術者座位，患者水平位．術者座位で安定した姿勢を保つには，踵をしっかり床につけ，膝が直角に曲がるように椅子の高さを調節する．

議論　患者は座位か？　水平位か？

■術者立位＋患者座位を勧める論では，咽頭部に溜まった血液や水，滑脱した抜去歯を誤嚥，誤飲しにくい点があげられている．しかし一般歯科治療では，抜歯時の出血以上の冷却水がタービンから噴出し，またリーマーやファイルなどの針状の危険な形態の器具や，インプラント治療時のカバースクリューやピンなどの小さくて落としたり誤嚥させたりしやすい器具・部品を扱っているが，患者水平位で治療が行われている．滑脱した抜去歯の誤嚥については，滑脱させないように丁寧・慎重に抜歯をすることが，誤嚥をさせない姿勢をとらせること以前に注意すべきことである．このように考えると，誤嚥・誤飲の点から患者水平位を否定する論にはあまり説得力がないように思われる．
■背の低い術者が座高の高い患者の下顎の歯をヘーベルで抜歯する場合，術者立位＋患者座位ではチェアの高さを低くするのに限界があるため背伸びをしてヘーベルを使わなくてはならないことも考えられ，安定した姿勢とはいい難い．
■上顎大臼歯の根尖が破折して残った場合など，歯根を直視して抜歯しようとすると，背板をかなり倒すことになり，最終的には患者の体位はほぼ水平位となるだろう．また，下顎埋伏智歯の歯冠分割の際に，分割溝の最深部を観察するにも術者座位＋患者水平位のほうが見やすい(筆者は患者水平位で，必ずバーの先端を直視しながら下顎埋伏歯の歯冠を分割している)．こういった場合には患者水平位のほうがはるかに見やすく安全で，疲労度少なく抜歯することができる．
■一方で，頚部・腹部・腰部の疾患，頭位によるめまいなどで水平位をとれない場合もある．つまり，患者の全身的状態や抜歯対象歯の位置・状態などによって，抜歯しやすい姿勢・体位・位置をとればよいのであって「術者座位＋患者水平位での抜歯はまちがっている」と決めつける必要はない．歯科診療が全体的に術者座位＋患者水平位で行われている現在，抜歯も座位でできるようにトレーニングしてはいかがだろう．筆者は学生時代も大学の口腔外科入局後も術者座位＋患者水平位での抜歯の指導を受けてきたため今でもそのようにしているが，これまで何の不自由も不都合も感じてはいない．もちろん術者立位を否定するものではない．

術者の位置・姿勢

■抜歯の際の術者の基本的な位置としては，①側方位，②前方位，③後方立位がある．術者の好みや左右のどちらが利き腕かなどにより必ずしも一定ではないが，術者が術野を直視でき，器具が直達できて抜歯操作が容易となるような位置をとるようにする．7時～12時の位置になることが多いが，左側の上顎埋伏智歯や残根歯などは術者が左側に移動したほうが抜歯しやすい．すべての抜歯を右側からしなくてはならないということはなく，左側にまわってもよい．つねに決められた位置をとらなくてはならないのではなく，抜歯をしているうちにもっとも抜歯しやすい位置に自然に落ち着くものである．
■また，楽に抜歯できる高さにチェアの高さを調節し，患者の頭をきちんとヘッドレストにつけさせ安定させることが重

CHAPTER 1　普通抜歯

要である．

■術者の姿勢については，術者立位の場合も術者座位の場合も重要なポイントは共通であり，①疲労が少ない楽な姿勢である，②自然に力を加えやすい，③前傾して口腔内を覗き込んだり，頭を横に傾けたり，斜めに見たりしない，④患者に覆いかぶさらない，⑤肩を上げない，⑥腋(わき)・肘を閉める，などである．これらのポイントを守って自分の抜歯しやすい位置・姿勢を探せばよい．

術者立位の場合

上顎の抜歯(図2)

■患者の右側前方(7時の位置)あるいは側方(9時の位置)に立ち，チェアの背板部を倒して上顎の咬合平面と床面との角度が45度〜90度となるようにすると，抜歯すべき歯を直視でき，同時に器具も直達可能である．

下顎の抜歯(図3)

■患者の右側前方(7時の位置)あるいは後方(12時の位置)に立ち，患者の下顎咬合平面と床面が平行になるような体位をとらせ，抜歯すべき歯がちょうど良い高さになるようにチェアの高さを調節する．

上顎の抜歯

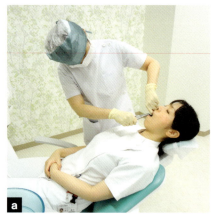

図2a　鉗子抜歯．

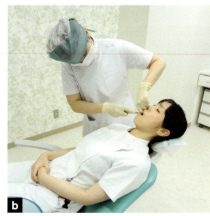

図2b　ヘーベル抜歯．

下顎の抜歯

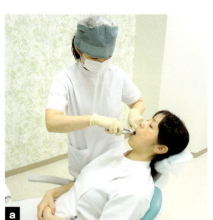

図3a　鉗子抜歯(前方から)．

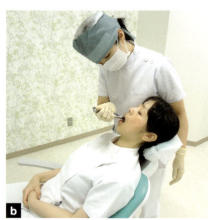

図3b　鉗子抜歯(後方から)．

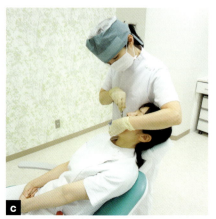

図3c　ヘーベル抜歯．

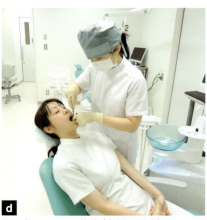

図3d　ヘーベル抜歯(左側の場合)．

section 1　普通抜歯の概論

術者座位の場合

上顎の抜歯（図4）
■患者水平位では上顎の咬合平面は80〜90度となるから，立位のときと同様の位置で抜歯可能である．要抜去歯に応じておよそ7〜10時の位置でよいと思われる．

下顎の抜歯（図5）
■下顎咬合面は床面に対して40〜60度の角度となるので，術者の位置は患者の側方から後方がよく，およそ11〜1時の位置になる．

上顎の抜歯

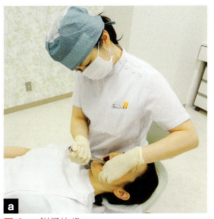
図4a　鉗子抜歯．

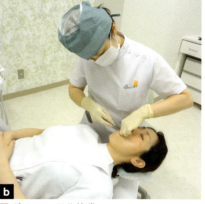
図4b　ヘーベル抜歯．

下顎の抜歯

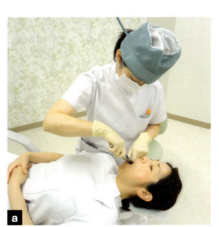
図5a　鉗子抜歯（前方から）．

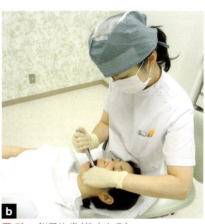
図5b　鉗子抜歯（後方から）．

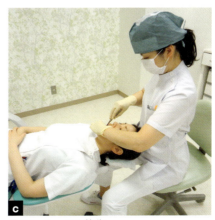
図5c　ヘーベル抜歯．

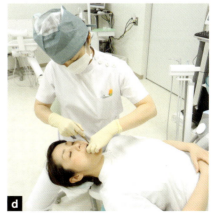
図5d　ヘーベル抜歯（左側の場合）．

CHAPTER 1 普通抜歯

普通抜歯の原則

議論 鉗子が先か？ ヘーベルが先か？

■普通抜歯に際して，ヘーベルと鉗子ではどちらをはじめに用いるかについても両論がある．口腔外科の教科書や抜歯に関する書籍をみても両方の説があるが，鉗子抜歯が基本であるとするものが多い．必ずこちらが先でなくてはならないという厳密な決まりはないが，**どちらが歯肉・歯槽骨への侵襲を最小限にできるかで判断すればよい．**

推奨 抜歯鉗子で把持しても破折したり崩壊することのない把持可能な歯冠部の形態・歯質が残っている場合には，筆者は鉗子で抜歯することを勧める．歯質が軟らかかったり，窩洞が大きくて鉗子で把持すると歯が破折するような状態であれば，ヘーベルを用いる．

議論 「いきなり鉗子で抜歯すると歯根破折や歯槽骨骨折を起こす恐れがあるので，まずヘーベルで脱臼させてから鉗子で抜歯するのが正しい」という説もある．しかし，歯根や歯槽骨が破折するほどの力を加えることが誤りなのであって最初に鉗子を使うことが誤りなのではない．つかめる歯質がある場合には鉗子で抜くのが基本である．

■このことは，普通抜歯の典型例である矯正治療の便宜抜歯（抜歯したスペースに歯を移動させてくるために，歯肉・歯槽骨のダメージを最小限にする必要がある）や，インプラント予定部位の抜歯（歯槽骨頂の高さを下げたくない）などを考えれば納得しやすい．鉗子で把持して抜歯すれば，歯周組織へのダメージを最小限にすることができる（図6）．「**つかめる歯質があるときには鉗子で抜歯**」が原則である．

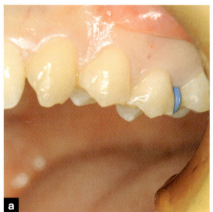

図6a 矯正治療のための便宜抜歯（|4）．

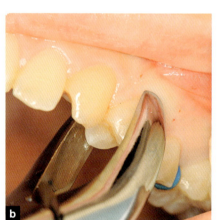

図6b まず口蓋側から鉗子を適合させる．

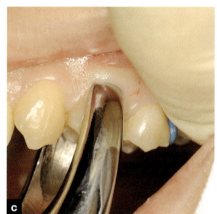

図6c 歯頚部の形態・大きさに合った鉗子で，歯肉縁下の歯質を把持．

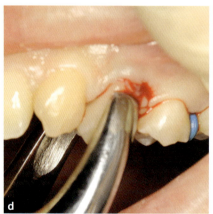

図6d 歯槽骨を広げるつもりでゆっくりと頬側・口蓋側に倒す往復運動を加える．

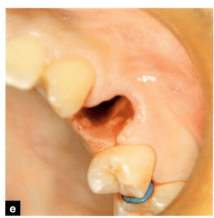

図6e 歯肉・歯槽頂のダメージはほとんどない．

環状靱帯の切離

■歯頸部環状靱帯を探針やメスなどで切離するほうがよい．「ペリオトーム」（マイクロテック）や「ダイセクター」（ジーシー）とよばれる器具を使ってもよい．まったく切離しなくても抜けないことはないが，炎症を起こした歯では周囲歯肉が歯頸部に強く付着していて，歯肉が断裂して損傷が大きくなることがあるので，環状靱帯の切離は必要ないとはいえない．

■筆者は，普通抜歯の場合，環状靱帯の切離のためだけにわざわざメスや特別の器具を準備することはしていない．探針で歯頸部を一周なぞって環状靱帯を切離し，同時に歯根膜腔を確認している．

力を入れれば歯は抜けるか？

■まったく力が必要ないとはいわないが，できるだけ小さな力で抜けるように工夫する．術者が立って踏ん張って力を入れなければ抜けないような抜歯は上手な抜歯とはいえない．
■歯根の湾曲・開大がある場合などでは，力の方向と歯の出る方向が一致していなければ，いくら強い力を加えても抜けない．

■歯根を分割したり，ヘーベルをきちんと作用させるために歯根膜腔に相当する溝を形成したりというような前準備や補助的手段を加えることによって，いかに小さな力でスマートに，スムーズに，患者を恐がらせないで抜くかが腕のみせどころである．抜歯は決して力のみせどころではない．

抜歯後の処置

①歯根の確認
■鉗子抜歯であってもヘーベル抜歯であっても，歯が抜けたあとに必ず歯根の破折の有無を確認する．

②歯槽骨の確認
■歯槽頂を触診して骨の鋭縁が残っていないかどうかを確認し，鋭縁が残っているようであれば破骨鉗子や骨ヤスリなどで鋭縁を除去しておく．歯周病で骨が吸収されて消失しているような場合でも，連続した複数歯の抜歯のあとには鋭縁が残っていることがあるので注意する．

③抜歯窩の搔爬
■歯頸部，根尖部の肉芽組織を除去する．肉芽組織は毛細血管の塊といってもよく，残すと出血しやすいので，鋭匙やモスキート鉗子などを使って可及的に除去する．

④止血
■歯肉の断裂や骨の損傷がなければ，抜歯後のしばらくの間，手指で歯頸部歯肉を頰舌的に骨に圧接しておけば十分に止血可能である．また15分程度ガーゼをかませて圧迫止血すると，より確実である．（206ページ **CHAPTER 8 止血法**を参照）

⑤縫合
■普通抜歯では歯肉を切開・剝離していないので，通常は必要ではない．しかし，**歯間乳頭部が頰舌的に断裂した場合，複数の連続した歯を抜歯した場合，乳頭部の歯肉を切除した場合などには，創縁が動かないように縫合しておいたほうがよい．**

CHAPTER 1　普通抜歯

section 2　鉗子抜歯

　鉗子(forceps(英)，Zange(独))は，歯をしっかり把持して動揺させ牽引して抜去する器具である．歯をつかむ嘴部，術者が手で握る把持部，嘴部と把持部のあいだにあって両者を連結して嘴部の開閉の中心となる関節部からなる．抜歯の基本は鉗子抜歯である．つかめる歯質が残っている場合には，最初から鉗子を用いてよい．

鉗子抜歯の原理

鉗子抜歯の対象となる歯

■抜歯の基本は鉗子抜歯であり，鉗子でつかめる歯質(形態・量・硬さ)が十分に残っている歯は，最初から鉗子を用いて抜歯する．骨植のよい複根歯や歯根が開大している歯などは最初から鉗子で把持するのではなく，根を分割(**CAHPTER 5** 参照)して単根化してから鉗子を用いる．

■歯冠の崩壊が著しくて把持しにくい場合や，歯質が薄かったり，脆い場合などは，鉗子が滑脱したり歯質が破折したりするので，鉗子は使用せずにヘーベルで抜歯する．

■また，根尖が近遠心方向に湾曲している場合には，歯根の湾曲をはずすように歯を近遠心方向に倒す必要があるが，鉗子ではこの動きは難しいのでヘーベルのほうが有効なこともある(後述**図32**参照)．

鉗子抜歯の極意は，杭を引き抜く動き

■鉗子抜歯の要領は，地面に深く打ち込まれた杭を素手で抜くときの要領と同じである．杭を抜く際は，ただ上向きに引き抜くのではなく，四方から押したり引いたりしながら前後左右に動かして，杭の動きを徐々に大きくしながら周囲の土を緩ませて抜く．鉗子抜歯も同様で，引き抜くのではなく，鉗子を頬舌的にゆっくりと倒す往復運動をしながら，徐々に振幅を拡げていく．この操作により歯槽骨は歯根の根尖側1／3のあたりを回転中心として，歯槽骨頂付近，根尖付近の歯槽骨が歯根に圧迫されて徐々に拡がって歯が緩む(**図7**)．

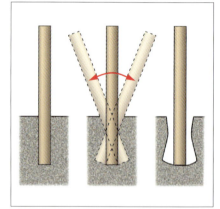

図 7a　鉗子抜歯の原理．鉗子で抜歯するときの要領は，杭を抜くときの要領と同じ．杭を左右に倒すと，周囲の土が緩んで抜けやすくなる．

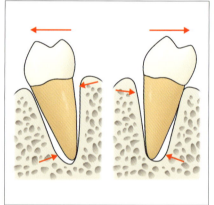

図 7b　引き抜くのではなく，歯槽骨を広げるつもりでゆっくりと頬舌的に倒す．赤い矢印の部分の骨が広がる．

鉗子の種類と選択

- 抜歯部位に応じて、上顎用と下顎用、前歯部用と小臼歯部用、大臼歯部用があるので、部位に応じたものを用いる（鉗子の種類の詳細は **CHAPTER 2** 抜歯の器具を参照）。特殊な鉗子として残根鉗子、智歯用の脱臼鉗子がある。
- 臼歯鉗子の上下顎の区別は1回曲がりが下顎用、2回曲がりが上顎用だが、1回曲がりは上顎用としても使える（図8）。
- 鉗子は嘴部の大きさ、湾曲、形態がいろいろあるので、歯に応じて選択する（図9）。理想的には歯肉縁下に食い込んで歯頚部にきちんとフィットする形態の鉗子を用いる。適合がよくないと滑脱したり、歯が破折したり、力がうまく伝わらず抜歯が難しくなる。

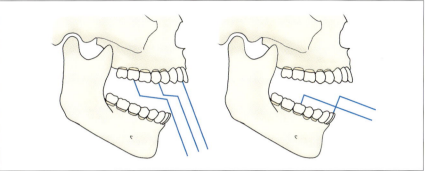

図8　上顎用、下顎用の鉗子の区別。上顎の臼歯部に到達しやすいように、上顎用は2回湾曲している。

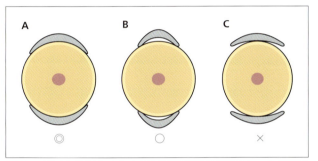

図9a　鉗子と歯根の大きさの関係を横断面で表すと、**A** が最適、**B** は片側を2点で把持しているので可、**C** は片側で1点把持なので滑りやすい。

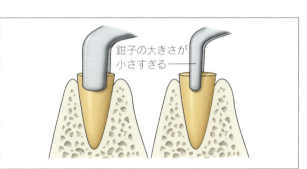

図9b　歯根に対して鉗子のサイズが小さいと、歯質の狭い範囲に力が集中して破折しやすい。

鉗子抜歯のテクニック

鉗子の使い方

①鉗子の持ち方（図10）

- 鉗子の把持方法には種々の方法があるが、一般的には鉗子を歯に適合させる場合は、中指か薬指を両把持部の中に入れて嘴部を適合させるための開閉操作をしやすいように持つ。

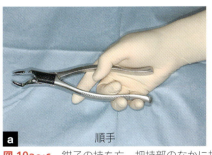
a　順手

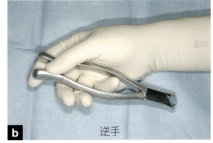
b　逆手

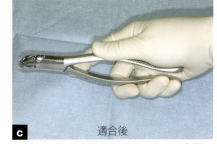
c　適合後

図10a〜c　鉗子の持ち方。把持部のなかに指を入れて開閉して調節しながら歯に適合させる。適合させたら力を入れやすいように全指で握る。まず適合させにくい舌側・口蓋側から先に適合させる。

CHAPTER 1　普通抜歯

- きちんと歯に適合させたら，中にいれた指をはずして全指でしっかりと把持する．
- 通常は順手握りで用いるが，患者の体位，術者の位置，術者の利き手，歯の位置などによっては，逆手握りのほうが持ちやすいこともある．術者が楽に操作できる持ち方でよい．

②鉗子の適合のしかた

- 鉗子は，見えにくい口蓋側・舌側から先に適合させる．理想的には，歯肉縁下に鉗子の先端部が食い込んで歯頸部をきちんと把持する（図11）．
- また，ねじりを加えてすべらないことを確認する．
- 前歯部では鉗子の嘴部と歯軸が一致しやすいが，臼歯部では嘴部の軸方向と歯軸方向がずれやすいので注意する．両者の軸がずれていると力が有効に伝わらずに抜歯が難しくなるばかりでなく，滑脱してトラブルのもととなる（図12）．

③鉗子に手指を添える

- 鉗子の滑脱を防ぎ，歯の動揺を感じるために，反対側の手を添える（図13）．

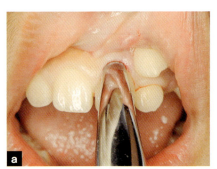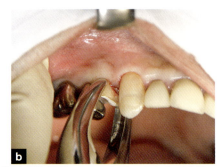

図11a, b　鉗子の合わせ方．鉗子の先端部（嘴部）が歯頸部にフィットする大きさ・形態のものを選ぶ．歯肉縁下に食い込んで適合するのが理想的．

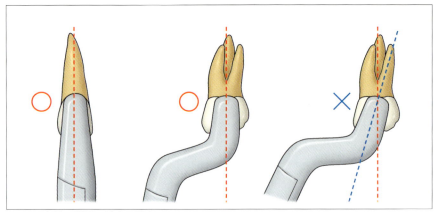

図12　歯軸と鉗子の軸を一致させる．

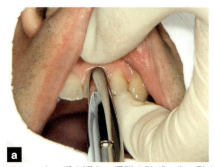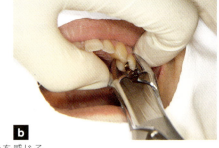

図13a, b　手を添えて滑脱を防ぎ，歯の動きを感じる．

鉗子の動かし方

- 引き抜くのではなく，頰舌的に倒して抜歯する．適合のよい鉗子でしっかりと歯を把持し，頰舌的に小さな振幅でゆっくりと往復するように動かす．歯冠を倒して歯根膜線維を断裂させ，歯槽骨を少しずつ押し拡げるつもりで徐々にこの振幅を大きくしていく（図14）．最初から力を入れ過ぎると歯根・歯槽骨の破折を起こすことがあり，暴力的で患者が怖がる．

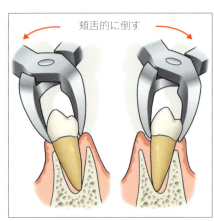

図14a　鉗子の動かし方．歯を頰舌的に倒すことにより，歯頸部と根尖部周囲の骨が広がって脱臼する．

section 2　鉗子抜歯

4┘の抜歯（図14d以降の写真は撮影の都合上，指を添えていない）

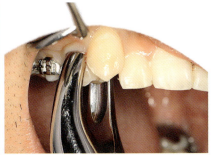

図14b　歯肉縁下歯頸部に鉗子を適合させる．

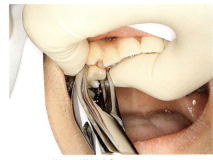

図14c　鉗子に指を添える．

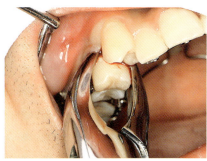

図14d　ゆっくりと頬側に倒す．

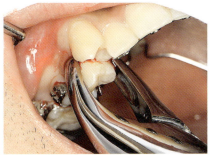

図14e　ゆっくりと口蓋側に倒す．

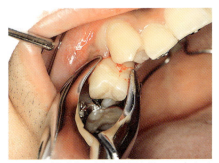

図14f　頬舌的に倒す振幅を徐々に大きくして，ねじりを加える．

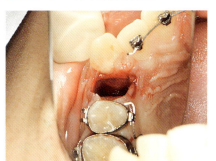

図14g　抜歯窩．ヘーベルでは頬側歯肉・歯槽頂の損傷が大きいが，鉗子の場合は小さい．

┌6 の抜歯

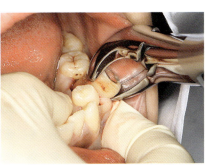

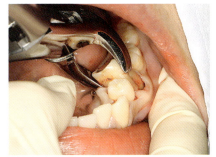

図14h, i　┌6 の鉗子抜歯．上に引き抜くのではなく，頬舌的に大きく倒して脱臼させる．

■頬舌的に倒す場合，歯質の崩壊の状態，残存歯質量によっては鉗子がはずれたり，歯質が破折しやすい方向がある．歯質の残存状態をよくみて，はずれにくい方向には大きく，はずれやすい方向には小さく動かしながら徐々に振幅を大きくしていく（図15）．

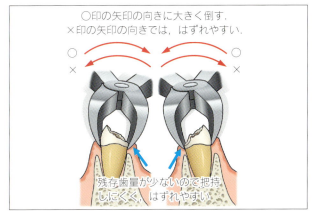

図15　鉗子の動かし方．

CHAPTER 1　普通抜歯

- 単根歯では途中でねじりを加えると非常に有効である（図16）．
- 鉗子で頬舌的に倒すと，ある方向の鉗子の動きに強く抵抗することがある．このときはエックス線写真では確認できない歯根の頬舌的湾曲があることが考えられる．その場合は抵抗の弱いほうに大きく倒し，抵抗の強い方向には小さく倒す（図17）．抵抗の強い側に力を入れ過ぎると，歯根が破折する恐れがあるので注意する．

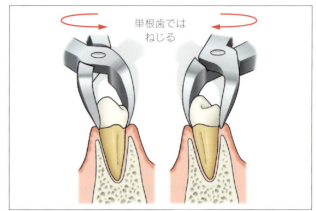

図16　捻り．

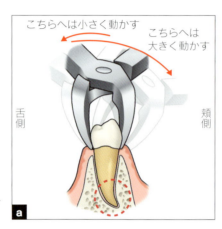
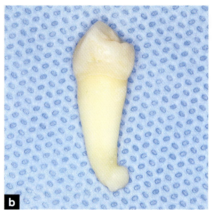

図17a, b　歯根の頬舌的湾曲と鉗子の動かし方．歯根の湾曲に合わせて動かす．

隣接面がロックされた便宜抜去（図18）

- 矯正の便宜抜去の対象歯で，叢生のため隣在歯にロックされて頬舌的に倒せない場合は，隣接面をバーで削除してロックを解除し，頬舌的に倒せるようにして鉗子で抜歯する．

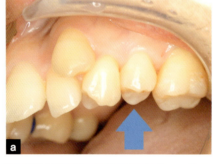
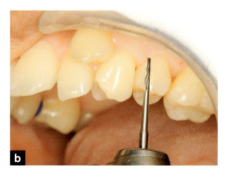
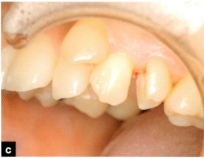
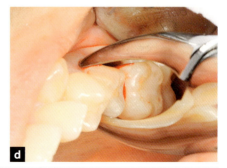

図18a〜d　ロックされた|5|の便宜抜去（矯正科医より|5|抜歯依頼あり）．叢生で頬舌的に倒せない場合（a）は，近遠心の隣接面を削除して（b）スペースをつくって（c）鉗子で抜歯．

萌出した智歯

■智歯が十分に萌出しており，歯根の肥大や開大がなく，ヘーベルで抜歯できそうな場合には，脱臼鉗子を用いると抜歯が容易である（図19）．脱臼鉗子の嘴部を第二大臼歯と智歯の間の歯間乳頭部に頬舌的にセットして把持部をゆっくりと閉じると，嘴部の形態が遠心歯のみに力が加わるくさび形になっているため智歯が脱臼する（図20，図21）．

■脱臼したら普通の鉗子で把持して取りだす．嘴部をセットした状態で把持部を開閉しながら少しずつ閉じていくのがポイント．強い力で一気に閉じると瞬間的に強い力が加わって，歯根が細かったり湾曲している場合には破折することがあるので注意する．

脱臼鉗子

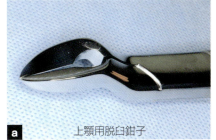
a　上顎用脱臼鉗子
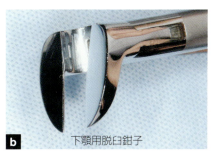
b　下顎用脱臼鉗子

図19a，b　上・下顎の脱臼鉗子．

上顎智歯の抜歯

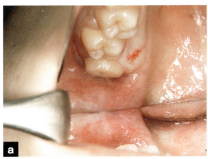
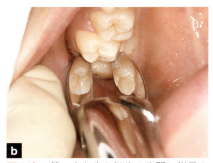

図20a　脱臼鉗子による萌出上顎智歯の抜歯．萌出した智歯で根尖の近心側への湾曲がない場合には，脱臼鉗子が有効．

図20b　第二大臼歯と智歯の歯間に鉗子の先端を適合させる．

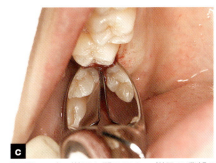
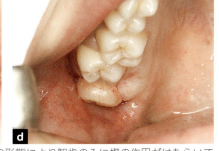

図20c，d　鉗子を閉じると，鉗子の嘴部の形態により智歯のみに楔の作用がはたらいて，智歯が容易に挺出，脱臼する．このあと通常の鉗子で把持して取り出す．

下顎智歯の抜歯

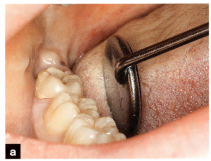
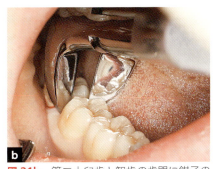
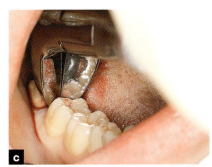

図21a　下顎の脱臼鉗子での抜歯．垂直方向に萌出した智歯で，根尖の近心側への湾曲がない場合には，脱臼鉗子が有効．

図21b　第二大臼歯と智歯の歯間に鉗子の先端を適合させる．

図21c　鉗子を閉じると，鉗子の嘴部の形態により智歯のみに楔の作用がはたらいて，智歯が容易に挺出，脱臼する．

CHAPTER 1　普通抜歯

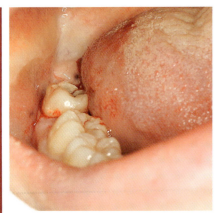
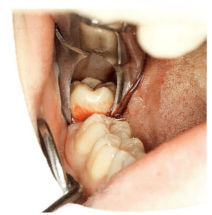
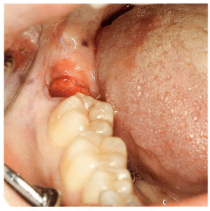

図21d　容易に脱臼して挺出してきた．
図21e　通常の鉗子で把持して取り出した．
図21f　歯肉の損傷はほとんどない．

鉗子抜歯のトラブル

■鉗子での抜歯の際には，下記のようなトラブルが起きることがあるので注意する．

①歯質の破折，破砕
■鉗子の選択を誤った場合（形態，サイズの不適合）
■残存歯質量が少ない場合（大きなう蝕や窩洞，歯質欠損がある）
■もろい歯質，軟らかい歯質の場合

　歯質が砕けると，大きな音がして患者がびっくりする．また，残存歯質の量が少なくなってその後の抜歯が難しくなることがあるので注意する．歯質の量・硬さを正しく評価し，正確に鉗子を選択し，力を入れすぎないことで防げる．

②歯根の破折
■最初から急激に大きな力を加えた場合
■歯根の湾曲を無視して，湾曲と反対側に大きく動かした場合

③滑脱による対咬歯の損傷
■引っぱり抜こうとした場合
■鉗子の適合が悪く滑脱した場合

④充填物，補綴物，メタルコアの脱離や歯の滑落，誤嚥
■鉗子で把持して力を加えると，充填物・補綴物・メタルコアなどが歯質から脱離することがあるので注意する．また，抜去歯が骨から勢い良く飛び出したり，鉗子から滑脱することがあり，誤嚥させる恐れがあるので注意する．

point　鉗子抜歯を上手に行うには

①抜歯の基本は鉗子抜歯である．つかめる歯質が残っているときは鉗子で抜歯する．
②歯頸部にフィットする大きさ，形態の鉗子を選択する．
③歯軸と鉗子の先端の嘴部の軸を一致させる．
④引っ張り抜く動きは危険で効果なし．頬舌方向に倒して歯槽骨を徐々に拡げて抜く．
⑤鉗子を倒す際に，残存歯質量によっては鉗子がはずれやすい方向があるので注意する．
⑦単根歯はねじりを加える．
⑧複根歯は分割して単根化して抜歯する．

section 3 ヘーベル抜歯

抜歯の基本は鉗子抜歯であるが，日常の臨床では鉗子のみで抜歯できる歯は限られている．残根歯や残存歯質量が少なかったり脆弱な場合など，鉗子で把持できない状態の歯はヘーベル(elevator(英)，Hebel(独)，挺子)で抜歯する．ヘーベルは先端を歯根膜腔に入れて歯に力を伝えて抜く器具で，上手に使えるようになるにはある程度の経験が必要である．鉗子抜歯ではあまり実力の差は出ないが，ヘーベルは上手下手がはっきり出てしまうのでしっかりマスターしておきたい．なお，文中の写真で指を添えていない写真は撮影のために添えなかったもので，本来はできる限り添えるべきであることをお断りしておく．

ヘーベル抜歯の原理

ヘーベル抜歯の対象となる歯

①鉗子で把持することのできない歯
■歯質の形態・量・硬さからみて鉗子で把持できない歯（残根歯，埋伏歯など）
■転位歯で頬舌的に鉗子で把持できない歯．

②根尖が近遠心方向に湾曲している歯
■根尖が湾曲している場合には歯根の湾曲をはずすような動かし方が必要になる．歯根が近遠心方向に湾曲している場合には，鉗子で近遠心的に倒すことは難しく，つかめる歯質が十分に残っていても，ヘーベルのほうが有効なことがある図32参照）．

ヘーベルの種類と選択 (CHAPTER 2 抜歯の器具参照)

■ヘーベルは歯根膜腔に先端を挿入して，歯根に直接力を加えて抜歯する器具であることから，ヘーベルと歯面の適合性が非常に大事である（図22）．
■ヘーベルは，嘴部，支柱，把柄部の３つの部分からなる．嘴部の大きさ・厚さ・形態によりいろいろな種類があるので，歯根の大きさ・形状に一致するヘーベルを選択する．
■厚みが薄いほうが歯根膜腔に入りやすい．
■また，支柱と嘴部のつくる角度により直タイプと曲タイプがある．ヘーベルの先端が歯軸に一致しやすい前歯部や小臼歯部では直タイプを選択し，直タイプでは歯軸に合いにくい大臼歯には曲タイプを用いる．
■曲タイプは嘴部の角度のために先端部が歯軸からはずれやすく，力がうまく伝わらずに難しくなることがあるので慣れが必要である（図28b 参照）．

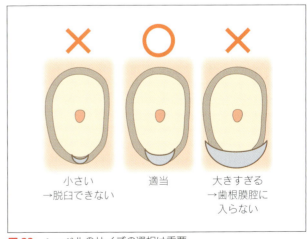

図22 ヘーベルのサイズの選択は重要．

CHAPTER 1　普通抜歯

ヘーベル抜歯の原理

■ヘーベルの作用は，①楔作用，②回転作用，③挺子（てこ）作用の3種類である．この3つの作用をうまく組み合わせて抜歯する（図23）．

■歯根膜腔にヘーベルを挿入すると，楔作用で歯質は反対側に押されて，歯槽骨が拡がる．また，エッジ（嘴部の左右両端）をきかせた回転運動で歯根を揺すって，歯根膜腔を拡げる．このとき歯槽骨も拡がる．

■挺子作用は歯槽骨頂が支点となるので，頬側の歯槽骨頂の薄い前歯部，小臼歯部で用いると歯槽骨骨折を起こしやすいので注意を要する．

■一般的に楔作用，挺子作用の効果に期待したヘーベルの使い方をする人が多いが，実は**もっとも効果的で重要な作用は回転作用**である．

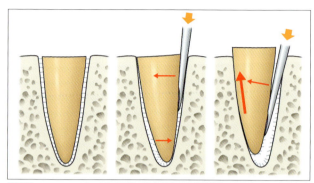

図23a　ヘーベルの作用①　楔作用．歯根膜腔に下向きに挿入すると，楔の力がはたらいて挺出する．

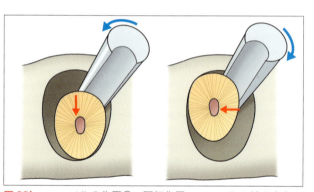

図23b　ヘーベルの作用②　回転作用．ヘーベルの軸を中心に回転させ，両端のエッジを効かせて歯根をゆするようにして歯根膜腔を広げる．広がったら先端を歯根膜に進めて，同じ動きで歯の動揺を徐々に大きくする．

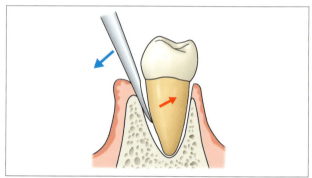

図23c　ヘーベルの作用③　挺子（てこ）作用．歯槽骨を支点にして歯根をもちあげる．骨が厚いところ（下顎大臼歯）だけで使う．

ヘーベルのテクニック

①ヘーベルの持ち方（図25）

■掌（たなごころ＝手のひら）で把柄部のヘッドを包むように握って支柱部に示指を添える．ヘッドが掌にあることにより，しっかりと把持できて滑りにくく，下向きの力も加えやすい．

■時々誤った握り方をしているのを見かけることがある．これでは滑脱しやすく，また力を加えにくい．

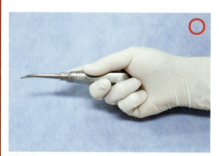

図24a　ヘーベルの持ち方．ヘーベルは手のひらで包むようにもつ．

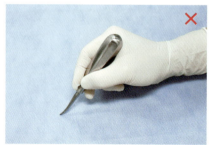

図24b　ペングリップになっている．

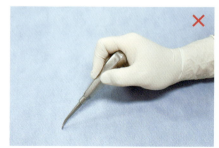

図24c　ヘッドを手のひらに包んでいない．

section 3　ヘーベル抜歯

②反対側の手指で歯を把持する

■歯の動揺を触知してヘーベルの効果を感じ取り，また滑脱を防ぐために反対側の手指で患歯を頬舌的に挟むように把持する（図25）．

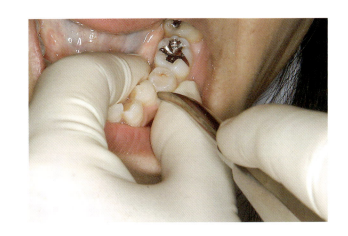

図25　手を添える．反対側の指で歯を把持してヘーベルの滑脱を防ぎ，歯の動揺を感じる（写真の歯は抜歯鉗子で抜くべき歯であるが，撮影用にヘーベルを用いている）．

③ヘーベルを作用させる位置

■ヘーベルの挿入部位は上下顎とも頬側の近心・遠心隅角部である（図26）．この部分は骨が厚くなっており，強い力に耐えうるからである．

■頬側の近遠心的中央部は歯槽骨が薄く，損傷しやすいのでこの位置には挿入しない．

■上顎では口蓋側の骨は厚いので必要があれば挿入してよいが，下顎では絶対に舌側には挿入しない．下顎の歯軸は歯冠がわずかに舌側に倒れ，根尖側が頬側を向いていることから舌側から歯軸に添わせることは困難で，滑脱して口底部を損傷する恐れがあるからである．

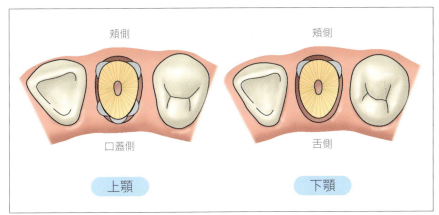

図26　ヘーベルを作用させる位置．
・骨の厚い頬側隅角部にヘーベルを挿入する（上顎は口蓋側も可）．
・前歯・小臼歯の頬側の近遠心的中央部は歯槽骨頂が薄く，骨折を起こしやすいので挿入しない．
・下顎舌側には挿入しない（口底部を損傷しやすい）．
・歯根の湾曲方向により，有効な挿入部位がある．

④ヘーベルの先端を確実に歯根膜腔に入れる

■ヘーベルで抜歯する際の最大のポイントは，ヘーベルの先端を確実に歯根膜腔に入れることである．若い歯科医師が，ヘーベルがくるくると空回りするだけで歯がまったく動揺しないのに延々と同じ操作を続けているのをよく見かけるが，これはヘーベルが歯根膜腔にきちんと入っていないために歯に力が伝わっていない状態である．これではいくら時間をかけても抜歯できない．

■残根で歯肉が被っている場合には，被覆歯肉を切除して歯根膜腔を明示してからヘーベルを用いる．

■歯根が骨と癒着していて歯根膜腔が狭小化していたり消失していてヘーベルを挿入できない場合には，バーで歯根膜腔に相当するグルーブを歯根と歯槽骨のあいだに形成して，ヘーベルを挿入する（図27）．

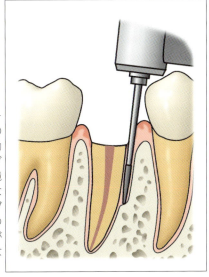

図27　歯根膜腔（ヘーベル挿入スペース）の形成．ヘーベルを有効に作用させるためのグルーブを歯根と骨の境目に形成する．十分な深さが必要．グルーブの幅が広すぎると，ゆるくなってヘーベルが空回りして効果減となるので注意．

CHAPTER 1 普通抜歯

⑤ヘーベルの先端の軸と歯軸を一致させる

■ヘーベルの軸と歯根の軸を一致させて力をきちんと歯根に伝えることが重要である．直タイプのヘーベルは一致しやすいが，曲タイプのヘーベルは嘴部と支柱部に角度差があり，歯根の軸と嘴部の角度がずれてしまいやすいので注意する（図28a，b）．

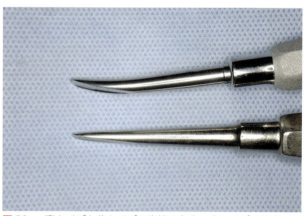

図28a 直タイプと曲タイプの先端の角度．直タイプは前歯・小臼歯に用いることが多い．歯軸とヘーベルの軸の方向を一致させやすいので，初心者でも使いやすい．曲タイプは，直タイプで軸を一致させにくい大臼歯部で用いることが多い．先端が歯軸より外側に向きやすいので注意．

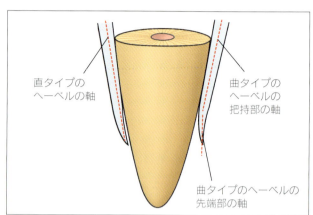

図28b ヘーベルの先端部の軸を歯根に合わせる．直タイプのヘーベルは歯軸とヘーベルの軸の方向が一致しやすいが，曲タイプでは先端の軸が外側に向かいやすいので注意．曲タイプのヘーベルでなかなか抜けないときには，この状態に陥っていることがある．基本的だが，見落としがちなポイント．

⑥ヘーベルの使い方

■歯根の近遠心的湾曲がある場合には，ヘーベルの位置によって抜けやすい方向と抜けにくい方向があるので，エックス線写真で湾曲の状態をよく観察して，湾曲が外れるように挿入する（図29）．この歯根の湾曲を無視して反対側にヘーベルを作用させて強い力を加えると，歯根破折につながる（図30）．

■ヘーベル抜歯の基本はヘーベルをきちんと歯根膜腔に入れることであり，もしなかなか入らないのであれば歯根膜腔に相当する溝をバーで形成して確実に入れる．そのうえで前述したように，①楔作用，②回転作用，③挺子（てこ）作用の3

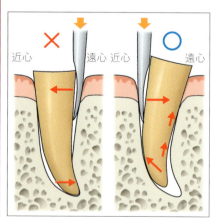

図29 湾曲が外れやすい部位・方向にヘーベルを使う．歯根が湾曲している場合，ヘーベルの位置により抜けやすい場合と抜けにくい場合がある．左：根尖が骨にあたって抜けにくい．右：根尖の湾曲が外れて抜けやすい．

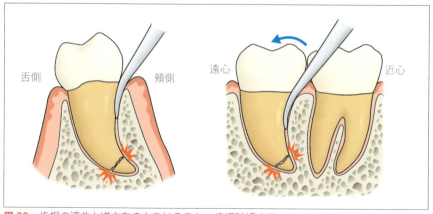

図30 歯根の湾曲と逆方向の力を加えると，歯根破折する．

つをうまく組み合わせて抜歯する．

■一般的には楔作用が重要視されるが，根尖側に向って強い楔の力を加えただけでは歯根は脱臼しない．歯軸方向へばかり強い力を加え，ヘーベルが滑脱して口底や軟口蓋を損傷することがあるので，下向きの力を入れ過ぎないことが大事である．

■実際には先端部をきちんと歯根膜腔に入れたあと，回転させて歯根を揺することによって歯根周囲の歯槽骨を徐々に拡げる．拡がった歯根膜腔にさらに深く先端を進め，そこで再度歯根を揺すって歯根膜腔を拡げ，さらに深部へ進め……という動かし方の繰り返しである．

■また，梃子作用をはたらからせる場合，歯槽頂を梃子作用の支点にしてよいのは下顎の大臼歯のみである．**前歯部，小臼歯部の唇側，頬側の歯槽骨頂は，支点にしてよいほど骨が厚くはない**（図 31）．

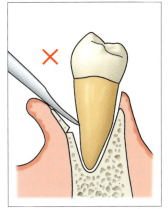

図 31　誤った梃子作用．薄い歯槽頂を梃子（てこ）の支点にすると，骨折を起こすので注意．

⑦ヘーベルで脱臼させたら，口腔外に取りだすときには鉗子で把持する

■最後までヘーベルのみで抜去する必要はない．ヘーベルで脱臼させたあと歯槽から取り出せそうになったら，鉗子で把持して取りだす．また抜去後，口腔外へ取りだすときにピンセットでつかむと，滑脱して誤飲・誤嚥させる恐れがあるのできちんと鉗子でつかんで出す．

⑧歯根の湾曲のある歯

■根尖が近遠心的に湾曲している場合は鉗子で把持して近遠心的に倒すことは難しい．この場合は，歯冠のコンタクト部分をバーで削除してスペースをつくっておいて，ヘーベルで歯根の湾曲をはずすように使って抜歯する（図 32）．

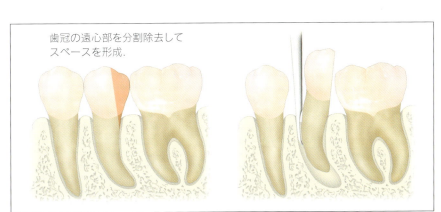

図 32　歯根の近遠心的湾曲．左：歯根の湾曲を考えて，歯冠の遠心の一部を分割除去して，遠心にスペースをつくる．右：遠心のスペースを使って湾曲を外すように，近心にヘーベルを挿入して脱臼させる．

⑨大臼歯のヘーベルでの抜歯

■骨植のよい動揺のない大臼歯を，何の補助的操作も加えずにヘーベルだけで抜去することは非常に困難である．複根歯の場合はタービンを用いてヘミセクションの要領で根分岐で分割して単根化して抜歯する．分割溝内にヘーベルを挿入して回転させると，分割後の歯根がそれぞれに動揺するので，ヘーベルまたは鉗子で抜歯する（図 33：大臼歯を分割して抜歯）．

CHAPTER 1　普通抜歯

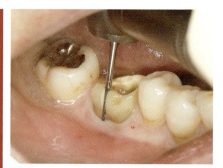

図33a　ヘミセクションの要領でバーで根分岐部を切断して，近心根，遠心根に分ける．使用しているバーは「インプラントバーXXL」(ドイツ・ブラッセラー社製，ヨシダ取扱い)．

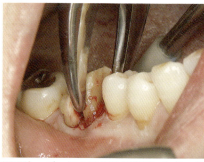

図33b　バーによる分割が終了したら，それぞれの歯根をヘーベルで脱臼させたあと残根鉗子で把持して抜去する．

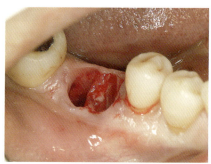

図33c　歯周組織の損傷はほとんどなく，出血も少ない．

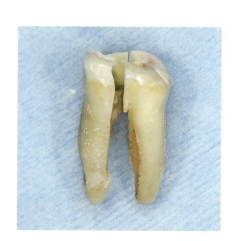

図33d　分割して抜去した歯．分割しないで抜くことは困難であったと思われる．
分割した理由
①複根歯で，歯根が長く骨植がよいので，ヘーベルでの抜歯は困難．
②歯質は，周囲に薄く残っているだけの大きな窩洞状態であり，鉗子で把持すると歯質が砕ける恐れが大．

歯根が開大，湾曲した複根の大臼歯

■大臼歯は複根歯(2根，3根)であり，歯根が開大，湾曲している場合には，鉗子でもヘーベルでも難しい場合がある．この場合はヘミセクション，トリセクションの要領でバーで歯根を分割して単根化してから抜歯する．

■歯根分割時に，歯冠高が十分に残っていて根分岐部までが遠く分割が困難な場合は，バーでまず歯頸部で歯冠と歯根を分割して残根状態にしておいて，その後に根分岐部を狙うと簡単である(図34)．

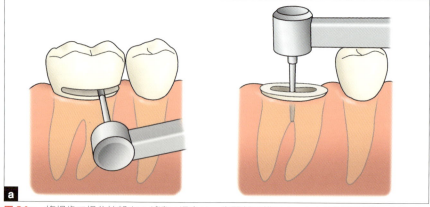

図34a　複根歯で根分岐部までが遠い場合は，歯頸部で横にカットして残根状態にする．

section 3　ヘーベル抜歯

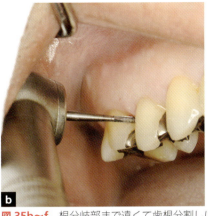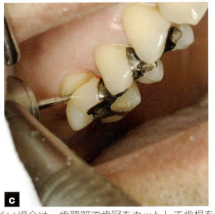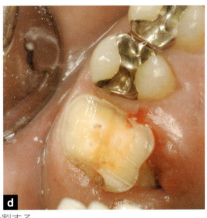

図35b～f　根分岐部まで遠くて歯根分割しにくい場合は，歯頸部で歯冠をカットして歯根を分割する．

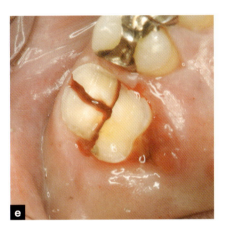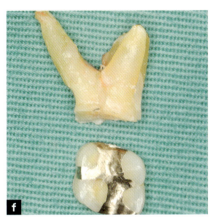

図35e　歯頸部をカットした後，歯根を3分割した．
図35f　口蓋根は大きく開大していた．

ヘーベルで抜けないときの理由と，その対応

①ヘーベルの先端が歯根膜腔に入っていない
■被覆歯肉の切除により歯根膜腔を明示し，バーで歯根膜腔に相当するグルーブを形成する．

②ヘーベルで歯に加えた力の方向が，歯の出る方向と一致していない
■歯根の湾曲がある場合，湾曲がはずれない方向に力を加えている．

③ヘーベル先端の軸が歯根に一致していない
■軸を一致させる．とくに曲タイプのヘーベルでは注意が必要．

④根尖側への下向きの力ばかりを加えている
■根尖側向きの力だけでは抜歯は難しい．回転運動で歯槽骨を拡げる．

⑤根の湾曲，癒着，肥大がある
■歯根を分割する．単根でも分割してよい．

ヘーベル抜歯のトラブル

①滑脱による損傷
■根尖側への力の入れ過ぎ．口底，歯肉，口蓋などを損傷する．反対の指を添えて防ぐ．

②歯肉，歯槽骨の損傷
■暴力的抜歯，ヘーベルの誤った使い方．

③歯根の押し込み
■上顎洞内への落とし込み，下顎管の損傷は，歯根膜腔にきちんとヘーベルが挿入されておらず，歯根をヘーベルで押していることによる．

column 「歯抜けの太陽王」と「抜歯好きの職人皇帝」

「歯抜けの太陽王」と「抜歯好きの職人皇帝」

　さてここでは，歴史上の偉人で抜歯と関係が深い2人の方を紹介しよう．

　最初はルイ14世（1638～1715年）である．ルイ14世はブルボン朝最盛期の王で「太陽王」とよばれたが，生下時に先天性歯が2本萌出しており，これらは抜歯された．さらに，侍医ドクトル・ダガンは「歯はすべての病気の温床であり，王だからこそ歯を抜かねばならない」と主張し，4歳で上顎左側の歯をすべて抜去された．合計12回にわたる手術の末に，上下顎のすべての歯を抜かれた．上顎の抜歯では口腔上顎洞瘻が生じ，口蓋側の骨も除去され，下顎では歯槽骨は除去された．当時，麻酔薬はなく，無麻酔で抜歯され，真っ赤に焼けた鉄の棒を歯肉に押し当て消毒された．これは，拷問以外の何物でもないのではないだろうか？？　その後，無歯顎となったルイ14世は，8時間以上かけて煮込んだ鳥肉などしか食べられなくなった．また，つねに消化障害を生じるようになり，頻回にトイレに駆け込み，時にはトイレから廷臣たちに命令を下していた．あまりにもトイレの回数が多かったためと，上顎洞に入った食物残渣による悪臭が衣服に染み付いてしまうので，廷臣たちは香水を染み込ませたハンカチを鼻に当てていたという．これらはフィクションではない．

　続いてはピョートル大帝（1672～1725年）である．ピョートル大帝はロマノフ朝のモスクワ大公（在位：1682年～1725年）で，初代ロシア皇帝（在位：1721年～1725年）であった．その歴史的存在感と2mを超す巨躯から大帝と称される．1697年に，彼は約250名の使節団を西ヨーロッパに派遣したが，その際に自らも偽名にて参加した．アムステルダムでは造船技術の習得のために造船所で，自らも船大工として働いた．さらに，病院や博物館などを視察し，歯科医療や人体解剖も見学した．「活動的な筋肉労働者的な職人皇帝」と評され，手先が器用で，物作りを愛好した．とくに歯科医療には強い興味を示し，初歩的な抜歯術の手ほどきを受けて，抜歯器具を買い込んで帰国した．すぐれた外科医，また腕のよい歯科医であると自認しており，後に廷臣たちの，う蝕歯を無麻酔で抜くのを趣味にしていた．彼が抜歯器具を持って自分の前に現れることを側近たちは怖れたが，抜歯の巧さはもっとも自負するところであった．皇帝の死後には，小さい袋いっぱいに詰められた，彼の抜いた家臣の歯が多数見つかっている．

　これらの故事を見聞きするたびに，「歯を大切に！」，「抜歯は適応を考え，慎重に！」と心から唱えたいと思う．

CHAPTER 2
抜歯の器具

CHAPTER 2　抜歯の器具

抜歯鉗子

　抜歯鉗子は抜歯の主要器具である．鉗子抜歯は抜歯の基本であり，鉗子で把持が可能な歯は，鉗子で抜歯するのが原則である．すなわち，鉗子抜歯は，抜歯力を歯のみに加えるので，抜歯にともなう歯周組織の損傷を最小限にすることができる．また，力を加える方向に歯が脱臼し，抜去されるので，抜歯運動の方向や力を調節しやすいという利点がある．

抜歯鉗子の種類（図1〜13）

■抜歯鉗子は，構造的には，嘴部・関節部・把柄部からなる．
■通常使用する抜歯鉗子のほか，下顎智歯用鉗子がある．柄の長い智歯鉗子（YDM，図1），大川式（木村鉗子製作所，図2），原田式（木村鉗子製作所，図3），遠藤式（木村鉗子製作所，図4），宇賀式（木村鉗子製作所，図5）などの種類がある．

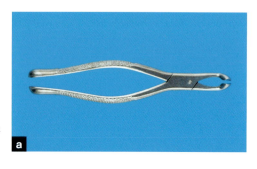
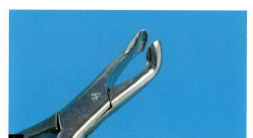

図1a, b　智歯抜歯鉗子（YDM）．柄の長いタイプ．

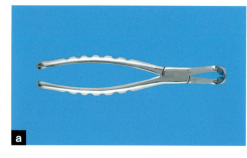
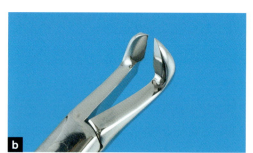

図2 a, b　智歯抜歯鉗子大川式（木村鉗子製作所）．鉗子の先端を智歯と第二大臼歯との間に挿入し，歯を脱臼させる．

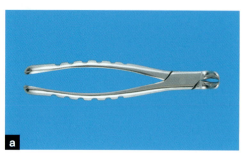
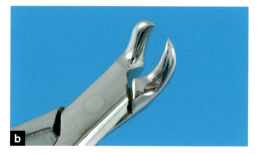

図3a, b　智歯抜歯鉗子原田式（木村鉗子製作所）．歯根が遠心方向に湾曲している単根歯が適応である．

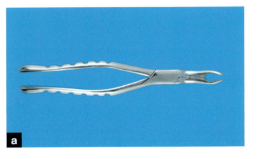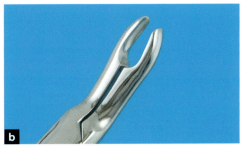

図4a, b　遠藤式（木村鉗子製作所）．全体と嘴部の長さが長く，嘴部に角度がついており，智歯を把持しやすくなっている．

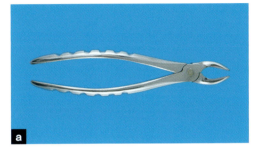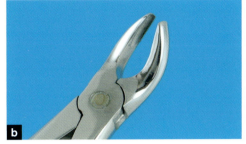

図5a, b　宇賀式（木村鉗子製作所）．ほかの智歯用と比較して少し短めである．全体として少しカーブしてＳ字状であり，上顎智歯用と考える．嘴部は少し長く，智歯を把持しやすいように嘴部に角度が付けられている．

■そのほか，さらに，安全鉗子（MEDESY，図6），細型（木村鉗子製作所，図7），カウホーン型（木村鉗子製作所，図8）などがある．カウホーン型は，分割鉗子にて代用が可能である．

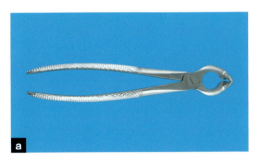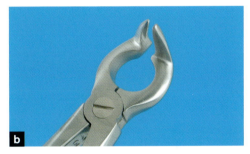

図6a, b　安全鉗子（MEDESY）．歯根との適合が確認できる特殊なものである．

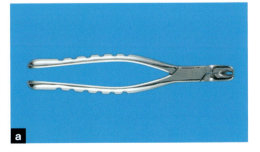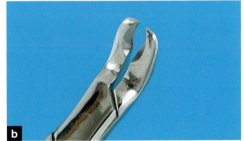

図7a, b　細型（木村鉗子製作所）．原田式の細長型である．鉗子の先端を智歯と第二大臼歯との間に挿入し，鉗子の先端を歯根に接触するようにさせながら，根尖方向に深く差し込む．

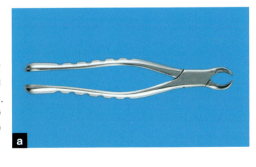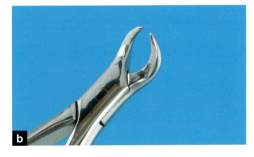

図8a, b　カウホーン型（木村鉗子製作所）．歯根分岐部に挿入させ，下顎大臼歯を脱臼する．智歯が単根の場合は，鉗子の先端を智歯と第二大臼歯との間に挿入し，智歯を脱臼する．

CHAPTER 2　抜歯の器具

■残根鉗子に関しては，前歯部用(YDM，図9)，臼歯部用(YDM，図10)がある．
■その他，上顎智歯用鉗子#8(YDM，図11)，下顎智歯用鉗子#222(YDM，図12)，歯根分割鉗子#67(YDM，図13)などの鉗子があり，抜歯する部位に応じた鉗子を選択する必要がある．

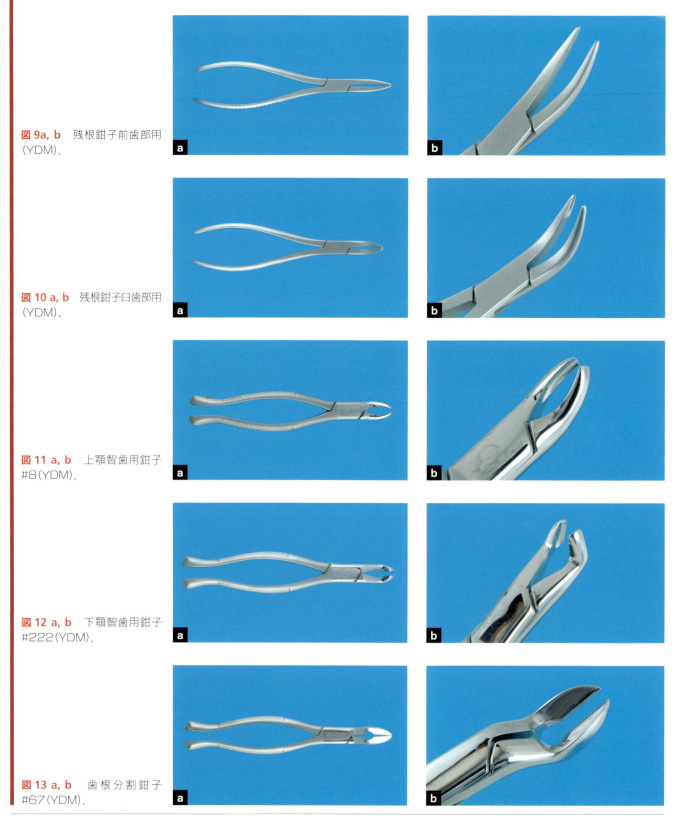

図9a, b　残根鉗子前歯部用(YDM)．

図10 a, b　残根鉗子臼歯部用(YDM)．

図11 a, b　上顎智歯用鉗子#8(YDM)．

図12 a, b　下顎智歯用鉗子#222(YDM)．

図13 a, b　歯根分割鉗子#67(YDM)．

鉗子の握り方

■鉗子の握り方は，鉗子の種類によって異なり，さまざまである．大きく分けてシェッツ法，パルチュ法，逆手グリップがあげられる．

シェッツ法(図14)
■拇指を抜歯鉗子の両柄間後方に，薬指を両柄間におき，歯を鉗取したら全指で抜歯鉗子を把握する方法．

パルチュ法(図15)
■拇指を抜歯鉗子の両柄間後方に，示指・中指を両柄間におき，歯を鉗取したら中指・薬指・小指で握り，示指はつねに両柄間におく方法．

逆手法(図16)
■拇指は把柄の後端の間にあて，この指で歯を把持する力(鉗子を閉じる力)を微妙に調節する．

■すべての方法において，左手の拇指と示指にて歯槽を把持

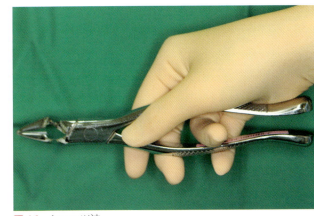

図14　シェッツ法．

し，器具の先端による組織損傷や，器具の滑脱を予防し，隣在歯の動揺・脱臼や，器具による周囲の軟・硬組織の損傷などの偶発症を防止することが重要である

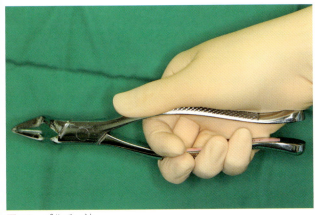

図15　パルチュ法．

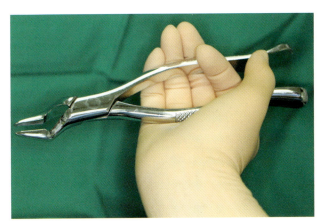

図16　逆手法．

ヘーベル(エレベーター，挺子)

　ヘーベルは，歯冠が崩壊してしまって抜歯鉗子で把持できない歯や，歯冠は正常でも萌出異常のため抜歯鉗子で把持できないような歯の抜歯に用いる．これ以外にも，歯根の分割や歯槽中隔の破折などに使用されることもある．

　ヘーベルは楔の作用，回転作用，および挺(テコ)の作用により抜歯運動を行うため，抜歯力を加える際に支点が必要となるが，歯周組織(主として歯槽骨)や隣在歯に障害を与えないように注意が必要である．

　ヘーベルは，構造的には嘴部(ブレード)，支柱，把柄の3部分からなる．

CHAPTER 2 抜歯の器具

ヘーベルの種類

■先端の形態により大きく「直タイプ」と「曲タイプ」にわけられる．

■また，智歯型（浅曲型：図17，舌側からのアプローチに便利な逆曲型：図18，いずれもYDM）がある．

■その他，日大型（図19，YDM），日大・智歯型（図20，YDM），日大・智歯型（逆曲，図21，YDM）があり，先端のサイズも幅・厚みと多数種類がある．

■歯根の大きさ・形状に一致するヘーベルを選択する必要がある．

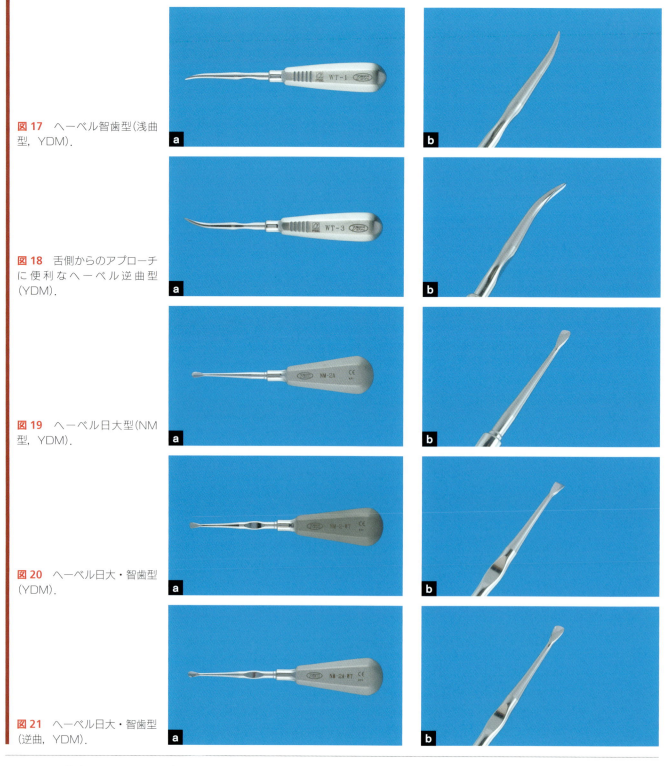

図17 ヘーベル智歯型（浅曲型，YDM）．

図18 舌側からのアプローチに便利なヘーベル逆曲型（YDM）．

図19 ヘーベル日大型（NM型，YDM）．

図20 ヘーベル日大・智歯型（YDM）．

図21 ヘーベル日大・智歯型（逆曲，YDM）．

ヘーベルの使い方

■ヘーベルの把柄部を手掌におき，拇指・中指・薬指・小指の4指でしっかりと握り，示指は真っすぐに伸ばして，指頭をエレベーターの嘴部の少し下に添える（図22）．このようにすると，ヘーベルをあたかも示指の延長であるかのように使えるので，抜歯運動を微妙に調節することができる．また万一，ヘーベルが滑脱した際の事故を防止することができる．

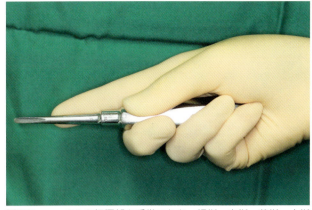

図22 ヘーベルの把柄部を手掌におき，拇指，中指，薬指，小指の4指でしっかりと握り，示指は真っすぐに伸ばして，指頭をエレベーターの嘴部の少し下に添える．

外科的抜歯に必要な器具①　メス

歯肉切開に用いるメスは尖刃刀（No.11）か？　円刃刀（No.15）か？

■難抜歯や埋伏抜歯症例をはじめとした口腔外科の小手術は，粘膜の切開に始まり，縫合で終了する．切開に用いるメスや縫合に用いる糸などの標準的器具・備品については，日頃から適切なものを準備しておく必要がある．

■器具は，特殊な器具を取り揃えることよりも，標準的器具の扱いに習熟することが肝要である．

■手術の最初の手技である切開を適切に行うことが，手術の好結果を得るための前提となる．通常，歯肉部の切開で使われるメスには，尖刃刀（No11），湾刃刀（No12），円刃刀（No15），そして電気メスなどがある（図23）．

電気メス
■電気メスは組織の切開や切離，凝固に用いられる器具で，歯肉弁の切除などでは有用である．

尖刃刀（No11）
■尖刃刀は，膿瘍の切開や細い刃先を用いての微細な切開，および皮膚と皮下組織を穿通して切開する場合に，その有用性が発揮される．尖刃刀は表面の切開長と深部の切開長とのギャップがほとんど生じないことから，より繊細な組織処理が可能である．

■一方，埋伏歯の抜歯での歯肉切開は，粘膜骨膜弁を形成することが目的であることから，メス刃を直接骨にあてて切開することとなる．

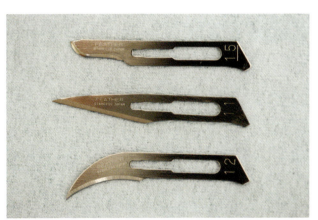

図23 円刃刀（No.15），尖刃刀（No.11），湾刃刀（No.12）．

円刃刀（No.15）
■円刃刀は，メスの腹で切開を加えることを基本とすることから，安定した骨膜切開が可能である．口腔内では操作性・安全性の点から，刃わたりが短い円刃刀（No15）がもっともよく用いられる．

CHAPTER 2　抜歯の器具

■ただし，円刃刀で切開を加える場合，メスを入れる角度に注意する．切開の開始はメスの角度を立てて入れ，切るときはメスを寝かせてメスの腹で骨面をなぞるように引いて切り，切開の終点ではメスを立てて終わる（図24）．これにより，**粘膜表面の切開長と骨膜の切開長とのギャップは少なくなる．**

湾刃刀（No.12）

■湾刃刀は臼歯の遠心歯頸部など尖刃刀（No.11）や円刃刀（No.15）では届きにくい部位や歯肉溝切開に用いることがある．

メスの使い分けは？

議論　どのメスを使うべきか？との問いの答えは，「それぞれのメスの長所と短所を理解したうえで，手術内容に合わせて使い分けをすること」である．抜歯に関連した小手術に限定するならば，小型のNo.15メス刃（No.15c）が総合的に歯の周囲軟組織切開に適していると考えるものも多いが，異論もある．

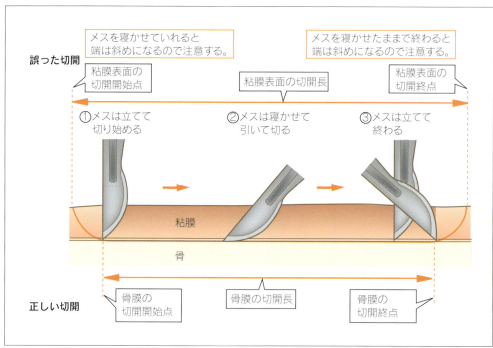

図24　円刃刀で切開を加える場合，切開の開始はメスの角度を立てて入れ，切るときはメスを寝かせてメスの腹で骨面をなぞるように引いて切り，切開の終点ではメスを立てて終わる．＊参考文献5より引用・加筆改変

メス刃とメスホルダー

■メス刃とメスホルダーは，患者ごとに取り換えることを前提として設計されており，No.3のメスホルダーとNo.15のメス刃の組み合わせがもっともよく用いられる．

■なお，メス刃は替刃式のものから，メスホルダーを含めてすべてがディスポーザブルのもの（図25）へと変わりつつあり，刃先の付替えにおける煩雑さはなくなってきている．いずれにしても，刃先の切れ味の安定性に遜色はない．

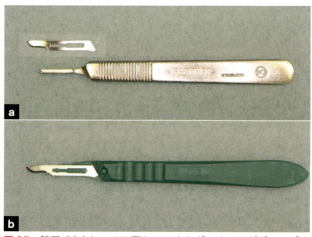

図25　替刃式（**a**）と，メス刃とメスホルダーすべてがディスポーザブルのもの（**b**）．

外科的抜歯に必要な器具②　縫合糸

議論　縫合は絹糸か？　ナイロン糸か？

■縫合は，その手技とともに，縫合材料も結果に大きく影響を与える．各種縫合材料の特性を理解し，使用する状況に最適のものを選択することが肝心である．
■縫合糸は，まず，生体内で吸収されるか残留するかによって大きく大別され，さらに，天然線維か合成線維かで分けられる．さらに，モノフィラメントかポリフィラメントかで分けられる（**表1**）．

表1　縫合糸の種類と特徴．

		ナイロン糸	絹糸	PGA（デキソン）
吸収	吸収性			○
	非吸収性	○	○	
素材	天然		○	
	合成	○		○
線維	モノフィラメント	○		
	ポリフィラメント		○	○

吸収性・非吸収性

吸収性糸
■吸収性糸を使うか否かについては，対象となる組織によって判断する．管腔器官では，糸で締められた組織の一部が壊死し，糸にゆるみが生じ，その役割は長くは維持できない．むしろ，感染した異物として治癒の妨げとなりかねない．このため，消化管や尿路・胆道などでは吸収性糸が使用される．

非吸収性糸
■一方，骨・心臓・血管のように強い力が加わる部位では，長期にわたって維持することを目的として非吸収性糸が使われる．また，皮膚のようにいつでも抜糸ができる部位では非吸収性糸が使用される．口腔内は消化管の一部であるが，特別な場合を除いて，いつでも抜糸ができることから非吸収性糸が用いられることが多い．

ポリフィラメント・モノフィラメント

■ここでは非吸収性糸を前提に，ポリフィラメントの天然素材の絹糸と，モノフィラメントの合成素材のナイロン糸を，比較して解説する．
■縫合糸の選択にあたって，①しなやかさ，②表面の平滑さと毛細管現象，③異物反応，④強さ（結節抗張力），などの点に注意を払う（**表2**）．

①しなやかさ
■しなやかな糸ほど操作性がよい．
■反対に剛性の高いものは，ピンとはねあげて元に戻ろうとする力が強いため，タイトな結節をつくりにくい．このため，締め加減を微妙に調整する必要がある．
■また剛性の高いものは，切断端が舌や周囲軟組織を損傷しやすい．
■こうした点で，絹糸は柔軟性が高いことから，操作性はナイロン糸よりもよく，周囲組織を損傷することもない．

②表面の平滑さと毛細管現象
■モノフィラメントのナイロン糸のように，糸の表面が平滑

表2　ナイロン糸と絹糸の比較．

	4-0 ナイロン糸		3-0 絹糸
しなやかさ	剛性		柔軟
平滑さ	モノフィラメント	＞	ポリフィラメント
毛細管現象	なし		あり
異物反応	少ない	＜	やや多い
強さ（結節抗張力）	0.68	≒	0.6

であるほど，周囲組織とのあいだの摩擦が少なく，結果として組織内を通過する際の組織損傷も少ない．その一方で，第2の結紮中に第1の結び目が緩むことが多い．また，2～3回の結節では糸が抜けるおそれがあり，結ぶ回数を増やすなどの工夫が必要となることがある．

CHAPTER 2　抜歯の器具

■一方，ポリフィラメントである絹糸は，表面に間隙があり，周囲の組織液を吸い上げる毛細管現象が起きる．このため，時として細菌の巣窟となる恐れがある．一度，縫合糸膿瘍が発生すると，糸を除去しない限り排膿は持続することとなる．これは，ポリフィラメントである絹糸の欠点といえる．

議論　ただし，粘膜の縫合は通常，5～7日を超えることはないため，絹糸の毛細管現象が臨床的に問題となることはあまりないと考える説もあり，この点でも異論はある．

③異物反応

■異物反応は，組織の壊死・分解・膿瘍形成などの影響を受けるため，縫合糸の太さ，表面性状，毛細管現象などが影響してくるが，縫合糸自体の組成も深く関与する．

■一般に天然の線維は強い異物反応を示しやすい．したがって，すでに汚染のある場所や，感染の可能性が高い場所には，天然の線維による縫合糸の使用は注意を要する．

■この場合，不必要な縫合をせず，できるだけ細い糸を使用して結節を重ねない，などの配慮が必要である．

④糸の太さと結節抗張力

■糸の太さは，ナイロン糸・絹糸に限らず，抗張力（引っ張り強さ）が十分であれば，原則として細い糸のほうがよい．異物としての量が多いほど，生体反応も強く，組織の癒合を妨げる恐れがある．また，太い糸ほどゆるみが生じやすい．

■糸は結節を結んだときのほうが切れやすいことから，抗張力は結節抗張力で評価する．ちなみに，太さを3-0とすると，結節抗張力は絹糸が0.6，ナイロン糸が1.13である．ただし，口腔内の粘膜骨膜弁を縫合するためには，絹糸のこの値で十分足りている．また，3-0ナイロン糸の口腔内での使用は，剛性が強すぎてよくない．4-0ナイロン糸のほうがよい．ちなみに，4-0ナイロン糸の結節抗張力は0.68であり，3-0絹糸とほぼ同等である（表3）．

表3　糸の太さと結節抗張力．

USP規格*	直径(mm)	結節抗張力(kg) ナイロン糸	結節抗張力(kg) 絹糸
5-0	0.1～0.149	0.45	0.15
4-0	0.15～0.199	0.68	0.3
3-0	0.2～0.249	1.13	0.6
2-0	0.3～0.339	1.59	0.9

*日本の規格では多少太さが変わることがある．

総合評価

■結節抗張力すなわち糸の強さという点では，絹糸とナイロン糸に大きな差はない．

■表面の平滑さや毛細管現象，そして異物反応といった組織為害性に関連する因子がより少ないという点では，ナイロン糸が有利ということになるが，絹糸におけるこれらの組織為害性については臨床的に問題となるレベルではない．

■操作性のよさと，糸の断端が周囲組織を損傷することがないことから，口腔内の縫合では絹糸がもっともよく用いられているが，ナイロン糸や吸収性糸を好む者も多い．

お勧めのインスツルメント

歯周靱帯の切除

「ラスクエーター・ルートピッカー」（クロスフィールド，図26，27）

■歯周靱帯に強固に付着していて，残根鉗子やピンセットでは把持することが困難な残根状態の歯の把持・除去に用いる．

■先端の形状が残根歯を効率的に把持できる形状になっており，残根歯が滑脱しづらくなっている．

■曲タイプと直タイプの2種類がある．

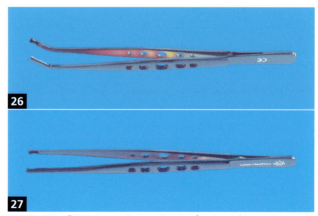

図26，27　「ラスクエーター・ルートピッカー」（クロスフィールド）．

分割バー・ロングバー

「ゼックリアカーバイトバー™」（メルファー，図28）

■エアタービンや5倍速コントラに装着して，歯冠・歯根分割や骨削除に用いるバーである．通常作業部は10～11mmの物が多いが，ロングシャンクは13～15mmと長い．また，全長は，通常のバーの長さが19mmであるのに対し，ロングシャンクバーは25mmと長く，歯冠などの障害物に邪魔されることなく歯の分割や骨削除をすることが可能である．

■しかし，下顎管と歯が近接している症例では，下顎管までバーの刃部が到達するため，これを損傷しないように下顎管との距離を考慮しながら使用する必要がある．

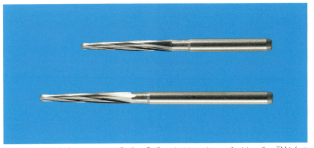

図28 分割バー・ロングバー「ゼックリアカーバイトバー™」（メルファー）．

推奨 常時使用するのではなく必要な際（分割時バーの長さが不足しているため，切断が不十分になった場合など）にのみ使用することを勧める．

45度角度付きタービン

「Ti-Max X」（ナカニシ，図29）

■歯科用タービンのグリップとヘッドの角度が45度に設定されており，通常のタービンではアクセス困難な角度からのアプローチが可能である．

■注水が，サージカル用ロングシャンクバーの先端へ当たるように設計されているため，これを効率よく使用することができる．

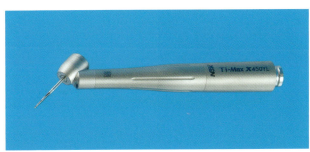

図29 「Ti-Max X」（ナカニシ）．

スチールバー，カーバイトバー（図30）

■ハンドピースに装着して，歯根分割や骨削除に用いる．口腔外科ではラウンドバーやフィッシャーバーが選択される．バーの長さが44mmのノーマルタイプと，66mmのロングタイプがある．

■スチールバーの材質は，ハングステンパナジウムであるため，カーバイトバーと比較すると劣化が早く，中回転以下の使用が推奨されている．

■カーバイトバーの材質はカーバイトであり，高速回転での使用も可能である．

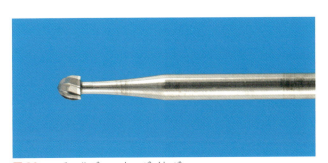

図30 スチールバー，カーバイトバー．

参考文献

1. 歯界展望別冊 抜歯の臨床．東京：医歯薬出版，1979．
2. 長谷川明．カラーアトラス 臨床抜歯学．東京：学建書院，1982．
3. 野間弘康，金子譲．カラーアトラス 抜歯の臨床．．東京：医歯薬出版，1991．
4. 天笠光雄，大石正道．抜歯「再」入門．東京：日本歯科評論社，1997．
5. 堀之内康文．必ず上達 抜歯手技．東京：クインテッセンス出版，2010．
6. 坂下英明，濱田良樹，近藤壽郎，大木秀郎，柴原孝彦・編著．口腔外科治療 失敗回避のためのポイント47．東京：クインテッセンス出版，2012．
7. Kirk RM・著．三島好雄・監訳．目でみる外科の基本手技．廣川書店，1980．
8. 外科臨床医のための基本手技マニュアル．外科臨床 1991；64(5)：523-531．
9. 里村一人，濱田良樹・監訳．現代口腔外科学 第5版．東京：わかば出版，2011．

lecture 1　新しい抜歯器具

Benex 2

歯槽骨を損傷せずに残根を抜去する装置が,「Benex 2」である.歯周靱帯を切離した後(図1a)に,根管内に器具をねじ込み(図1b, c),歯列上に置いた装置にてつり上げる(図1d, e).ただし,この装置は高額であることが欠点である.

Physics forceps

「Physics forceps」は「抜歯術の新しい標準」とのキャッチフレーズでone minutes extractionとも宣伝されている.歯槽骨を支点として抜歯するが,唇頬側の骨や根尖の破折が懸念される(図2).

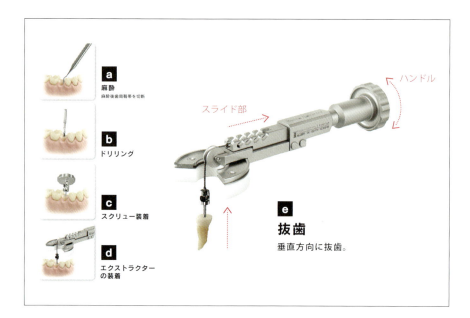

図1　「Benex 2」(フォレストワン).

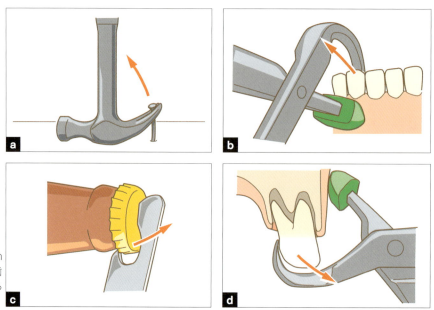

図2a~d　「Physics forceps」(golden dental solutions).歯肉を支点として,歯の舌側部を作用点として抜歯する.必要ならバーでステップを形成する.

lecture 1 新しい抜歯器具

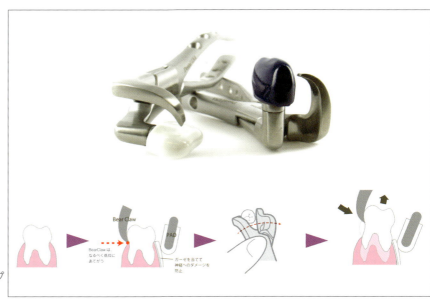

図3 「ミッシュパワーエレベーター」(インプラテックス).

ミッシュパワーエレベーター

Physics forcepsとほぼ同様の機序のものが「ミッシュパワーエレベーター」である．こちらのほうが支点の位置が歯槽頂に近く，周囲組織の破壊が少ないとされる(図3)．唇頬側の骨や根尖の破折が懸念されることは同様であろう．

Extraction Upper Root Tips-GMX 69 Forcep

「Extraction Upper Root Tips-GMX 69 Forcep」(図4)は，専用の剥離子で口蓋突起の頬側・口蓋側を剥離したあとに，専用の鉗子で骨をしぼるようにして抜歯する．本当にこれで抜歯できるのか試してみたくなるが……

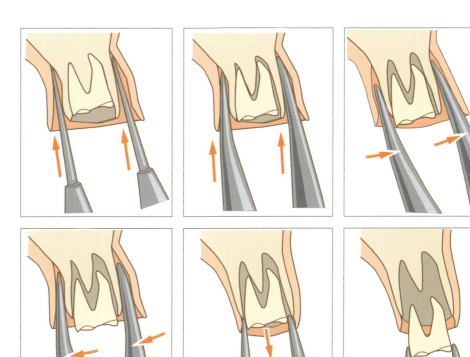

図4a〜f 「Extraction Upper Root Tips-GMX 69 Forcep」(golden dental solutions, 米国)

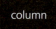

column 明暗を分けた2人の「Winter氏」

明暗を分けた2人の「Winter氏」

　口腔外科の業界には2人の偉大な「Winter氏」がいる．時に同一人物と混同される人だが，いずれも偉大な人物である．

　まず，1人目はあのWinter分類の「Winter氏」．このGeorge B. Winter(1878～1940)は，セントルイス大学歯学部の抜歯学教授として，世界で初めての「exodontia」（抜歯学）と「exodontist」（抜歯師）との用語を使用した成書[1]を出版した．これまでの抜歯に関する成書は手技が中心の頁数の少ないものが主流であった．そのようななかで，本書は394頁のしっかりしたものであった．さらに，1926年にはかの有名な『埋伏下顎第三大臼歯』[2]を出版した．皆さんも学生時代や医局時代に図書館で819頁もの埋伏下顎第三大臼歯に関する成書を見て驚いた記憶がおありだと思う．さすがに「智歯のみで100年間生きた人」と呼ばれるわけである．まさに今後の100年間も，さらに人類に埋伏下顎第三大臼歯がある限り不滅の方である．

　2人目の「Winter氏」はLeo Winterである．この方は正確な生没年が不詳だが，ニューヨーク大学歯学部の口腔外科学教授であった．1927年（昭和2年）に355頁の抜歯学の教科書[3]を出版し，第2版[4]は1931年に，第3版[5]は1937年に491頁で出版となった．さらには，1941年には866頁の『Operative oral surgery』[6]を出版したが，これは1943年に第2版[7]が，1947年に第3版[8]が出版され1146頁となった．

　当時の口腔外科学自体への影響はLeo Winterのほうが大きかったように思われるが，現在ではやはり「Winter氏」といえば，George B. Winterになるだろう．Leo Winterの姓が異なっていればとは思うが，こればかりはどうにもならない．あえていえば，あの有名な「Winter氏」と，不幸にも忘れ去られた「Winter氏」とでもなるのであろうか．

参考文献

1. Winter GB. Exodontia：A practical treatise on the technic of extraction of teeth with a chapter of anesthesia：A complete guide for the exodontist, general dental practitioner, and dental student.. 1st ed. St Louis：American Medical Book Co, 1913.
2. Winter GB. Principles of exodontia as applied to the impacted mandibular third molar. 1st ed. St Louis：American Medical Book Co, 1926.
3. Winter L. A textbook of exodontia. exodontia, oral surgery and anesthesia. 1st ed. St Louis：The CV Mosby, 1927.
4. Winter L. A textbook of exodontia. exodontia, oral surgery and anesthesia. 2nd ed. St Louis：The CV Mosby, 1931.
5. Winter L. A textbook of exodontia. exodontia, oral surgery and anesthesia. 3rd ed. St Louis：The CV Mosby Co, 1937.
6. Winter L. Operative oral surgery. 1st ed. St Louis：The CV Mosby Co, 1941.
7. Winter L. Operative oral surgery. 2nd ed. St Louis：The CV Mosby Co, 1943.
8. Winter L. Operative oral surgery. 3rd ed. St Louis：The CV Mosby Co, 1947.

CHAPTER 3
下顎埋伏智歯

CHAPTER 3　下顎埋伏智歯

section 1　下顎埋伏智歯の抜歯の難易度の評価

　下顎埋伏智歯の抜去は，過去には照明や回転器具の問題から水平埋伏歯でも**非分割法**が行われたが，現在では**歯冠分割法**が基本である．さらに最近では「**2回法**」や「**コロネクトミー**」（歯冠除去術）も行われるようになってきた（lecture 2 参照）．

　下顎埋伏智歯の抜去は口腔外科手術の基本であるが，種々の変法・異説が多くの成書や論文にて報告されてきた．当然，埋伏歯の位置・歯根の状態・歯冠の方向によって口腔粘膜骨膜弁の位置や長さが異なるが，これら各種変法には各々利点と欠点がある．研修の際には，いくつかの基本の条件を満たさないことを自覚しながらも，本人または指導者の開発した変法が推奨されることも多い．本稿では，下顎埋伏智歯の抜去術の手術手技の基本と変法を比較しながら，解説しよう．

下顎智歯抜歯の難易度に影響する因子

■下顎智歯抜去の難易度に影響する因子としては，
①埋伏歯の深さと傾斜角度
②下顎第二大臼歯から下顎枝前縁までの距離
③埋伏歯遠心部の骨の被覆状態
④歯根の数と長さ
⑤歯根の形態と発育状態
⑥下顎管との距離・位置関係
⑦歯根膜腔の状態

などが挙げられる．
■一般に，下顎埋伏智歯の傾斜が水平になるほど，埋伏の深さが深いほど，第二大臼歯遠心部と下顎枝前縁までの距離が短いほど，抜歯の難易度が高くなる．
■術前にパノラマ・デンタルエックス線写真でこれらの因子を確認する必要があるが，最近では，下顎管との距離や位置関係の評価にはCBCT（cone-beam computed tomography：歯科用CT）が有用とされている．

埋伏歯の深さ・傾斜角度，下顎枝前縁までの距離

Winter分類

■下顎智歯抜去の難易度の分類として，よく使用されるのがWinter分類である．これは，下顎第二大臼歯から下顎枝前縁までの距離で**class分類**し，第二大臼歯の咬合面を基準として**position分類**し，第二大臼歯の歯軸に対して埋伏智歯の**歯軸の方向分類**を行う（図1）．

①**class分類**
class I　智歯の歯冠の近遠心径よりも大きなスペースがあるもの
class II　スペースはあるが，智歯の歯冠の近遠心径よりも小さいもの
class III　スペースがほとんどなく，智歯の大部分が下顎枝のなかにあるもの

②**position分類**
position A　埋伏智歯の最上点が第二大臼歯の咬合面より上にあるもの
position B　埋伏智歯の最上点が第二大臼歯の咬合面より下で，歯頸部より上にあるもの
position C　埋伏智歯の最上点が第二大臼歯歯頸部より下にあるもの

③**歯軸の方向分類**
■第二大臼歯の歯軸に対する埋伏智歯の歯軸の方向から，
1．垂直位，2．水平位，3．逆位（逆性），4．近心傾斜，5．遠心傾斜，6．頬側傾斜，7．舌側傾斜
に分類する．
■第二大臼歯と下顎枝前縁の間に距離がある場合（class I）

section 1　下顎埋伏智歯の抜歯の難易度の評価

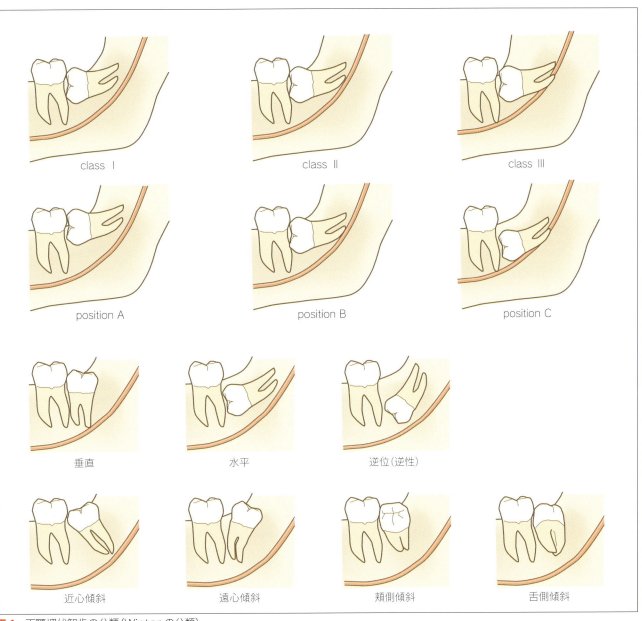

図1　下顎埋伏智歯の分類（Winter の分類）．
① class　　　：第二大臼歯と下顎枝前縁とのスペース．
② position　　：第二大臼歯咬合面に対する埋伏の深さ．
③ 歯軸の方向：垂直・水平・逆位（逆性）／近心傾斜・遠心傾斜／頬側傾斜・舌側傾斜．

には，埋伏歯遠心部の骨による被覆が薄いため，難易度は低い．また，第二大臼歯の咬合面に対して高い位置にある場合（position A）も，難易度が低い．
■ Winter 分類で，下顎枝前縁までのスペースが小さい class Ⅱ・Ⅲの症例や，下顎智歯根尖が下顎管に重なる，あるいは近接している position C ほど，下顎智歯抜去後の下歯槽神経損傷による下唇の知覚異常を生じやすい．

抜歯テクニックコンプリートガイド　45

Winter 線（図2）

■ Winter 線とは第二大臼歯の咬合面を通る下顎枝前縁までの仮想線である．この線を用いた下顎智歯抜去の難易度に影響する重要な因子は「WHARFE」として現される．すなわち，

W：Winter 線を用いた傾斜
H：下顎骨の高さ
A：第二大臼歯の角度
R：歯根の形態と発育
F：濾胞の大きさ
E：抜去される歯の摘出路

を現す．

英語圏では「WHARFE」などの略語は記憶しやすいが，日本語としては記憶しにくい．しかし，「濾胞の大きさ」を因子の1つとして挙げていることは重要である[1]．

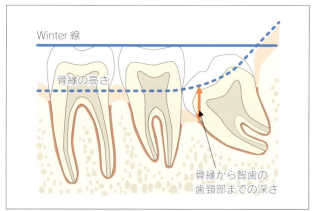

図2 Winter 線．WHARFE と記憶する．これにてもっとも重要な因子を覚えやすい．＊参考文献1・229頁より引用・改変

歯根の発育状態

■歯根の発育状態は，下顎智歯抜去の難易度の重要な因子の1つである．初期の歯根形成（Ri）から，歯根の4分の1（R1/4），2分の1（R1/2），4分の3（R3/4），完全（Rc），の形成までに分類する[2]（図3）．

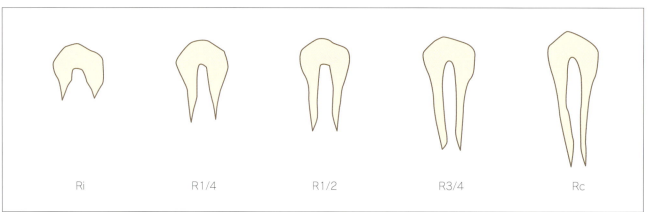

図3 歯根完成度の分類．＊参考文献2・88頁より引用・改変

下顎管（下歯槽管）との距離，位置関係

下顎智歯と下顎管（下歯槽管）との条件

■抜歯の難易度が高くなるエックス線像での下顎智歯と下顎管との条件は，下顎管の迂回（湾曲），狭窄，硬線の消失（下顎管の陰影欠損），歯根近傍の透過像，歯根の狭窄，歯根の透過性亢進，歯根の湾曲，などが挙げられる．とくに，下顎管の湾曲・下顎管の陰影欠損・歯根の透過性亢進は，下歯槽神経損傷との関連性が高くなる．

■智歯の歯根と下顎管の重複，硬線の消失，下顎管の狭窄，下顎管の偏位，歯根の湾曲，も難易度が高くなる条件に挙げられる場合もある[3]（図4）．
■また，下顎智歯の歯根と下顎管との条件をエックス線的に評価すると，離れているもの，下顎管が歯根に入り込んでいる溝状歯，貫通しているもの，と分類される[4]（図5）．

section 1　下顎埋伏智歯の抜歯の難易度の評価

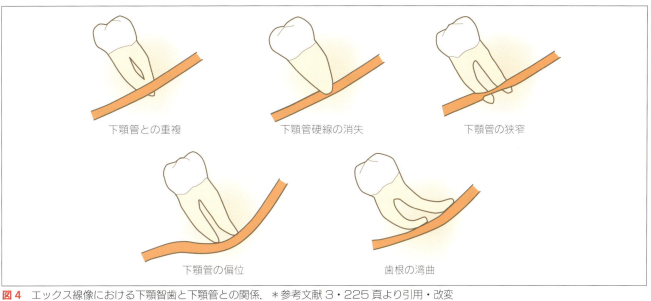

図4　エックス線像における下顎智歯と下顎管との関係．＊参考文献3・225頁より引用・改変

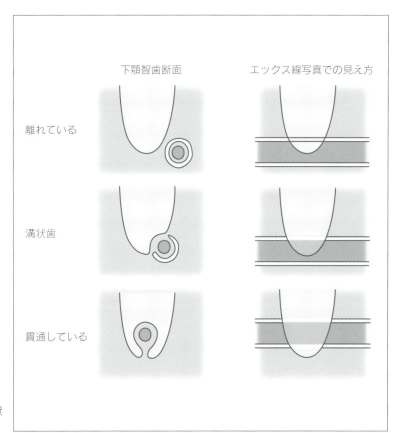

図5　エックス線像での下顎管の見え方．＊参考文献4・28頁より引用・改変

CHAPTER 3　下顎埋伏智歯

溝状歯

■下顎管が歯根に入り込んでいる状態の歯で3型（Ⅰ型・Ⅱ型・Ⅲ型）に分類される（図6）．当然，Ⅰ型からⅢ型の順で下顎神経は損傷しやすくなる．

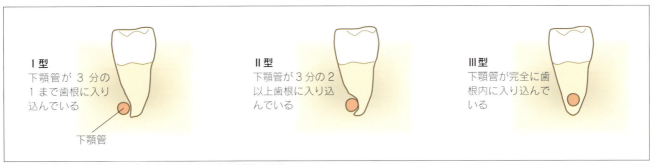

図6a　溝状歯の分類．＊参考文献5・37頁より引用・改変

図6b〜d　溝状歯Ⅰ型による抜歯後の下顎管露出．

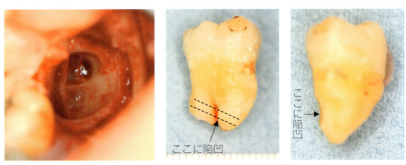

遠心に湾曲した長い歯根が「極めて注意しなければならない」理由は？

■智歯の歯根が下顎管に近づくと，下顎管の骨皮質によって発育中の智歯の歯根は偏り，歯根の湾曲を起こす[6]（図7）．このため，下顎埋伏智歯で遠心に湾曲した長い歯根を認める場合，その歯根は下顎管に近接している証拠と考え，抜歯には注意が必要．

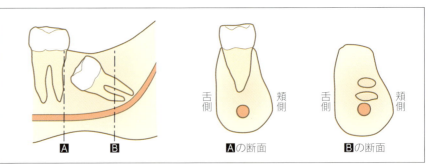

図7　きわめて注意しなければならない状態．下顎管の骨皮質によって，発育中の智歯の歯根は片寄り，湾曲の原因となる．つまり，遠心に湾曲し，長い歯根がある下顎埋伏智歯の歯根は，下顎管に近接している．＊参考文献6・91頁より引用・改変

section 1　下顎埋伏智歯の抜歯の難易度の評価

全身的なリスクファクター

■下顎智歯抜去の難易度に影響するものは，口腔内の局所因子のほかに，年齢，肥満度，性別なども挙げられている[1]（**表1**）．

■とくに全身麻酔下の下顎智歯抜去では，局所麻酔下と比較して下歯槽神経の神経損傷が5倍の発生率を示す．明確な理由は明らかではないが，全身麻酔下では患者が仰臥位で，粘膜・骨膜の剥離や骨削が困難であるためではないかと考えられる．

■神経障害は年齢には関連しないが，高齢者におけるリスクの増加を避けるため，若年時での**予防的抜歯**を提案する説もある[7]．

表1 下顎埋伏智歯の難易度に影響するリスクファクター．＊文献1・229頁より引用

因子		合併症リスク
患者因子	25歳以上	合併症↑
	民族性：非白色人種	手術時間↑
	肥満度指数	難易度↑
	嘔吐反射	誤嚥リスク↑
	不安神経症	難易度↑
	男性	合併症↑
歯の因子	歯根形態	難易度↑
	歯の深さ	難易度↑
手術因子	舌側弁	舌神経損傷↑
	全身麻酔	合併症↑
	若い外科医	合併症↑

＊原本には各々の因子の根拠となる論文が記載されている．

「垂直位でも気を抜くな」の理由とは？

①ヘーベル（挺子）抜歯での下顎管損傷

■下顎智歯が垂直位でも，歯根が遠心に湾曲している場合は，根尖と下顎管が近接しているため，ヘーベルのみで抜歯すれば，根尖が回転して下顎管を損傷し，小骨片が下歯槽神経を圧迫して損傷する[8]（**図8**）．このように根尖が回転して下顎管に入るのを避けるためには，抜歯時に歯を歯軸方向に挙上する必要がある．すなわち，ヘーベルを適切に使用することが重要である．

■「歯は簡単に抜けたのに，下歯槽神経麻痺が生じた」との場合は，この状態に相当する．

②溝状歯抜去時の神経損傷

■垂直位でも溝状歯では，抜歯時に歯根が下歯槽神経を圧迫して損傷する．このため，下歯槽神経損傷を予防するため，必要な場合には**骨削をためらってはならない**[9]（**図9**）．

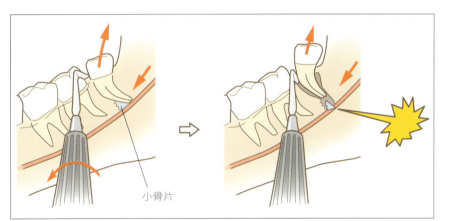

図8 下顎管損傷．根尖が回転して下顎管に入るのを避けるため，歯を歯軸方向に挙上する．つまり，抜歯鉗子を適切に使用する．解剖学的に根尖と下顎管が近接しているため，下顎智歯抜歯の際に下歯槽神経を損傷しやすい．＊参考文献8・525頁より引用・改変

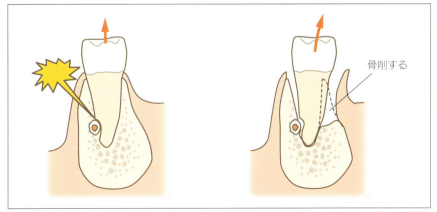

図9 溝状歯抜去時の神経損傷．必要な場合には骨削をためらうな．＊参考文献9・128頁より引用・改変

CHAPTER 3　下顎埋伏智歯

section 2　切開・剥離

切開のポイント・分類

口腔内の切開時のポイント

■口腔内の切開時のポイントは,
①メスは粘膜に垂直に入れ, 手前に引きながら切る（**CHAPTER 2** 参照）
②メスは最小のストロークで動かす, すなわち振り回さないこと.

下顎智歯抜去時の切開の基本原則

■下顎智歯の抜去時の切開では,
①骨削（骨削除）または智歯の分割のための十分な視野が得られる
②舌神経の損傷を避ける
③口腔粘膜骨膜弁（歯肉弁）の基底部は, 十分な血流を得るために, 広い基部をもつ
④一次閉鎖する場合に, 緊張なく縫合できる
⑤粘膜骨膜弁を移動する場合には, 弁の辺縁が手術野（抜歯窩）を十分に被覆する（すなわち, 縫合部を骨面上にする）
などが原則である.

切開法の分類

■下顎智歯抜去のための切開法は, **袋状切開法**と**縦切開法**に大別され, さらに**直線法, 袋状法, 頬側延長法**（遠心開放切開法, three corner flap または three cornered flap), **三角弁法**に分類することもある. 直線法のなかでも下顎第二大臼歯遠心からの短い切開は**限局的遠心直線法**とよばれる[10,11]（**図10**）.

■縦切開法を, 頬側延長法や三角弁法と同義語として使用する場合と, 縦切開法のなかに頬側延長法と三角弁法を亜分類する場合がある.

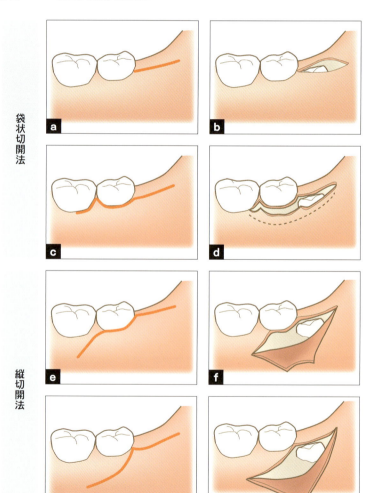

図10 下顎智歯切開の基本.
a, b　遠心直線法（限局的遠心直線法）.
c, d　袋状法.
e, f　頬側延長法（three corner flap）.
g, h　三角弁法.
＊参考文献10・85頁, 参考文献11・57頁より引用・改変

■一方，単純に**短い袋状弁法**，**長い袋状弁法**，**短い三角弁法**，**長い三角弁法**と簡便に分類することもある[12]（**図11**）．この分類では頬側延長法と三角弁法を区別はしていない．

以下の記載では，頬側延長法や三角弁法を併せて縦切開法と記載し，とくに必要な場合に狭義の意味で三角弁法との用語を用いる．

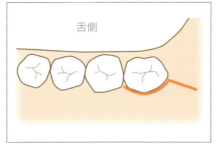
図11a　短い袋状弁法．

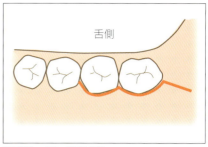
図11b　長い袋状弁法．

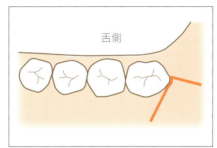
図11c　短い三角弁法．

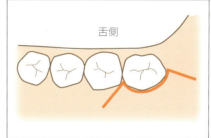
図11d　長い三角弁法．＊図11a〜dは参考文献12・63頁より引用・改変

切開法の選択――縦切開法か？　袋状切開法か？

議論　下顎埋伏智歯の抜歯の際，縦切開法が広く一般的に使用されており，**縦切開法（遠心開放切開法）**は**標準的切開**とも記載されている[13]．しかし，近年の国外の成書では，袋状切開が早く閉鎖でき，治癒がよいとされ，もっとも一般的に使用されるとされることが多い[14〜16]．

■袋状切開法では，術野の展開が不十分な場合には剥離範囲を拡大するが，組織を断裂あるいは損傷するよりは，剥離範囲を拡大するほうが術後の治癒は早い．

推奨　袋状切開を主に使用するが，必要なら縦切開（前庭部に至る減張切開）を併用する場合もある[17, 18]．

■不完全埋伏歯で骨の削除量が少ないことが予想される場合は，**智歯遠心切開法（限局的遠心直線法）**あるいは**袋状切開法（歯頸部切開法）**を行い，完全埋伏歯を含めて骨削量が多いと予想される場合は**縦切開法（三角弁切開法）**というように状態に応じて使い分ける[19]（**図12**）．すなわち下顎智歯抜去時には，第二大臼歯の頬側部に**縦切開（斜切開）**を加えると術野が広く得られるため，十分な骨削除が必要な症例では縦切開法が推奨されている．

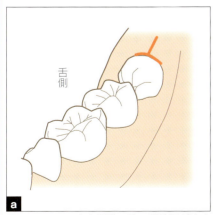
a

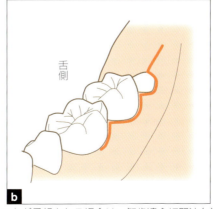
b

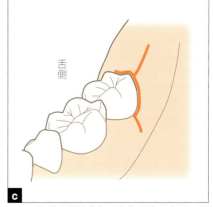
c

図12a〜c　不完全埋伏で骨の削除量が少ないことが予想される場合は，智歯遠心切開法（**a**）あるいは袋状切開法（**b**）．完全埋伏を含めて骨の削除量が多いと予想される場合は，縦切開法（三角弁切開法）（**c**）というように状態に応じて使い分ける．＊参考文献19・46頁より引用・改変

CHAPTER 3　下顎埋伏智歯

■ここでは切開線について，文献ではどのような議論・報告がされているのかを検討してみよう．

議論1　歯周ポケット

■**垂直切開法**(第二大臼歯歯肉溝から約5〜8mm離れた部位での下顎枝からの約3cmの口腔前庭切開，**図13a**)と，**古典的L字弁法**(第二大臼歯近心歯間乳頭部に縦切開をもった縦切開法，**図13b**)を比較した文献がある[20]．術後60日では前者の第二大臼歯の歯周ポケットが少なく，術後90日では差はないとし，検定上の優位差はないものの，**垂直切開法が低侵襲である**としている[20](**図13**)．

■健常な第二大臼歯歯肉溝に切開を加えることには，エビデンスはないが，やはり長期的な不安が残るので，多くの論文で争点となってきた．

議論2　術後疼痛・腫脹・開口障害

■第二大臼歯遠心歯間乳頭部を含む縦切開法(狭義の三角弁法)と，第一大臼歯近心歯間乳頭部を含まない袋状切開法との比較では，**術後疼痛に差はなく，術後7日までは縦切開法のほうが腫脹と開口障害が著しい**[21]．

議論3　術後疼痛と創哆開

■第二大臼歯頬側中央に切開をもつ縦切開法(**bayonet弁法**)は，第一大臼歯近心に至る袋状切開法と比較して，術後の腫脹と開口障害では差がないが，術後疼痛は早く消失し，袋状切開法より創哆開が著しく少ない．**縦切開法は，袋状切開法よりも術後疼痛と創哆開が少ない**[22]．

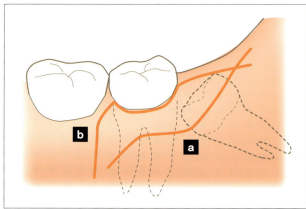

図13　垂直切開法(**a**)と古典的L字弁法(**b**)．＊参考文献20より引用・改変

議論4　創哆開

■抜歯後の創哆開は，術後治癒期間を長くさせ，長期間の疼痛の原因にもなる．第二大臼歯遠心歯間乳頭部を含まない縦切開法(狭義の三角弁法)と，第一大臼歯近心歯間乳頭部を含まない袋状切開法で一次閉鎖を比較すると，**袋状切開法の創哆開は57%であり，縦切開法の約6倍の発生率である**[23]．

メスは何を使うのか？

■口腔内切開には，No.11，No.12，No.15，No.15cなどを用いるが，No.11かNo.15が多く使用される．メスは粘膜に垂直に入れ，手前に引きながら切るのが原則である．しかし口腔内，とくに下顎第二大臼歯の後方が切開しにくく，No.11を逆手で使うことやNo.12の使用が薦められることもある[24](**図14**)．当然，No.12は手前に引かなければ切れないが，使い方によっては便利である．初心者で下顎第二大臼歯の遠心切開に自信のない者には強く勧めている．

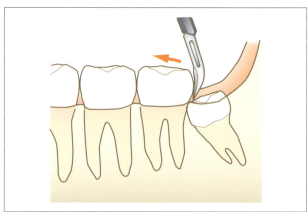

図14　No12メスの使用法→当然手前に引かなければ切れない．使い方によっては便利．＊参考文献24・28頁より引用・改変

開放創（二次閉創）は腫れない？

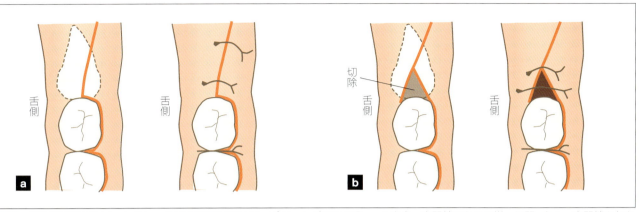

図 15　開放創は腫れない．しかし，術後の形態は悪い？　ポケットができる？　**a**：完全一次閉鎖のための単一切開．**b**：一次閉鎖を行わないための遠心楔状法．＊参考文献 25・52 頁より引用・改変

議論　一般的に下顎智歯抜去後の**開放創**（**二次閉創**）と**閉鎖創**（**一次閉創**）とを比較すると，開放創のほうは術後腫脹が少ないが，第二大臼歯後方に歯周ポケットができる可能性があるとされる．さらに，抜歯部の術後形態が悪いとの指摘があり，長く議論の対象である．いずれの点も明らかなエビデンスは少ない．

ポイント　これらの点について，報告をまとめてみると，
①開放創のほうが腫脹は少なく，第二大臼歯後方の歯周ポケットの深さには差がない[25]（図 15）．
②開放創では，術後の疼痛と腫脹がともに少ない[22]．
③開放創は術後の疼痛と腫脹を減少させるのみではなく，ドライソケットの発生率も減少させる[26]．
④チューブドレーン挿入と一次閉創では，腫脹はチューブドレーン挿入が少ないが，疼痛では差がない[27]．
⑤二次閉創術とドレーンの併用では，疼痛と腫脹に関して両者には差がない[28]
などとされている．

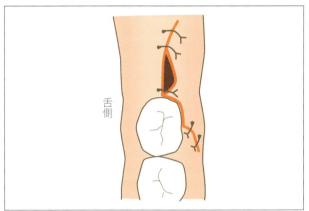

図 16　後方は少し開放する．＊参考文献 29・45 頁より引用・改変

■腫脹軽減のために，第二大臼歯後方で少し離れた切開創縁をトリミングして開放するとする説もある[29]（図 16）．

縦切開と横切開

■歯頸部に沿った水平方向の切開を**横切開**（**歯頸切開**），垂直（歯軸）方向の切開を**縦切開**，歯軸と交差するような切開を**斜切開**とよぶ．しかし，垂直方向の切開の縦切開と斜切開を区別せず，縦切開とよぶことが多いので，以下ではこれに準ずる．横切開は**直線状**と**扇状切開**に分類される．
■また，横切開は入れる位置によって，**歯肉溝内切開**，**歯肉頂切開**，**歯肉溝外切開**に分類される．歯肉溝内切開は，歯肉溝内にメスを入れて，一般的には歯頸部の豊隆に沿った扇状切開が一般的である．
■縦切開線の設定において，歯間乳頭を含むようにデザインせざるをえない場合には，術後に歯間乳頭が退縮し，いわゆる**ブラックトライアングル**になりやすいので，極力それを避けるため，歯間乳頭部の切開には細心の注意を払う必要がある．

縦切開法

縦切開の位置――縦切開は骨上に設定するのか？

■縦切開法は，完全埋伏歯か不完全埋伏歯かで縦切開の位置を変えるのが原則である．すなわち，完全埋伏歯ではより大きな視野を得るために，前方に縦切開の位置を設定する[30]（図17）．＊筆者の若い頃はこれが原則であった．

議論1　第二大臼歯の遠心部に切開をもつ縦切開法（狭義の三角弁法）を**典型的頬側延長法**として，第一・第二大臼歯間の歯間乳頭部に縦切開を入れるものを，より大きな視野が必要な場合の変法とする説もある[31]（図18）．

議論2　さらに，通常の縦切開の位置は第一・二大臼歯間の歯間乳頭部に置くのに対して（図19a），第二大臼歯遠心に垂直に切開を加える縦切開法を勧める者もある[8]（図19b）．この方法では縦切開が骨分割線に一致しているため，骨面上に縫合を置くことができず，無縫合でよい．最近は海外ではこの方法も多く行われている．

【注】最近，縦切開を必ずしも骨面上に置かないのは，智歯部の骨切削後には遠心切開が骨面上にはないのに，縦切開のみを骨面上に置くのは不自然であると考えるためかもしれない．

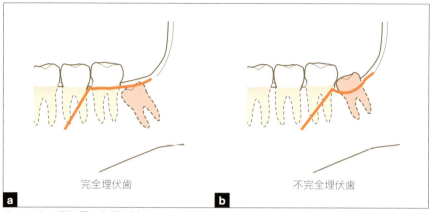

図17a, b　縦切開の位置の基本．＊参考文献30・20頁より引用・改変

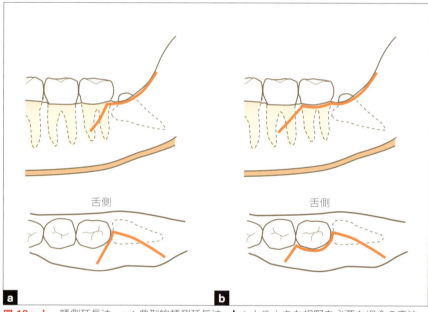

図18a, b　頬側延長法．**a**：典型的頬側延長法．**b**：より大きな視野を必要な場合の変法．＊参考文献31・43頁より引用・改変

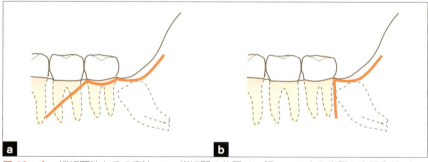

図19a, b　縦切開法とその変法．**a**：縦切開の位置は，第一・二大臼歯間の歯間乳頭．**b**：骨分割線に一致した第二大臼歯遠心に垂直に切開を加える．＊参考文献8・435頁より引用・改変

議論3 術後の腫脹を軽減するためには，開放創とするかの問題に戻る．図19b の方法を **V字状切開法**ともよび[32]，以下の利点があげられる．
①第一・第二大臼歯の歯肉を剝離する必要がない．
②剝離する骨膜量が少ない．
③剝離弁に幅広い血液供給を可能にする．
④剝離弁の形成時に十分な量の骨の裏打ちがある．
⑤術野が明瞭である．開放創であるため，疼痛や腫脹が少ない．

議論4 埋伏状態や骨削の必要性により，切開線の変更も工夫されている[33]（図20）．

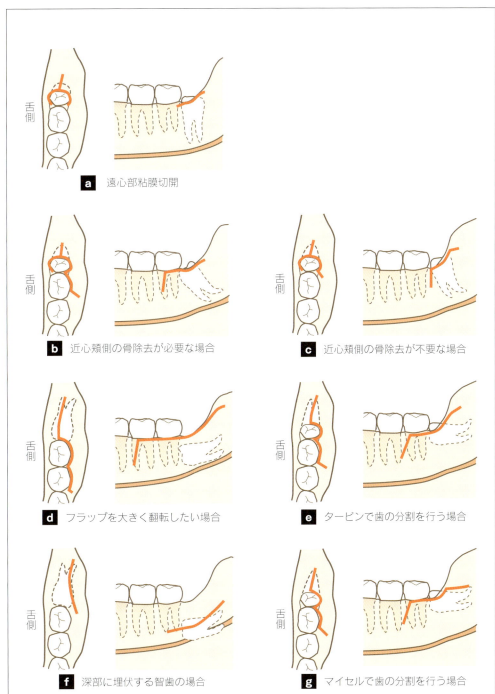

図20a〜g 埋伏状態による切開線の変更．＊参考文献33・168頁より引用・改変

a 遠心部粘膜切開
b 近心頰側の骨除去が必要な場合
c 近心頰側の骨除去が不要な場合
d フラップを大きく翻転したい場合
e タービンで歯の分割を行う場合
f 深部に埋伏する智歯の場合
g マイセルで歯の分割を行う場合

CHAPTER 3　下顎埋伏智歯

袋状切開法

袋状切開の変法と延長

議論1　袋状切開の横切開では，近心の位置を第二大臼歯近心までとし，歯間乳頭を含まないことを原則とする（図21a）が，第一大臼歯近心まで延長する場合もある[34]（図21b）．さらに，Hooley-Whitacre法では横切開を第二小臼歯・第一大臼歯の歯間乳頭の近心に設定する[34]（図22）．

議論2　しかし，このように大きく延長した袋状切開に否定的な意見もある[35]（図23）．しかし，短い袋状切開では操作性に制限がある[36]（図24）ことを肝に銘じることも重要である．

議論3　袋状切開の遠心切開を第二大臼歯の遠心頬側を起点とし，遠心部を楔状に切除し，さらに縦切開を加えて延長する方法もある[37]（図25）．

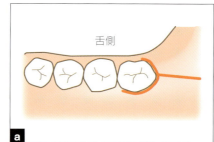
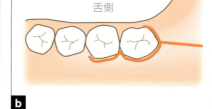

図21a，b　袋状弁．＊参考文献34・62頁より引用・改変

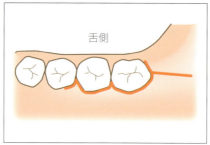
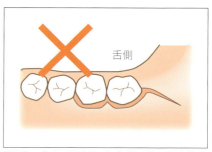

図22　Hooley and Whitacre法．袋状切開の位置：第1大臼歯近心までを原則とする説もある．＊参考文献34・66頁より引用・改変

図23　大きく延長した袋状切開に否定的な意見もある．＊参考文献35・37頁より引用・改変

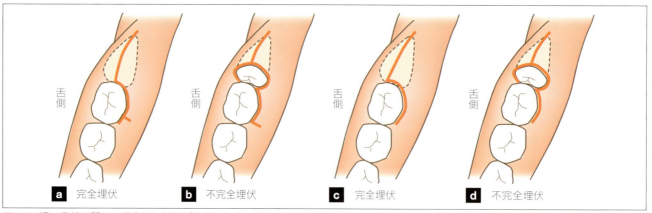

図24　短い袋状切開には操作性に制限がある．**a, b**：基本的な切開線（多量に骨削除を行う場合）：縦切開法．**c, d**：容易な抜歯に用いる切開線：袋状切開法．＊参考文献36・27頁より引用・改変

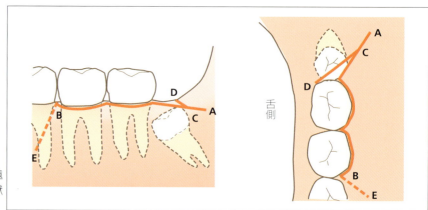

図25　袋状切開からの展開①．頬側起点＋遠心部楔状切除＋縦切開による延長．＊参考文献37・245頁より引用・改変

議論4 同様に必要な場合には縦切開を加えるが，この縦切開は横切開の途中でもかまわない[6]（図26）．

議論5 さらに，**縦切開の延長**には途中から，切開をより垂直方向に変更する方法もある[37]（図27）．

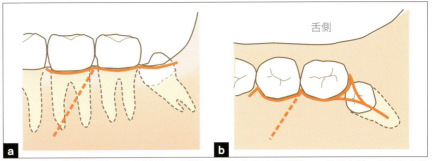

図26a, b 袋状切開からの展開②．必要な場合に入れる縦切開．＊参考文献・64頁より引用・改変

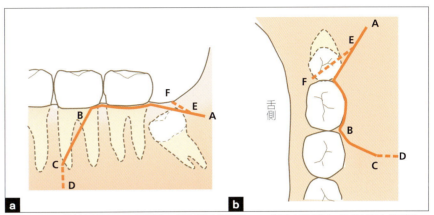

図27a, b 袋状切開からの展開③．縦切開の延長法．＊参考文献37・245頁より引用・改変

直線法

■直線法は，わが国では歯胚除去術時[34]（図28）以外にはほとんど用いられない．

■**Birn-Winther法**では，切開は下顎枝前縁から始まり，第一・第二大臼歯頬側の横切開へと続くが，必要なら頬側の横切開の近心に**有角切開**（縦切開）を追加する．さらに直線法に，第二大臼歯遠心の歯肉溝の切開と，埋伏智歯歯槽頂部の剥離も併用する方法もある[34,38]（図29）．

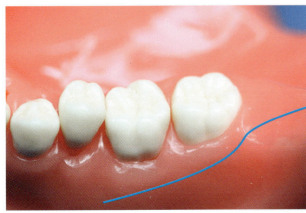

図28 歯胚除去術時の切開．＊参考文献34・90頁より引用・改変

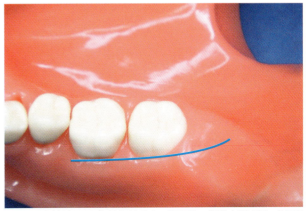

図29 直線法．＊参考文献34・67頁，参考文献38・175頁より引用・改変

CHAPTER 3　下顎埋伏智歯

知っていると有用な切開線

ワード（Ward）の切開
■縦切開（前方切開）は第二大臼歯遠心頬側隅角から前方に湾曲し，近心頬側咬頭付近にて停止する．遠心方向には歯の頬側に沿って，外斜線まで延長する[39]（図30）．

クルーガー（Kruger）の切開
■第二大臼歯遠心頬側咬頭から遠心切開を後方に進め，第二大臼歯近心に至る縦切開を加える[40]（図31）．

シュミット（Szymd）の切開
■ドレナージを考慮し，術後に下顎第二大臼歯遠心に楔状欠損をつくる切開で，袋状切開と袋状切開変法がある[41,42]（図32）．袋状切開変法はWardの切開（図30a）の第二大臼歯遠心に楔状欠損を加えた切開のようにも思える．

ノイマン（Neumann）の変法
■縦切開は第二大臼歯中央から2mm下方に垂直に切開を加え，遠心切開は直線の切開にこだわらない．この縦切開では，術後に歯頸部が下がらないのが特徴である[29]（図33）．

低位埋伏により頬側骨削合が必要な場合
■低位埋伏歯の抜歯では骨削量が多くなるため，第二大臼歯の遠心切開を湾曲させて，切開を十分に行う[42]（図34）．

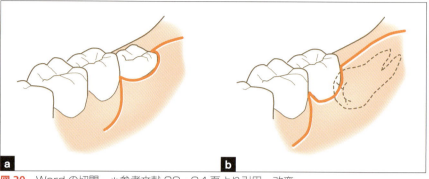

図30　Wardの切開．＊参考文献39・94頁より引用・改変

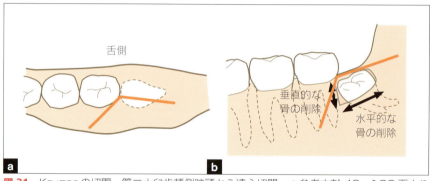

図31　Krugerの切開．第二大臼歯頬側咬頭から遠心切開．＊参考文献40・123頁より引用・改変

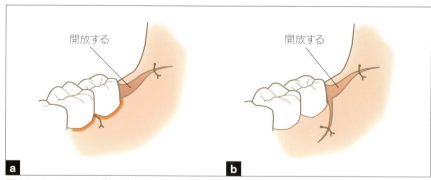

図32　Szymdの切開．遠心にくさび状の欠損を作る．**a**：袋状切開．**b**：袋状切開変法．

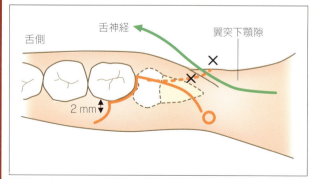

図33　Neumannの変法．遠心切開は直線の切開にこだわらなくともよい．＊参考文献29・45頁より引用・改変

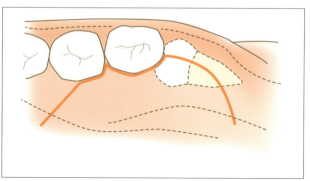

図34　低位埋伏により頬側骨削合が必要な場合．＊参考文献42・136頁より引用・改変

section 2 切開・剥離

Laskinの切開とKrugerの袋状切開

■ Laskinの切開は，横切開を扇状切開ではなく，歯間乳頭を避けた直線切開で行う袋状切開である[43]（**図35**）．

■ Krugerの袋状切開は，歯間乳頭を避けた直線切開で下顎第二大臼歯遠心に歯肉溝切開を加えず，遠心部で湾曲させる袋状切開である[34, 44]（**図36**）．

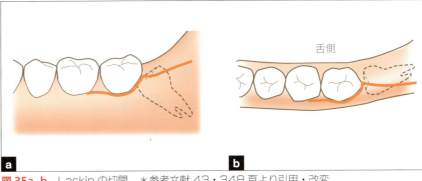

図35a, b Laskinの切開．＊参考文献43・348頁より引用・改変

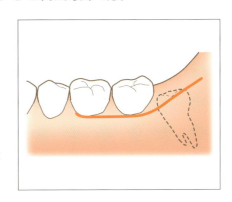

図36 Krugerの袋状切開．＊参考文献34・66頁，参考文献44・83頁より引用・改変

切開の実際

　口腔内切開でもっとも重要なことは骨膜まで確実に切離することである．しかし，切開線の設計と手技は術者によって異なる[45]．以下では，その切開の実際について検討する．

切開① 遠心（水平）切開

遠心切開のポイント

■ 縦切開法または袋状切開法のいずれの方法でも，第二大臼歯遠心部の切開（**遠心切開・水平切開または後方延長切開**）はほぼ同一であり，指で外斜線部（または内斜線部）を確認し，粘膜に十分な緊張を加えながら切開を行う．

■ 下顎枝と骨体部の関係では，下顎枝は歯列より約15～20°の角度で外側にふっている（**図37**）．このため，下顎埋伏智歯の切開線設定の原則として，遠心切開線は頬側にふる（**図38**）．

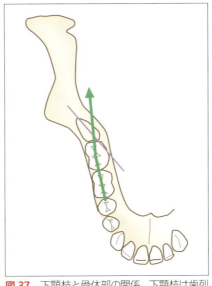

図37 下顎枝と骨体部の関係．下顎枝は歯列より約15～20°の角度で外側にふる．

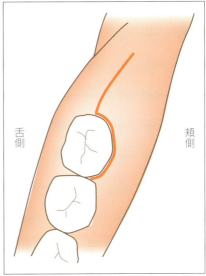

図38 下顎埋伏智歯切開線設定の原則（1）．遠心切開線は頬側にふるのがポイント．

CHAPTER 3 下顎埋伏智歯

■遠心切開時には,頰粘膜を牽引して必ず外斜線を触れる.頰粘膜を牽引している鉤や指を離すと,予想より内側に切開線が設定されていることがある.頰粘膜の牽引を解除したときには,必ず切開線が骨上に設定されているように,注意して牽引操作を行う(図39).初心者には切開の前に,必ず短針か「ダイセクター」(YDM社製)にて切開線を描記して確認してから行うことを勧めている.

■遠心切開のポイントとして,
①外斜線と内斜線の間,歯列の延長線より,やや外側に約60度に切開する[46]
②内斜線隆起には切開を加えない[35](図40)
③下顎枝の内側を指で触れて,外側に切開する[47](図41)
が挙げられる.

■第二大臼歯部や智歯の歯周靱帯部は結合組織が強固で,この部分はとくに注意してメスで確実に切離する.この切離操作が不十分だと,その後の剥離操作が困難なだけでなく,無理に剥離操作をすると粘膜骨膜弁が裂けたり,骨膜と粘膜が剥離して分層弁となり,きれいな粘膜骨膜弁をつくることができない.この操作が確実にできないと,出血や術後の治癒遅延,術後感染のリスクが高くなる.

■また,切開に続く剥離操作は骨膜と歯周靱帯部の切離が十分であれば,比較的容易となる.

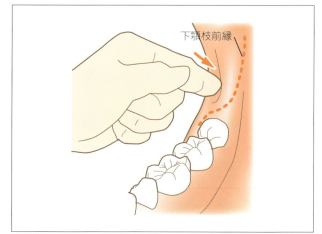

図39 下顎埋伏智歯切開線設定の原則(2).必ず指で圧迫し,骨の外形を把握してから切開を入れる.

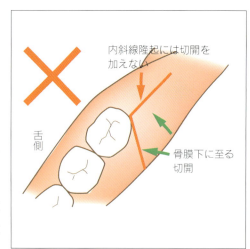

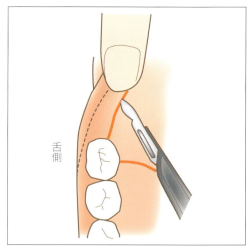

図40 内斜線隆起には切開を加えない. ＊参考文献35・35頁より引用・改変

図41 下顎枝の内側を指で触れて,外側に切開する. ＊参考文献47・19頁より引用・改変

遠心切開の長さ

■遠心切開の長さの基準は,水平埋伏歯で1.5 cm〜2 cm[45]や,近心傾斜歯で4分の3インチ(1.9 cm)[19,34](図42)などとされている.

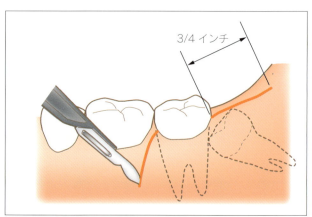

図42 遠心切開の長さ.近心傾斜歯. ＊参考文献19・288頁,参考文献34・77頁より引用・改変

遠心切開の起点

■縦切開法または袋状切開法のいずれの方法でも，遠心切開の基点は第二大臼歯遠心部の中央に設定するように筆者は指導されてきたし，そのようにも指導もしてきた．そのようなとき，舌側寄りからの切開の記載を堀之内氏の書籍『必ず上達 抜歯手技』[49]（図43）にて目にした．このときに，『生田抜歯学』の図[50,51]（図44）が筆者の脳裏を横切った．

■そこで，遠心切開の起点の議論について解説する．遠心切開が第二大臼歯遠心の中央を起点とするものを中央起点，遠心頬側隅角を起点とするものを頬側起点，舌側隅角を起点とするものを舌側起点とする．

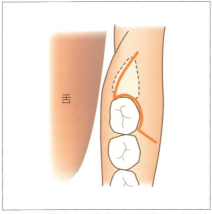

図43 舌側遠心隅角からの切開．＊参考文献49・94頁より引用・改変

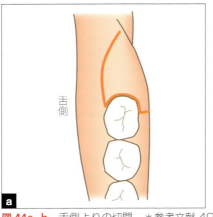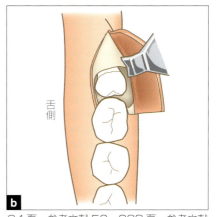

図44a, b 舌側よりの切開．＊参考文献49・94頁，参考文献50・228頁，参考文献51・228頁より引用・改変

議論1　中央起点の遠心切開

縦切開法の場合

■遠心切開は第二大臼歯部遠心の中央から頬側に骨面上を外斜線方向へ行う[30]（図45）．古典的といわれるかもしれないが，筆者らが学生時代に習った切開線であり，基本として愛用している．実際には，筆者は第二大臼歯部遠心の歯頸線にも切開を加える．

■遠心切開を曲線的にするとともに第二大臼歯部遠心の歯頸線に切開を加える[52]（図46）．深い位置にある埋伏歯に適しており，現在筆者が使用している切開線の基本となっている．

参考　過去には，遠心切開に角を付ける切開線も考案されている[53]（図47）．

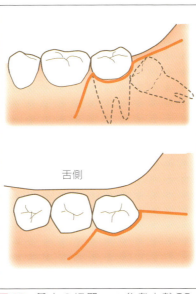

図45 基本の切開．＊参考文献30・104頁より引用・改変

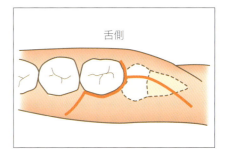

図46 曲線にする．＊参考文献52・54頁より引用・改変

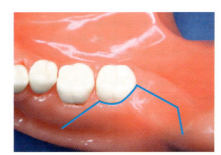

図47 遠心切開に角度を付ける切開線．＊参考文献53・246頁より引用・改変

CHAPTER 3　下顎埋伏智歯

■エアータービンの使用時には遠心中央部のやや舌側から切開する[42]（**図 48**）.

袋状切開法の中央起点

■横切開の近心の位置はさまざまでも，第二大臼歯部遠心の中央に切開を加え，第二大臼歯部遠心の歯頸線に切開を加える[34]（**図 21a**）.

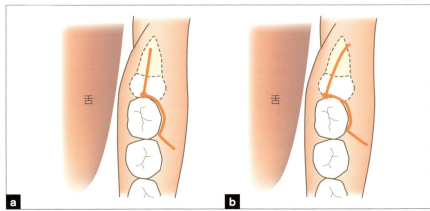

図 48a, b　エアータービンの使用時．遠心中央部（**a**）やや舌側（**b**）の切開．＊参考文献 42・134 頁，参考文献 42・46 頁より引用・改変

議論2　頬側起点の遠心切開

■舌神経損傷を避けるために，遠心切開の起点を頬側に位置させる[1]（**図 49**）．1980 年代より，舌神経損傷を予防するため，米国ではこの頬側切開が主流となってきた．1980 年代に舌神経の 15～20％が歯槽頂よりの高位に走行することが明らかになったことが理由である[54].

■縦切開法または袋状切開法のいずれの方法でも，遠心頬側隅角を起点とし，袋状切開がもっとも一般的に使用される[15,16]（**図 50**）.

【注】頬側起点の切開では，実際には第二大臼歯遠心歯頸にも切開をいれることが必要となると考えられる.

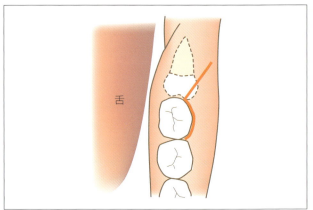

図 49　舌神経損傷を避ける頬側切開．潜在的舌神経損傷を避けるために，切開の遠心部は側方に位置させる．＊参考文献 1・265 頁より引用・改変

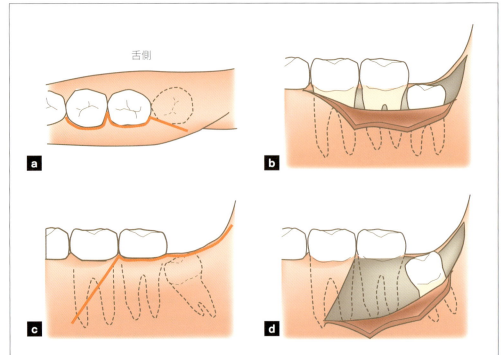

図 50a～d　遠心頬側隅角部起点の切開．**c, d** は three-cornered flap・後方延長切開．＊参考文献 15・110 頁，参考文献 16・145 頁より引用・改変

縦切開法の場合

■歯槽頂の1cm下方を走行し，遠心切開の舌側弁に含まれる舌神経損傷を避けるため，遠心の(延長)切開線は外斜線に沿わせる[55]（図51）．

袋状切開法の場合

方法1 遠心頬側隅角を起点とした横切開の近心の終点の位置は，
(1) 第二大臼歯近心まで
(2) 歯間乳頭を含まない第一大臼歯近心まで
(3) 第二小臼歯・第一大臼歯間の歯間乳頭の近心まで
のいずれかに設定する．これらは第二大臼歯遠心の歯肉溝切開とされている[56]（図52）．

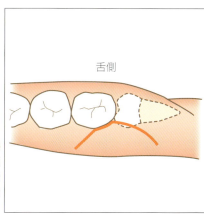

図51 頬側起点の縦切開法．遠心の延長切開は外斜線に沿う．＊参考文献55・106頁

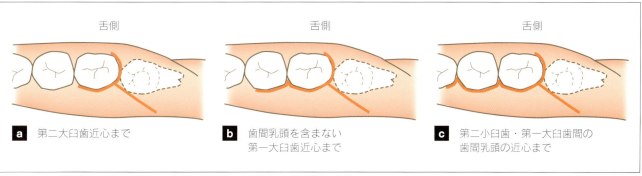

図52a～c 頬側起点の袋状切開．＊参考文献56・169頁より引用・改変

a 第二大臼歯近心まで
b 歯間乳頭を含まない第一大臼歯近心まで
c 第二小臼歯・第一大臼歯間の歯間乳頭の近心まで

方法2 Alligの別法は，遠心切開の起点は遠心頬側隅角部で，第二小臼歯・第一大臼歯間の歯間乳頭の近心まで歯頸線切開を行う 図52c と同様の切開であるが，第二大臼歯遠心の歯肉溝切開は明記されてはいない[57]（図53）．

鋭縁切開(sharp incision)の場合

■遠心頬側咬頭を起点とし，直線的な遠心切開と弧状の縦切開を歯肉頬移行部の方向に加える[17,18]（図54）．この方法を典型的頬側切開ともよぶ[57]（図55）．狭義の三角弁法に類似している．

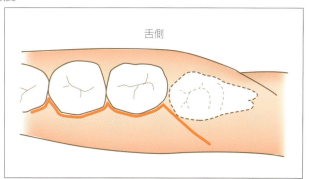

図53 遠心頬側隅角．図52cと同様の切開を示している．＊参考文献57・130頁より引用・改変

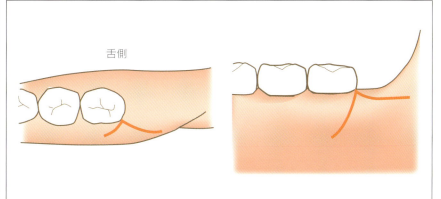

図54 鋭縁切開．遠心頬側咬頭を基準とする．＊参考文献17・260頁，参考文献18・206頁より引用・改変

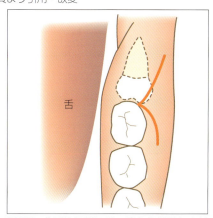

図55 典型的頬側切開．遠心頬側隅角を基準とする．＊参考文献57・130頁より引用・改変

CHAPTER 3　下顎埋伏智歯

議論3　舌側起点の遠心切開

■舌側の遠心切開では，舌側歯肉を剥離する量が極端に減り，術後の腫れが少なくできるといわれるも，エビデンスはない．

縦切開法の場合

方法1　縦切開法の遠心切開の長さは約2cmで，必要に応じて下顎枝に沿って延長する．縦切開は第二大臼歯部遠心の歯肉溝から下方へ斜めの方向へ歯肉頬移行部の方向に加える[58]（**図56**）．

方法2　縦切開法の遠心切開では，舌側切開，すなわち舌側遠心隅角からの切開を原則とする者もある[49]（**図44**）．

方法3　遠心切開が第二大臼歯後方の舌側から弧状で外斜線に向かい，縦切開は第二大臼歯部遠心の歯肉溝から前下方へ歯肉頬移行方向に加える方法もある[59,60]（**図57**）．

袋状切開法の場合

方法1　第二大臼歯の遠心舌側面を通る半月状切開で，第一大臼歯近心まで袋状切開を延長する[61]（**図58**）．

方法2　第二大臼歯の遠心舌側面からの遠心切開を，頬側方向へ湾曲させるものや，第二大臼歯遠心部の楔状除去が行われることもある[56]（**図59**）．

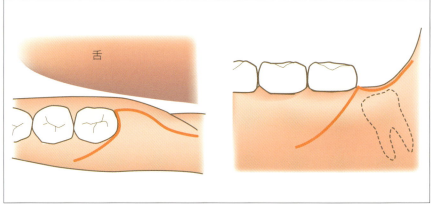

図56　舌側起点の縦切開法（1）．遠心部は約2cmで，必要に応じて下顎枝に沿って延長される．＊参考文献58・72頁より引用・改変

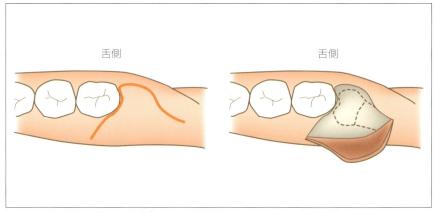

図57　舌側起点の縦切開法（2）．＊参考文献59・261頁，参考文献60・298頁より引用・改変

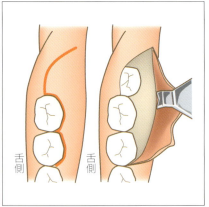

図58　舌側起点の袋状切開．＊参考文献61・111頁より引用・改変

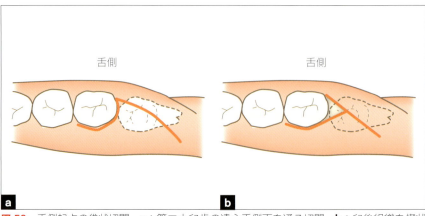

図59　舌側起点の袋状切開．**a**：第二大臼歯の遠心舌側面を通る切開．**b**：臼後組織を楔状に除去することがある．＊参考文献56・169頁より引用・改変

切開② 横切開（水平切開）——メスの進め方は遠心から近心か？ 近心から遠心か？

方法1 縦切開法は，遠心から近心方向へメスを引いて使うが，埋伏智歯遠心舌側には骨がないので注意する[62]（図60）．筆者はこの方法を行っている．

方法2 袋状切開法では，遠心（水平）切開からメスを引いて横切開に延長する[63]（図61）．

方法3 縦切開法で近心から遠心へ，メスを立てて使う（図62）．

方法4 袋状切開法で横切開の近心から遠心方向へとメスを立てて使い，次いで遠心切開に延長する（図63）．

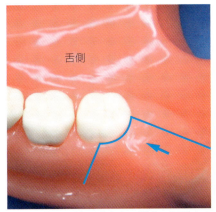

図60 縦切開法．遠心から近心へ切開する．*参考文献62・44頁より引用・改変

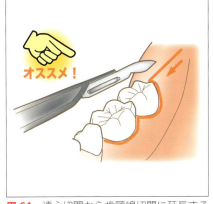

図61 遠心切開から歯頸線切開に延長する．*参考文献63・133頁より引用・改変

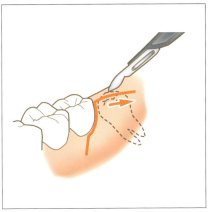

図62 縦切開法．近心から遠心へ．メスを立てて使う．*参考文献62・44頁より引用・改変

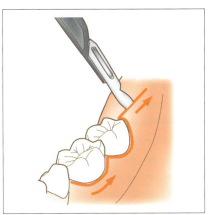

図63 近心歯頸線から遠心へ．横切開から遠心切開に延長する．*参考文献63・136頁より引用・改変

横切開はどこに加えるのか

多くの抜歯や口腔外科関係の成書があるが，**横切開**（**辺縁切開・歯頸切開**）について詳細に解説しているものは少ない．

方法1 このため，筆者はWaiteの教科書（1972年）に順じて，歯肉溝内に45度の角度で歯根膜腔の方向にメスを入れ，メス刃を骨ではなく歯にあてる切開（図64）を当初は行ってきた[64]．

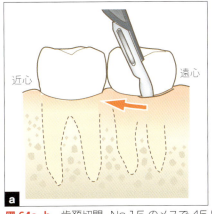

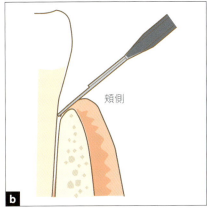

図64a, b 歯頸切開．No.15のメスで45度の角度．*参考文献64・103頁より引用・改変

CHAPTER 3　下顎埋伏智歯

方法2　しかし，近年では**歯肉溝内切開**と明記されている[17]．この歯肉溝内切開は，歯肉幅や厚みを温存する目的で，歯肉溝内あるいはポケット内から歯の根尖方向に歯槽骨の骨頂へ加えられる切開で，メスを根面に添わせるように進める（**図65**）．現在はこの切開を行っている．

方法3　**傍辺縁切開**は歯頸線から2mm離れた切開で，健常歯の歯頸線切開を避け，上皮付着を破壊しない[65]（**図66**）．さらに**シュミット切開**の変法の記載もある[66]（**図67**）．論文検索では傍辺縁切開の統計上の優位は認められないが，長期的には傍辺縁切開のほうが，歯周ポケットができにくい印象がある．

方法4　第二大臼歯部に約45度の角度でのベベルをつけた切開を加えることもある[65]（**図68**）．この切開は傍辺縁切開に近いと考えられる．

方法5　半萌出下顎埋伏智歯抜去後の一次閉鎖のための**リバースベベル切開**もある[9]（**図69**）．

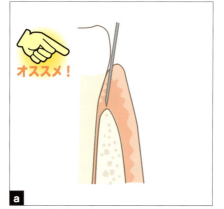
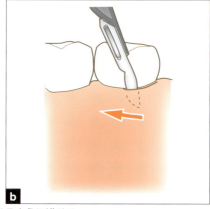

図65a, b　歯肉溝内切開．メスを根面に添わせるように進める．

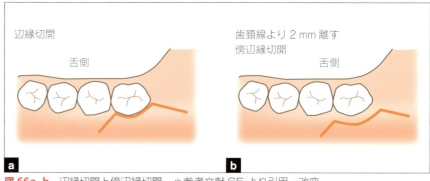

図66a, b　辺縁切開と傍辺縁切開．＊参考文献65より引用・改変

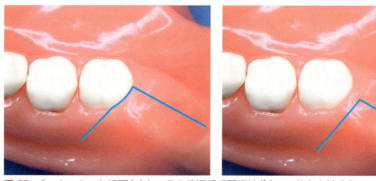

図67a, b　シュミット切開（**a**）と，その傍辺縁切開変法（**b**）．＊参考文献66より引用・改変

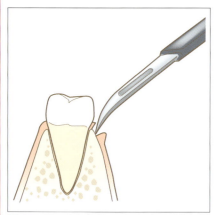

図68　第二大臼歯部のベベルをつけた切開．約45度の角度．＊参考文献65・231頁より引用・改変

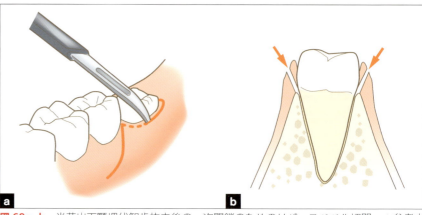

図69a, b　半萌出下顎埋伏智歯抜去後の一次閉鎖のためのリバースベベル切開．＊参考文献9・132頁より引用・改変

section 2　切開・剥離

切開③　縦切開

議論　縦切開についての相反する意見

■縦切開は，付着歯肉内に留めて歯肉頬移行部を超えないほうが術後腫脹しにくいとの記載もあるが，エビデンスは確認できない．むしろ筆者は，縦切開は少なくとも歯肉頬移行部を 1 mm 超える場所まで切開し，粘膜骨膜弁が破れることを防止することが重要であると考えている．

縦切開の順序――どこの部位から切開する？

推奨　筆者の方法は，遠心切開を遠心から近心へ，次いで歯頸部切開を遠心から近心へ行う．三角弁法なら最後に歯冠側からの縦切開を加える．出血は下方へ流れ，視野が得られる．

方法1　遠心切開から切開する[36]（図70）．
方法2　遠心部，縦切開部どちらからの切開でもかまわない[67]．
方法3　縦切開部から切開する[68]．
方法4　横切開から切開．第二大臼歯部遠心の中央から前方に横切開を加え，横切開の終点部から縦切開を加える．次いで遠心切開を加えるが，この切開は遠心から近心へでも，近心から遠心へのどちらでもかまわない[45]．
方法5　3 分割（歯冠側からの縦切開／遠心からの遠心（水平）切開／遠心からの横（歯頸）切開）して切開する．開始位置は不潔になる歯頸部を避ける[48]．

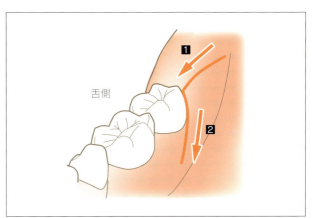

図70　三角弁では遠心から切開する．＊参考文献 36・37 頁より引用・改変

縦切開の切開の始点

■歯頸部からの切開と，根尖部からの切開[62]（図71，72）がある．筆者は歯頸部から切開している．

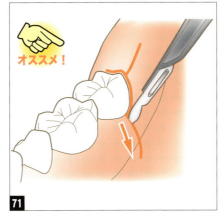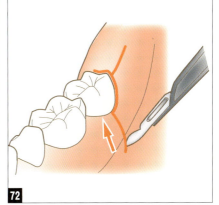

図71　歯頸部からの縦切開．＊参考文献 62・43 頁より引用・改変
図72　根尖部からの縦切開．＊参考文献 62・43 頁より引用・改変

縦切開の角度と埋伏歯の位置

方法1　埋伏歯の位置が深いものでは第二大臼歯近心に 30 度の縦切開，浅いものでは第二大臼歯遠心に 45 度の縦切開とする[42]（図73）．

方法2　第一大臼歯の遠心に，歯軸にほぼ平行に縦切開を行う[46]．

CHAPTER 3　下顎埋伏智歯

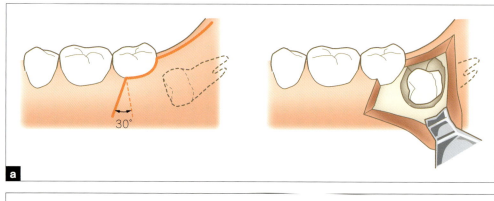

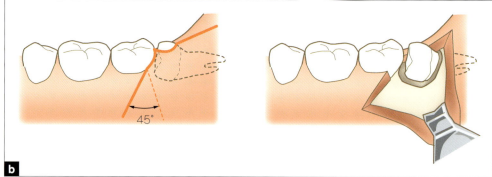

図73a, b　縦切開の位置と角度．＊参考文献42・134, 135頁より引用・改変

縦切開の注意点

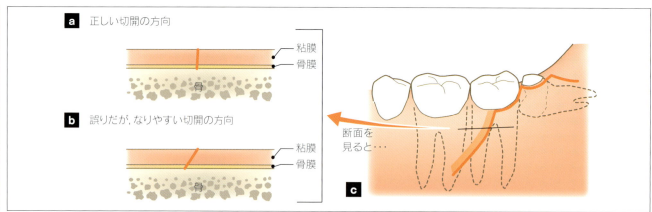

図74　縦切開の注意点．粘膜骨膜弁は **a** のように骨に垂直に行うが，縦切開は口角の影響で **b** のように斜めの切開になりやすい．できる限り **a** のように骨に垂直になるようにする．

■粘膜骨膜弁は骨に垂直に行うが，縦切開は口角の影響で斜めの切開になりやすい．できる限り骨に垂直になるようにする（図74）．口角を十分牽引することで，臨床上問題とならない範囲での切開が可能である．

■あくまでも骨に垂直の切開にこだわるのであれば，角度付きメスハンドル（ヒューフレックス社製，図75）の使用も考慮する．

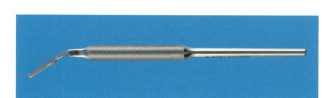

図75　角度付きメスハンドル（ヒューフレックス社製）．斜め切りが気になる人にお勧めである．

剥離──粘膜骨膜弁を確実に剥離せよ

剥離時には止血が重要であり，明視下で確実な剥離操作を行えるようにすることが大切である．剥離操作では最初の剥離から骨膜下に確実に入ることが大切である．

議論　剥離子の選択──教科書によって異なる剥離子の選択基準

■「小さく，薄く，幅の狭い剥離子は口腔外科では悪い選択である[35]（図76）」とする説がある一方で，「口腔外科手術では **No.9 Molt 骨膜剥離子** がもっともよく使用される」[14]（図77）とする説がある．No.9 Molt 骨膜剥離子は国産では「**歯齦剥離子 #7B**」（YDM社製）が形態的に類似している．

■切開は一気に骨膜の深さまで行い，縦切開から粘膜と骨膜が離れないように，骨膜起子で剥離翻転する．切開が十分でないと剥離が困難となる[70]（図78）．縦切開から剥離し，次いで埋伏智歯遠心部を剥離する[71]（図79）．骨膜までの切開がきちんと行われていれば，**粘膜剥離子**を使用してもよいが，初心者では避けるほうがよい[68]．当然，頬側と遠心部を十分に広く剥離すると広い術野が確保できる．

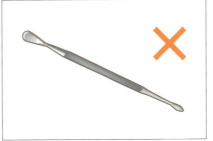
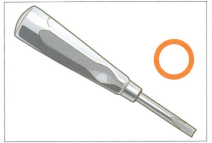

図76　教科書によって異なる剥離子の選択基準．小さく，薄く，幅の狭い剥離子は口腔外科では悪い選択である．＊参考文献35・36頁より引用・改変

図77　よく使用する剥離子．口腔外科手術では，No.9Molt 骨膜剥離子がもっともよく使用される．＊参考文献14・103頁より引用・改変

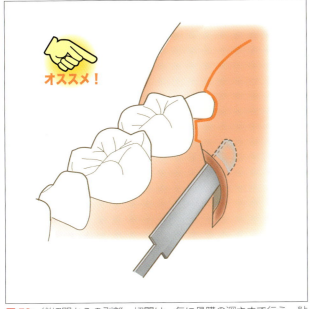

図78　縦切開からの剥離．切開は一気に骨膜の深さまで行う．粘膜と骨膜が離れないように，骨膜起子で剥離反転する．切開が十分でないと剥離が困難．＊参考文献70・44頁より引用・改変

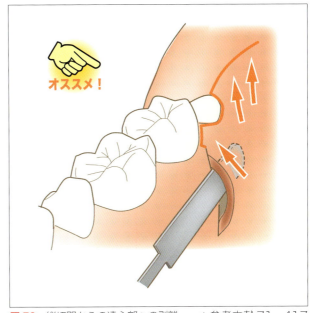

図79　縦切開からの遠心部への剥離．＊参考文献71・417頁より引用・改変

CHAPTER 3　下顎埋伏智歯

議論　剥離の起点

縦切開の剥離の起点は？

■縦切開の剥離の起点は，近心歯頸部から剥離するのを薦める説[34,47]（図80）と，縦切開から遠心部へ剥離するのを薦める説がある（図79）．前者では小さな剥離子が，後者では**骨膜剥離子**や粘膜剥離子が使用される．筆者は前者では歯齦剥離子を，後者では**七浦式剥離子**を使用している（ともにYDM社製）．筆者は縦切開からの剥離を行っている．

袋状弁の剥離はどこからか？

■歯間乳頭部から小さい剥離子で剥離し[72]（図81），歯頸部中央から大きい剥離子で剥離する[73]（図82）．

舌側の剥離と舌側弁牽引法

■通常，舌側の剥離は最小限にとどめる．とくに内斜線より内側を剥離すると，翼突下顎隙や舌下隙が開放される危険性があり，出血・舌神経損傷・術後開口障害・術後感染のリスクが高くなるため，**舌側の剥離は内斜線を超えないことが重要**である．

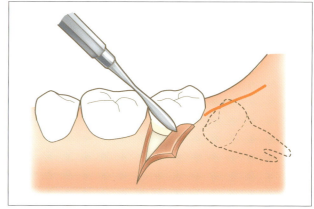

図80　近心歯頸部からの剥離．＊参考文献34・74頁，参考文献47・288頁より引用・改変

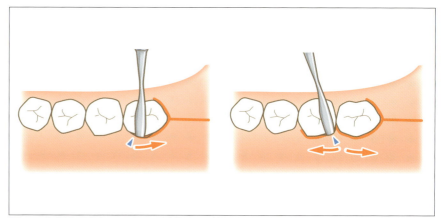

図81　歯間乳頭部から，小さい剥離子で剥離する．＊参考文献72・69頁より引用・改変

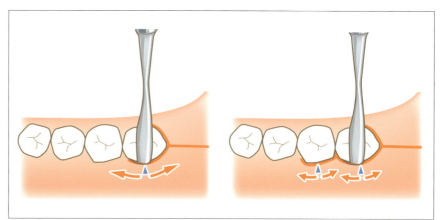

図82　歯頸部中央から，大きい剥離子で剥離する．＊参考文献・103頁より引用・改変

■水平埋伏智歯の抜去時に歯冠分割操作を行うが，この際には頬側から舌側にバーを向ける．このとき，下顎智歯部の舌側に走行する舌神経（図83）の損傷を起こす危険がある．

■このため，舌側歯肉の粘膜骨膜弁形成後に舌側歯槽骨を破壊しないように，リンガルリトラクターか粘膜剥離子で舌側の軟組織を保護する**舌側弁牽引法**が必要になる．この舌側弁索引法は舌神経を保護する方法で，行わない場合よりも舌神経の不完全麻痺の発現率は高いが，舌神経の完全麻痺は少ない．抜歯後の縫合時には，舌側粘膜を深く拾わないように注意する[10,11]（図84）．

■舌側弁牽引法を基本術式とする説もある[38,74]（図85）．この際，剥離子または「**リンガルリトラクター**」（Marthin社製，図86）が使用される．

■典型的頬側切開で舌側弁を剥離挙上し，歯冠分割または骨削除が必要な場合にはリンガルリトラクターを挿入し，その必要がない場合には舌側弁を剥離挙上のみとした報告では，永久舌神経麻痺は250例中0であり，一時的舌神経麻痺は4例（1.6％）であった[54]．

■最近では，舌側弁の挙上やリンガルリトラクターの挿入は行わないとされる[56,57]．

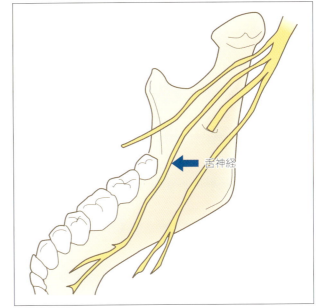

図83　舌神経の高位走行．舌神経は智歯舌側歯槽頂約2mm下方を近接して走行している．

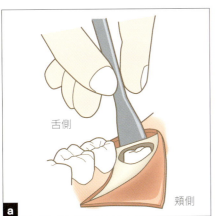

図84a　舌側弁牽引法（継切開法）．舌側弁牽引法を行わない場合よりは，舌神経不完全麻痺の発現率は高い．＊参考文献10・89頁，参考文献11・58頁より引用・改変

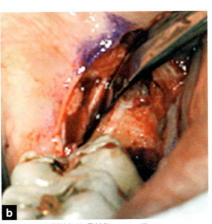

図84b　舌側弁を剥離している．

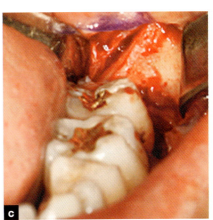

図84c　舌側弁を剥離したところ．

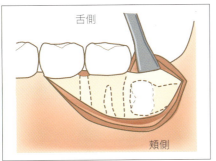

図85　舌側弁牽引法（袋状切開法）．舌側弁牽引法を基本術式としている場合もある．＊参考文献74・84頁より引用・改変

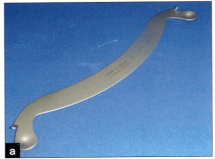

図86a, b　「リンガルリトラクター」（Marthin社製）．

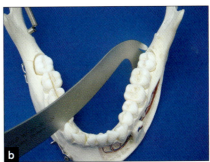

CHAPTER 3　下顎埋伏智歯

骨削除，歯冠分割，歯の抜去

骨削除

骨削除の範囲

■歯冠の**最大豊隆部を確実に明示**する範囲まで，必要最小限に骨を削除することがポイントである．また，水平埋伏で歯冠分割を行う場合には，**歯頸部を明示する**[32,47]（図87）．

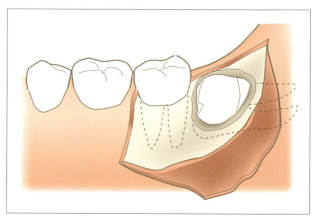

図87　骨削の範囲．歯冠の最大豊隆部と歯頸部を露出する．＊参考文献32・78頁，参考文献47・294頁より引用・改変

骨削除の方法

■骨削除の方法には，骨ノミを使用する方法と，バーを使用する方法がある．

①**骨ノミ**
　骨削除に使用する骨ノミには，**丸ノミ**，**片（刃）ノミ**，**両刃ノミ**がある．

■骨ノミを不用意に使用すると，思わぬ方向に亀裂が生じる危険性がある．

■丸ノミでの骨削（図88）では，第二大臼歯の歯頸部の骨をチップしないように骨削することが重要．

■片刃ノミでの骨削では，片刃ノミの刃に方向がある（図89）．すなわち，斜面になっている面を下にするとノミは上方に進み，上にすると下方に進む．

■骨ノミを使用する場合には，ノミの刃を強く歯にぶつけないようにする．

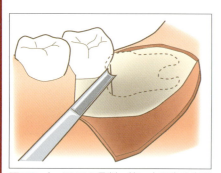

図88　丸ノミでの骨削．第二大臼歯の歯頸部の骨をチップしないように骨削する．

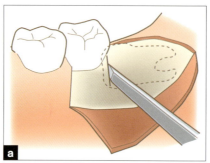
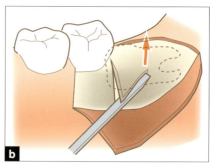

図89a，b　片刃ノミの刃には方向がある．斜面になっている面を下にすると上方に進む．上にすると下方に進む．

section 3　骨削除，歯冠分割，歯の抜去

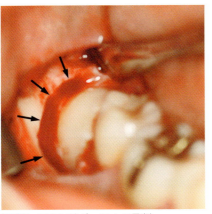

図90　ラウンドバーによる骨削．

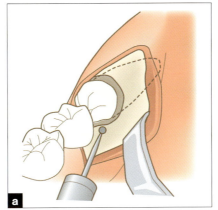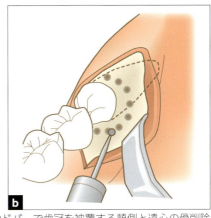

図91a, b　ラウンドバーでの骨削除．ラウンドバーで歯冠を被覆する頬側と遠心の骨削除を行う（**a**）．スチールバーよりカーバイトバーを使うのがコツで，切れ味がよく，侵襲も少ない．多量の骨を削除する場合には，ラウンドバーで穴を開け，それを連結させて一塊として骨削除する（**b**）．＊参考文献 75・28 頁より引用・改変

②ラウンドバー・フィッシャーバー

■智歯の遠心部を骨が被覆している場合は，その部分の骨削をドリルで行うと歯根の脱臼操作が楽になる．この際，**ラウンドバー**または**フィッシャーバー**を使用し，十分な注水下で行う（図90）．さらに，遠心や遠心舌側の骨削は舌神経損傷に注意する[57]．

■骨ノミの操作に慣れていない場合にはラウンドバーの使用が安全．ラウンドバーで，歯冠を被覆する頬側と遠心の骨削除を行う（図91a）．**スチールバーよりカーバイトバー**を使うのがコツで，切れ味がよく，侵襲も少ない．

■骨削除量が多い場合には，ラウンドバーで穴を開け，それを連結させて一塊として骨削除する[75]（図91b）．

③タービンバー

■タービンバーは，骨ノミよりも骨削の量と部位をコントロールしやすいとされる．骨削時の患者が受ける衝撃は少ないが，出血と後出血は多い[76]．

④骨はダイヤモンドポイントで削除してよいのか？

■通常，骨はダイヤモンドポイントでは削らない[69]．

異論　一方，生理食塩水の持続洗浄下でダイヤモンドポイントで骨削する説もある[77]．

バーティカルストップ

■下顎骨は層板構造である．その層板に垂直になるよう下顎大臼歯遠心部に縦にノミを入れておくことにより，水平にノミをいれた際に，不用意な第二大臼歯近心頬側（とくに歯頸部）の骨破折を防止できる．この骨削除部の近心部に入れる溝を「バーティカルストップ」とよぶ（図92）．これは片刃または両刃ノミで行うが，筆者はバーで行っている（図93）．

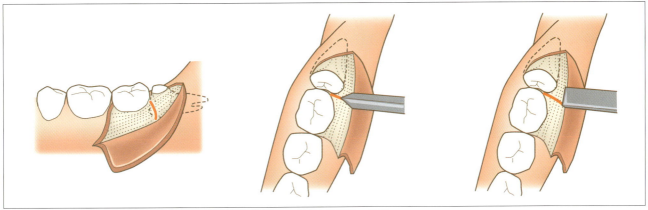

図92　バーティカルストップの模式図．＊参考文献 45・233 頁より引用・改変

CHAPTER 3　下顎埋伏智歯

■バーティカルストップは通常は骨削除部の近心部に入れるが，近遠心部に2本入れ，その間をノミにて槌打する方法もある[67]（図94）．

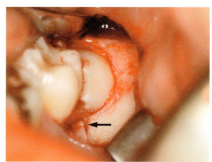

図93　バーティカルストップ．

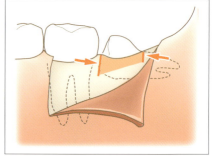

図94　2本のバーティカルストップ．＊参考文献67より引用・改変

ダッチング（ditching・溝をつける）

■厚い頬側皮質骨をもつ下顎骨で，埋伏歯の歯冠の最大豊隆部を露出するための骨削除量が多い場合に，ノミでの歯槽骨の水平的切除に加え（図95a），ノミで海綿骨部に溝（ditch）を形成する[40]（図95b）．

■頬側の皮質骨削除後，皮質骨と歯の間にある海綿骨を，バーを用いて溝の形成の操作で，削除する方法もある[14]．

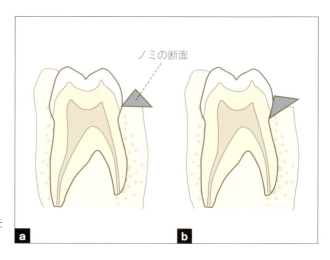

図95a, b　歯冠の最大豊隆部を露出するために海綿骨に形成する溝．a：骨皮質を削除する．b：歯の膨隆を明確にするために海綿骨に溝をつくる．＊参考文献40・123頁より引用・改変

カラー（collar）法

■縦切開法による粘膜骨膜弁の剥離後に，第二大臼歯遠心部の骨にバーを用いて縦方向の骨切りを行い，次いで骨切りの最下点より智歯の歯頸部に至る半月型の骨切りを行う．舌側にも骨切りを行った後にヘーベルを骨切り線に挿入し，回転して骨をカラー状に除去する[45]（図96）．

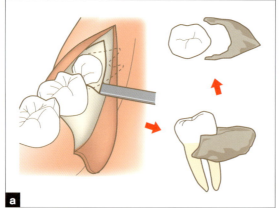
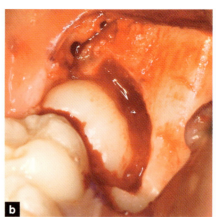

図96a, b　カラー法．＊参考文献45・293頁より引用・改変

buccal gutter technique

■頬側の皮質骨にバーを用いて何本かの溝を形成した後に，短冊状に骨削除を行う方法である[78]．

頬側骨削除法

■下顎完全埋伏智歯抜去後の合併症である第二大臼歯遠心のポケット形成を予防するため方法である．智歯部の歯槽頂の骨を保存したままで，頬側骨を削除し，分割した智歯の歯冠をさらに上下に分割して抜去する[79]．

section 3　骨削除，歯冠分割，歯の抜去

歯冠の分割

　歯冠分割時には，術前にエックス線写真にて埋伏歯の傾斜度と深さを必ず確認し，バーの方向と深さに注意する．とくにバーの方向は，分割した歯冠が下方で広くならないようにする．

　深さは歯冠の底部の骨を削除しないようにし，切断用バーの長さと歯冠の幅との関係を十分に認識しておく必要がある．とくに，下顎管に接する場合や，下顎管までの距離が近接している場合には，注意して操作する．

埋伏歯の傾斜による智歯の分割（図97）

■歯冠分割操作はあせらずに確実に歯を切断し，1回で不可能な場合には数回に分けて分割・除去することが重要である．また，歯冠分割の操作のためには，粘膜骨膜の剥離や骨削除時に広い視野を確保しておくことも重要である．
■**埋伏歯の傾斜**（**水平位**・**遠心傾斜**・**近心傾斜**）により，智歯の分割方法の原則には相違がある．
■水平位の歯は，歯冠の切断後に複根ならば，必要に応じて歯根を分割した後に除去する（図97a～c）．
■遠心傾斜歯では，歯を垂直に分割した後に，各々の歯の半分を除去する（図97d～g）．単根歯では，歯冠を分割後に残存歯を除去する．
■近心傾斜歯では，歯冠を垂直に分割した後に，残存歯を除去する[10,11]（図97h, i）．

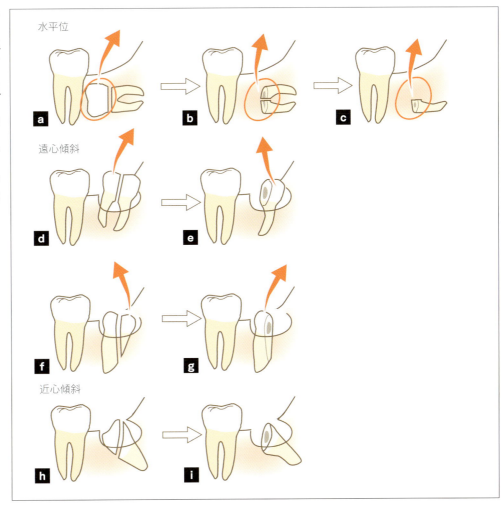

図97　埋伏状態による智歯の分割部位の原則．
水平位　a：歯の切断が必要．**b**：歯根を分割．**c**：個々の歯根を除去
遠心傾斜　d：歯を垂直に分割．**e**：各々の歯の半分を除去．**f**：単根歯では歯冠を分割．**g**：残存歯を除去．
近心傾斜　h：歯冠を垂直に分割．**i**：残存歯を除去．
＊参考文献10・90頁，参考文献11・59頁より引用・改変

CHAPTER 3　下顎埋伏智歯

近心傾斜歯の分割法

■近心傾斜歯の分割法には，根分岐部での分割，根分岐部と近心根の分割，歯冠の切除，歯冠近心の切除および歯冠遠心の切除と根分岐部での分割がある[34,47]（図98）．

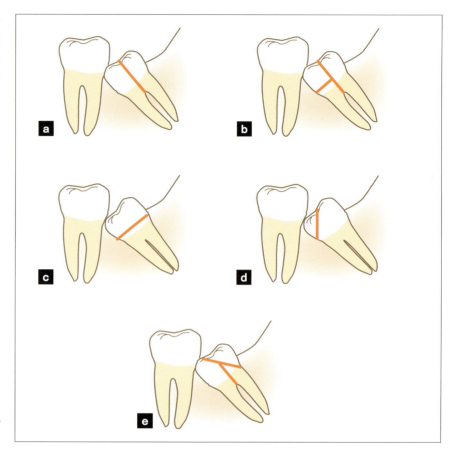

図98　近心傾斜歯の分割法．
a　根分岐部での分割．
b　根分岐部と近心根の分割．
c　歯冠の切除．
d　歯冠近心の切除．
e　歯冠遠心の切除と根分岐部での分割．
＊参考文献34・82頁，参考文献47・280頁より引用・改変

垂直埋伏歯の分割法（図99a〜c）

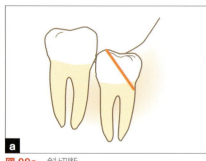

図99a　斜切断．

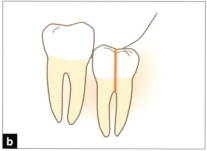

図99b　根分岐部での分割と最初にもっとも湾曲の少ない根の除去．

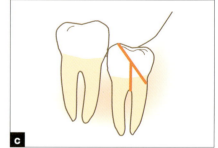

図99c　斜切断と根分岐部での分割．＊参考文献34・82頁と参考文献47・280頁より引用・改変

■垂直埋伏歯の分割法には，斜切断，根分岐部での分割と最初にもっとも湾曲の少ない根の除去，斜切断と根分岐部での分割，がある[34,47]．

section 3　骨削除，歯冠分割，歯の抜去

遠心傾斜歯の分割法

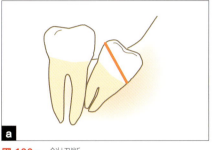
図 100a　斜切断．

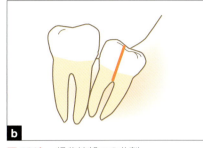
図 100b　根分岐部での分割．

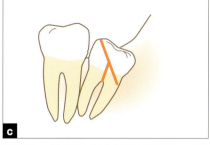
図 100c　斜切断と根分岐部での分割．＊参考文献 34・82 頁，参考文献 47・280 頁より引用・改変

■遠心傾斜歯の分割法には，斜切断，根分岐部での分割，斜切断と根分岐部での分割がある[34,47]（図 100a〜c）．

横埋伏歯の分割法

■横埋伏歯の分割法としては歯冠を切断する[34,47]（図 101）．

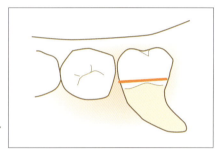
図 101　横埋伏歯の分割法．歯冠を切断．＊参考文献 34・85 頁，参考文献 47・281 頁より引用・改変

歯の分割に使用する器具

■歯の分割に使用する器具は通常タービンを使用するが，**45 度角度付きタービン**もある（図 102a）．最近では，気腫を予防するために，**5 倍速エンジン**を使用するようになってきた．

■使用するバーには，**リンデマンバー**または**ゼクリアバー**があるが，使用するバーの長さを確認する必要がある．バーには**ロングタイプ**もあるので（図 102b），深い位置の埋伏歯には選択の対象となる．

■智歯と第二大臼歯との間にスペースがない場合や，智歯の歯冠が第二大臼歯の歯頸部に食い込んでいるような場合には，ダイヤモンドバーを使用すると歯冠分割後に歯冠の除去を行いやすい．

■さらに，ラウンドバーもダイヤモンドバーと同様な理由から使用する．

■いずれにしても，バーが切削できる長さと全長を知ることは重要である．

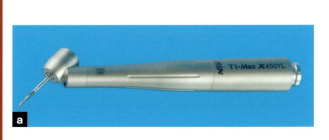
図 102a　困ったときの角度付きタービンヘッド．

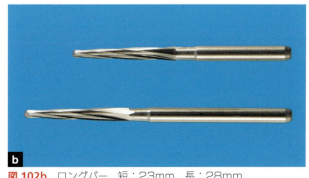
図 102b　ロングバー．短：23mm，長：28mm．

CHAPTER 3　下顎埋伏智歯

水平埋伏歯の分割——その位置と深さ

■それでは，水平埋伏智歯の分割は，どの位置でどのような深さで行うのか？

`議論1`　エナメル-セメント境またはそのやや根尖側で，頬舌幅の2分の1から4分の3はバーで切断する．その後はヘーベルにて分割する[17]．

`議論2`　リンデマンバーにて，エナメル-セメント境を切断する．完全には切断する必要はなく，根の直径の約30〜40％の溝に，直タイプのヘーベルを挿入し，回転により，歯冠を歯根から分割する[58]．しかし，この方法では大部分の分割は不完全になると考える．

`議論3`　歯の分割は舌側4分の3の位置で止める[14]．

`議論4`　歯の頬側から舌側へ3分の2から4分の3分割する[57]．

`議論5`　タービンでの歯冠分割の際，ほぼ完全に歯冠切断を行う．すなわち，中途半端なところまでタービンで切断して，ヘーベルで分割すると思わぬ方向に分割され，歯冠の除去ができないことがある[46]．

`議論6`　舌側下方の隅角部は視野が得られないので，リスクを考えて切断しない[80]（図103）．

`議論7`　舌側は歯質を約0.5 mm残す[81]．

`議論8`　舌側下方の隅角は残す．5分の4を切断し，歯冠分割後に歯冠が除去できなければラウンドバーを使用する[82]．

`推奨`　筆者は舌側4分の3の位置を目安とし，確認後に5分の4まで切断するが，舌側下方の隅角は残す．その後はヘーベルにて分割し，歯冠が除去できなければ追加してバー

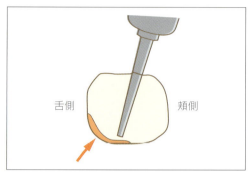

図103　舌側下方隅角部，矢印部が切断しにくいところ．＊参考文献80より引用・改変

を使用している．

■傾向として，外国では分割はある程度に留め，ヘーベルの挿入と回転により分割するのに対して，わが国ではぎりぎりまでバーで分割する傾向にあるといえる．これは，顎骨の大きさや開口度の違いに影響されているのであろうか？

■また，歯冠分割時には舌側に手を添えることが必要である．すなわち，**歯の分割時にはつねに下顎舌側板の穿孔に気をつける．**

■分割する歯冠は上開き形態にする[34,47]（図104）．

■歯冠部切断の方向は，タービンヘッドを遠心に傾けて上下に振動させる[75]（図105）．

■また，切断する平面上で扇形を描くようにタービンヘッドを動かし，はじめはやや寝かせ気味に切り込み，ある程度切りこんだらヘッドを立てる（図106　＊参考文献36・53頁より引用・改変）．

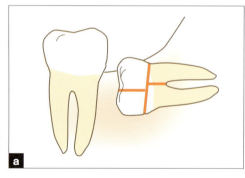
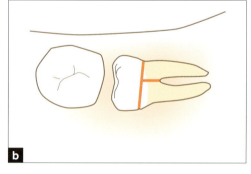

図104a，b　水平埋伏歯の分割法．分割する歯冠は上開き形態にする．＊参考文献34・84頁，参考文献47・281頁より引用・改変

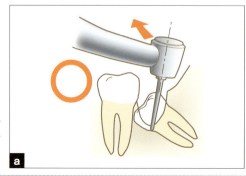
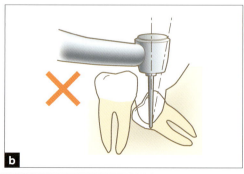

図105a, b　歯冠部切断の方向．遠心に傾けて上下に振動させる．＊参考文献75・36頁より引用・改変

section 3　骨削除，歯冠分割，歯の抜去

■分割線直下に下顎管がある場合には，細いバーにこだわらず，3 mm 幅の分割やラウンドバーを使用する[48]（図 107）．
■筆者は一度で分割できることが理想ではあるが，無理をすると下顎管損傷または舌側板損傷の原因となるため，「一度で分割できなくても恥ではないし，焦らない！」と教えている．

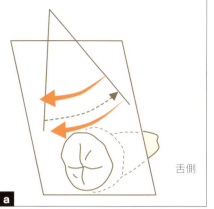 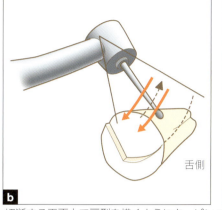 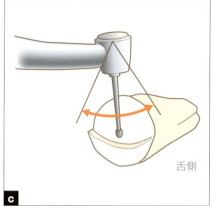

図 106a〜c　歯冠分割時にバーを動かす方法．切断する平面上で扇型を描くようにタービンヘッドを動かす（a）．はじめはやや寝かせぎみに切りこみ（b），ある程度切りこんだらヘッドを立てる（c）．

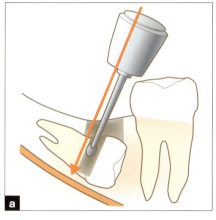 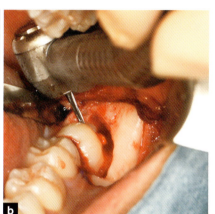

図 107a, b　分割線下方に下顎管がある場合．細いバーにこだわらず，3 mm 幅の分割やラウンドバーを使用する．＊参考文献 48・98 頁より引用・改変

T 字分割——必要ならためらわない

■歯冠分割の際，分割予定の歯冠を頰舌側に分割し，さらに近遠心的に分割することを「T 字分割」という．まず頰側の歯冠を除去すると，歯冠部の底部の骨面が直視でき，バーにて骨を損傷することが避けられる．次いで舌側の歯冠を除去することにより，安全な歯冠部の分割除去が可能となる[67]（図 108）．
■この分割を頰舌的に行う方法もある[34,47]（図 109）．
■歯冠を頰舌側に分割した後に，歯冠が除去できない場合には，T 字分割をためらわない．この際，筆者は斜め方向から角度を付けて分割している（図 110）．

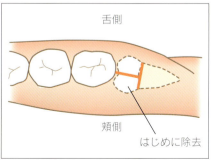 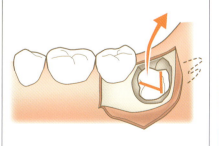 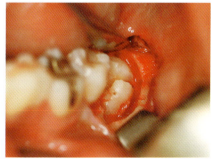

図 108　T 字分割．歯冠分割の際，頰側をはじめに除去すると歯間部の底部を直視でき，安全に舌側部を分割できる．＊参考文献 67 より引用・改変

図 109　頰舌的な T 字分割．＊参考文献 47・294 頁，参考文献 34・78 頁より引用・改変

図 110　T 字分割．

CHAPTER 3　下顎埋伏智歯

V字削除

■最深部のバーの先端が見えるように，上方が広くなるようにV字型に歯質を削除する．さらに舌側のバーの先端が見えるように，頬側が広いV字型に歯質を削除する[48]（図111）．この方法を行うのに**埋伏智歯分割用ダイヤモンドバー**（メリーダイヤ社製）もある．

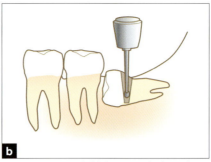
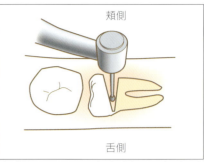

図111a，b　V字削除．a：最深部のバーの先端が見えるように，上方が広いV字型に歯質を削除する．b：舌側のバーの先端が見えるように頬側が広いV字型に歯質を削除する．
＊参考文献48・98頁より引用・改変

歯冠が舌側を向く場合

■歯冠が舌側に嵌入している場合は，歯冠の脱臼が困難であり，無理に力を加えると舌側皮質骨が破折して歯根を口腔底に迷入させる可能性がある．このため，舌側歯質をV字型になるように削除する．さらに低位で舌側の歯冠が骨に覆われている場合には3分割すると抜去が容易になる[47,48]（図112a～c）．

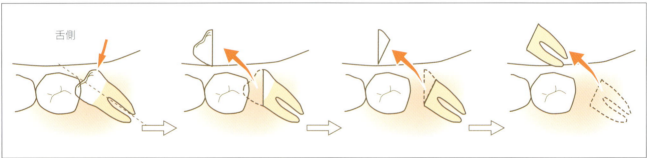

図112a～c　歯冠が舌側を向く場合の分割．＊参考文献19・47頁，参考文献48・102頁より引用・改変

斜めの歯冠分割

■歯冠分割しやすい方法として，斜めの分割線がある[52]（図113）．分割線が舌側で遠心に振れることで，視線が第二大臼歯で遮られず明視下で分割できる．分割した歯冠は除去しにくいと思うが，薄い舌側皮質骨が破折または亀裂が生じて歯冠が脱臼しやすい方法なのかもしれない．

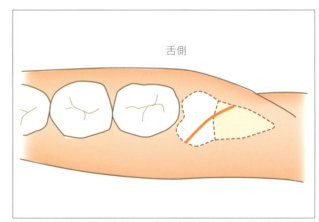

図113　斜めの歯冠分割．＊参考文献52・246頁より引用・改変

section 3　骨削除，歯冠分割，歯の抜去

深くより困難な水平埋伏下顎智歯

■深くより困難な水平埋伏下顎智歯では，歯冠および歯根を分割して骨削量を少なくする方法もある[83]（図114）．

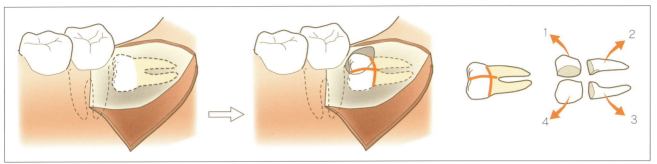

図114　深くより困難な水平埋伏下顎智歯．＊参考文献83・146頁より引用・改変

歯根の分割

■歯冠の切断後，複根歯で必要なら歯根を分割し，歯根を除去する．根分岐部の分割には，**通常はタービンバーで分割するが，困難な場合ではラウンドバーまたはフィッシャーバーでもよい**（図115）．

■平ノミによる歯根分割[45]（図116a，b）では，両刃ノミまたは片刃を使用するが，片刃の場合には斜面は下向きにする．

■歯頸部から遠心根を切断して根分岐部に至る分割法が推奨されている[48]（図117a〜c）．また，ヘーベルによる分割法もあるが，不成功に終わる場合も多く，推奨できない．

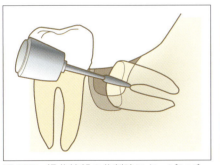

図115　根分岐部の分割時にタービンバーで分割が困難な場合にはラウンドバーで．フィッシャーバーでもよい．＊参考文献48・103頁より引用・改変

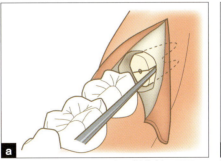

図116a，b　平ノミによる根分割．両刃ノミまたは片刃を使用するが，片刃の場合には斜面は下向きに．＊参考文献45・239頁より引用・改変

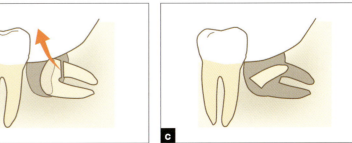

図117 a〜c　水平埋伏智歯の根分割法．＊参考文献48・103頁より引用・改変

CHAPTER 3　下顎埋伏智歯

歯根の抜去

■歯根の抜去時にヘーベルは歯根の頬側に挿入するが，歯根が近心湾曲の場合は遠心側に挿入する．使用するヘーベルは原則的に直タイプであるが，必要に応じて曲タイプを使用する．最初は細いものを使用し，脱臼しかかってから太いものに変更するとされている[84]．

■さらには，近心頬側隅角にヘーベルをかけること[85]や，底面，すなわち頬側近心隅角の下方にかける[79]ことが推奨される．

■通常は直タイプのヘーベルを使用し，歯軸が舌側方向のときのみ曲タイプのヘーベルを使用する[80]（図118）．

■歯根膜空隙にヘーベルが適切に挿入できない場合，**探針**，**エキスカベーター**，剥離子などの比較的鋭利な器具を挿入し，確認してからヘーベルや**ルートチップ**にかえる[86]．また，歯根を抜去するために，歯根に溝を掘り，**クレーンピック**を使用する[6]．クレーンピック（図120），Cryer型などの**三角ヘーベル**（図121），または**逆曲ヘーベル**（YDM社製）を使う．

■さらには，歯根の脇にヘーベルを挿入する溝を掘る方法もあり（図119，122），この方法は筆者もよく使う．

■細いピンセットや有鉤ピンセットで歯根を把持すると落としやすいので，専用の器具・**ルートピッカー**を用いる（図123）．

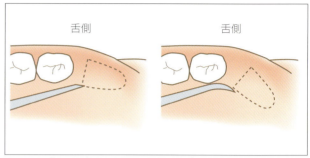

図118　直タイプのヘーベルと曲タイプのヘーベルの使用法．＊参考文献80より引用・改変

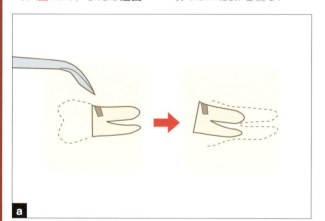

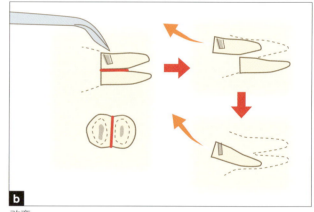

図119a, b　歯根を出すのに溝を掘る．＊参考文献6・71頁より引用・改変

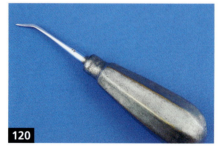

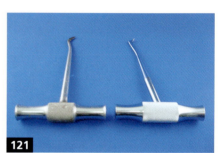

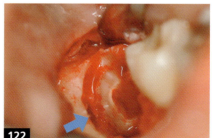

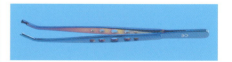

図120　クレーンピック（Crane pick）．
図121　三角ヘーベル・Cryerヘーベル．
図122　ヘーベルが入らないときには溝（矢印）を掘る．
図123　ラスクエーター・ルートピッカー．

section 4　抜歯後の創処置，縫合，出血・腫張の対応

section 4　抜歯後の創処置，縫合，出血・腫張の対応

抜歯後の創処置――抜歯は抜いたら5合目と心がける

創処置のポイント

■智歯の抜去後には，第二大臼歯後方に残存した歯嚢や感染性肉芽組織の除去，舌神経・下歯槽神経の露出や損傷の有無の確認，骨鋭縁の除去，骨片や歯の切削片の除去のための創の洗浄を行う．十分に止血を行った後に，創縁の**トリミング**を行う．この際，開放創とする場合には創縁の一部を切除する．

創閉鎖の種類

■抜歯後の処置には，**一次閉鎖**（closed after-care，**図124a**），**ドレナージ**（half-open after-care，**図124b**），**パッキング**（open after-care）がある[58]．また，2 cm幅のガーゼを挿入して歯槽上を縫合（パッキング，**図125a**），（吸収性スポンジ状材料充填後の）完全閉鎖（**図125b**），前庭部の**ガーゼドレーン**挿入がある[87]（**図125c**）．

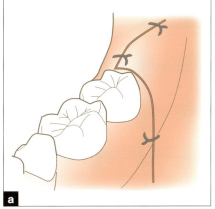
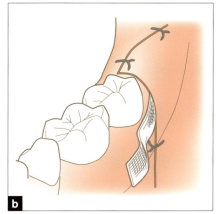

図124a, b　創閉鎖の種類（1）．
a　一次創閉鎖（closed after-care）．
b　ドレナージ（half-open after-care）．
＊参考文献58・84頁より引用・改変・86頁より引用・改変

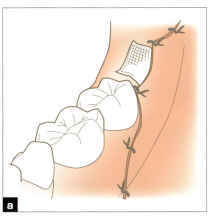
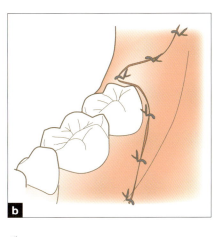
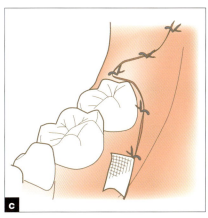

図125a〜c　創閉鎖の種類（2）．
a　歯槽上の縫合（パッキング）：2cm幅のガーゼ．
b　完全閉鎖（吸収性スポンジ状材料充填後）．
c　前庭部のガーゼドレーン挿入．
＊参考文献87・217頁より引用・改変

【注】理解しやすくするため，ガーゼドレーンは固定していない図にしてある．

CHAPTER 3　下顎埋伏智歯

①一次閉鎖

■ここで一次閉鎖か否かの問題と，術後の第二大臼歯遠心部のポケット形成の問題について考える．閉鎖創にするために各種の有茎弁が開発されている．

方法1　横切開の近心の位置が第一大臼歯頬側溝までの袋状弁を用いて，一部萌出智歯を抜去後に，遠心切開線を頬側に延長した有茎弁を作成する．この有茎弁を回転して抜歯窩を一次閉鎖する[88]（図126）．

方法2　歯冠の大部分が露出している半埋伏歯の抜去後は，歯肉欠損が生じるので，閉鎖・被覆弁にて閉鎖する．すなわち，第二大臼歯近心部から遠心方向に向けて斜めの縦切開を加え，歯頸部から遠心中央を経て遠心切開を加える．縦切開部の遠心部は部分層弁とし，頬側溝から遠心では全層弁とする．この弁を回転して抜歯窩を一次閉鎖する[89]（図127）．

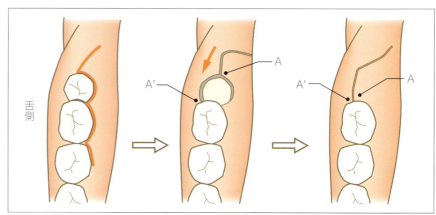

図126　頬側袋状弁を用いた一部萌出智歯への有茎弁法．＊参考文献88より引用・改変

方法3　改良Chaikin法は，歯冠の一部が露出している埋伏歯や，完全埋伏歯の抜去後に使用する．埋伏歯を十分に覆う大きさの舌側を基部とした半月状弁を作成する．全層弁として剥離挙上後に抜歯し，この弁を回転して抜歯窩を一次閉鎖する[89]（図128）．

■いずれの方法でも，剥離範囲は大きく，術後腫脹は著しい

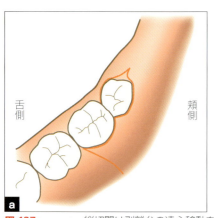
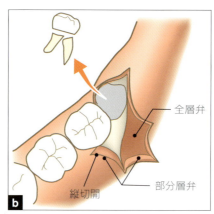
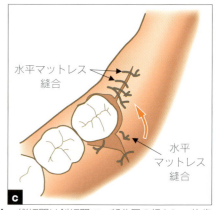

図127a〜c　**a** 縦切開は剥離弁の遠心移動を容易にするため，第二大臼歯根尖部よりにおく．**b** 縦切開は斜切開で，部分層の縁とし，抜歯窩を被覆する十分な全層弁とする．**c** 閉鎖・被覆弁は過緊張を避け，縫合はマットレス法を組み合わせる．＊参考文献89より引用・改変

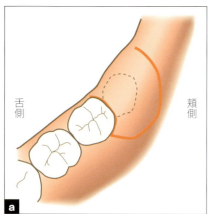
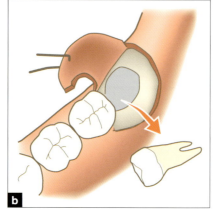
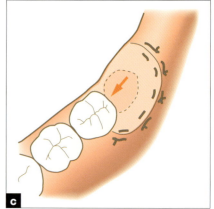

図128a〜c　改良Chaikin法．**a** 埋伏歯を覆うよりも広く，舌側を基底弁とした半円形の切開（破線）を加える．**b** 全層剥離を起こし，明視野のもとに抜歯を行う．**c** 剥離弁を定位置に戻し，抜歯窩を閉鎖・被覆する際，弁を第二大臼歯遠心根面に密着させ，緊密に縫合する．＊参考文献89より引用・改変

section 4　抜歯後の創処置，縫合，出血・腫脹の対応

と思われる．またここまでして，一次閉鎖する利点はないと考えられる．

■さらに完全閉鎖の際には減張切開を入れる[29]との記述もあるが，筆者は無理には一次閉鎖しないので，減張切開は入れていない．

■また，**リバースベベル切開**が半萌出の下顎埋伏智歯の抜去後の一次閉鎖のために使用される[9]（図69）．

ドレーンは固定する！

■埋伏智歯抜去後にドレーンを挿入すると，術後の腫脹は軽減する．報告によると，チューブドレーンを頬側に4日間挿入した場合と4-0糸で一次閉鎖した場合を比較すると，術後疼痛では有意差はないが，チューブドレーンを挿入した場合の術後腫脹は24時間後・72時間後で有意に少ない[90]．

■多くの成書に明記されていない場合が多いが，口腔内にドレーンを用いた場合にはドレーンを固定するのが原則である[14]．筆者は必ず1針縫合している（図129）．ドレーンの固定法として，たまりを用いた方法もある[82]（図130）．この

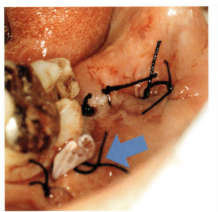

図129　ドレーンの固定．

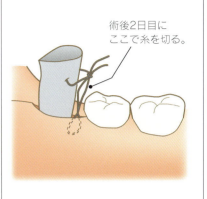

図130　たまりを用いたドレーンの固定法．ドレーンは術後2日目に除去する．＊参考文献82より

固定操作を怠れば，当然ドレーンの誤嚥や組織内への迷入の可能性を生じる．

議論　抜歯窩に何かを挿入する？

■筆者の学生時代には，抜歯窩にデンタルコーンを入れることが普通であった．その後もアパタイトなどの人工骨や抗菌薬含有軟膏などを入れるなどの議論もあった．これらについて，以下のような説がある．

方法1　テトラサイクリンなどの抗菌薬を挿入して，ドライソケットの予防を図る[14]．

方法2　テトラサイクリン含有軟膏の挿入を薦める[91]．

方法3　plasma-rich fibrin を使用してドライソケットの予防を図る[92]．

ポイント　方法4　抜歯窩にいかなる材料も入れないことを最新の基準とする[57]．

縫合——浅く，細く，数が多いのは下手な証拠？

口腔内縫合のポイント

■口腔内の縫合に際してのポイントは，
・密に縫合しないほうが腫脹しない
・必ずしも均等な縫合がよいわけではない
・口腔粘膜を骨膜ごと縫合する
・結紮時に粘膜骨膜弁を引きちぎらない
・筋層や骨膜はしっかりとあわせる[42]．すなわち，粘膜を骨膜ごと縫合する（図131）が，結紮時には引きちぎらぬように注意する

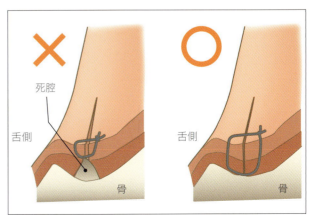

図131　遠心縫合のポイント．粘膜を骨膜ごと縫合結紮時に引きちぎらぬこと，筋層，骨膜はしっかりとあわせる．＊参考文献42・108頁より引用・改変

CHAPTER 3 　下顎埋伏智歯

縫合糸の種類

■縫合糸の種類として代表的な選択をあげると，
方法1　3-0 **カットグット**または**絹糸**を使用する[32].
方法2　約15％の者で認められるという歯槽頂寄りの高位を走行する舌神経を含んだ縫合を避けるために，とくに舌側では浅く縫わなければならない．**リバースカッティング針**の3-0または4-0の**非吸収性糸**で1針縫合する[57].
方法3　吸収性または非吸収性糸にて，患者と術者の必要に応じて復位して閉鎖する．多数の縫合にて，**ウォータータイト**に，粘膜骨膜弁を閉鎖することは勧められず，むしろ限定的な排液をするように，2〜3針の縫合を行う[18].
などがある．

■国外の成書では**吸収性糸**の使用について言及しているが，国内の成書では非吸収性糸の使用のみが記載されていることが多い．

議論　遠心切開創は解放するのか？　しっかり縫合するのか？

■遠心切開創は解放するのか，一次閉鎖するのかについては，相反する意見がある．前述したように開放創とする説と，遠心切開線は下方が直接に抜歯窩(すなわち死腔)になるため，治癒しにくい切開線であるので，しっかり縫合する，とする説がある[45].

■筆者は無理には一時閉鎖していない．むしろ開放創にしている．

縫合の間隔と長さ

方法1　縫合は3〜5 mm間隔で，縫合糸は5〜7 mmの長さとする[29].
方法2　後方および側方の切開部は各1〜2糸縫合する．完全埋伏歯の場合は第二大臼歯の遠心部の歯肉を少し切除するか，ドレーンを挿入し，排液できるようにする[83].
方法3　縦切開は1〜2糸，遠心部は2〜4糸縫合する[80].
方法4　また，結び目は切開線上を避ける[42].

縦切開法における縫合の原則

①どこを縫合するか？

■どこを縫合するのかについては，下記の原則がある[10](**図132**)．
①縦切開の縫合(**近心縫合**)は任意で行う．すなわち，必ずしも必要でない．
②遠心舌側縫合は最重要であり，慎重にかつ確実に第二大臼歯直後に行う．
③遠心頬側縫合は任意ではあるが，時に出血制御のために重要とされる

②縫合の順序

■縫合の順序としては，つぎの方法がある．
方法1　縦切開部より縫合し，次いで最遠心部を縫合し，

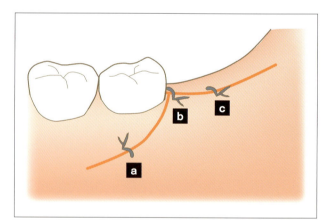

図132　縫合部位．どこを縫合するのか？
a：近心縫合：任意に行う・必ずしも必要ない．
b：遠心舌側縫合：最重要・慎重に確実に第二大臼歯直後．
c：遠心頬側縫合：任意ではあるが，時に出血制御のために．
＊参考文献10・91頁，参考文献11・59頁より引用・改変

縫合の順序：骨膜弁を復位させ，まず縦切開部を行い，次いで遠心部より縫合を行う．
図133　①縦切開部より縫合．②最遠心部．③第二大臼歯遠心．＊参考文献45より
図134　①②縦切開，③最遠心部，④⑤第二大臼歯遠心．ただし，縦を3針縫う場合もある．
＊参考文献29・41頁より引用・改変

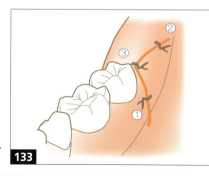
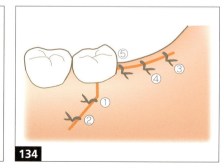

section 4　抜歯後の創処置，縫合，出血・腫張の対応

最後に第二大臼歯遠心を縫合する[45]（図133）．

方法2　縦切開2針で歯頸部側から縫合する．遠心は3針で最遠心，遠心切開中央，第二大臼歯遠心部を縫合する．第二大臼歯遠心部はフラップが開かない程度であまり閉めすぎない．縦を3針縫う場合もある[29]（図134）．

方法3　また，縦切開では剥離弁の第二大臼歯近心歯間乳頭部歯肉を，直針にて舌側の歯間乳頭部歯肉に縫合する[45]．

縦切開法の縫合の数と順番

①遠心部に1糸

方法1　第二大臼歯遠心に舌側歯肉から刺入し，1針縫合する．まれに前方部または後方延長部を縫合する．前方頬側切開を第二大臼歯のさらに前方で行った場合には，2針縫合する．最初の縫合は，粘膜骨膜弁の前面に穿通する前に，舌側粘膜を穿通させ，第一・第二大臼歯間の歯間乳頭空隙でも舌側から頬側に向け縫合する[31]（図135）．

方法2　Kruger切開では，第二大臼歯遠心を1針縫合する[44]．

②縦切開に1糸

■縦切開を1糸縫合し，智歯部にガーゼドレーンを挿入する[93,94]（図136）．

③2糸

■最初は頬側を，2針目は第二大臼歯遠心を，切開線から3mm離して縫合する[34,47]（図137）．

④3糸

方法1　近心傾斜，Winter分類class1で骨削が少量の場合には，粘膜骨膜弁の閉鎖には単純に3糸のみでよい．縦切開を1糸，遠心切開を2糸縫合する．最初は第二大臼歯遠心，次いで遠心切開，最後は縦切開とする[30]（図138）．

方法2　智歯部を解放し，第二大臼歯遠心，縦切開および遠心切開に各1糸の計3糸を縫合する．これを**解剖学的閉鎖**としている[3]（図139）．

方法3　第二大臼歯遠心を楔状に解放し，縦切開に2糸，楔状解放部の遠心切開に1糸の計3糸を縫合する[46]（図140）．

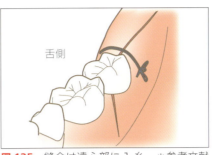

図135　縫合は遠心部に1糸．＊参考文献31・54頁より引用・改変

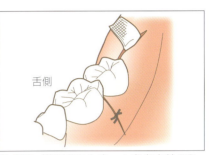

図136　縦切開に1糸．＊参考文献93・202頁，参考文献94・197頁より引用・改変

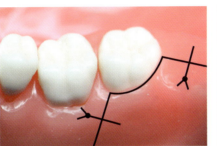

図137　2糸．最初は頬側．2針目は第二大臼歯遠心．切開線から3mm離して縫合．＊参考文献47・293頁，参考文献34・77頁より引用・改変

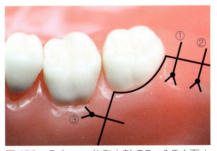

図138　3糸．＊参考文献30・104頁より引用・改変

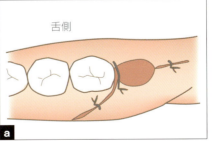
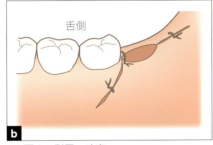

図139a, b　解剖学的閉鎖．＊参考文献3・227頁より引用・改変

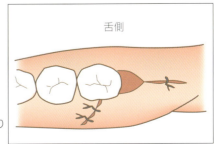

図140　3針．＊参考文献46・10頁より引用・改変

CHAPTER 3　下顎埋伏智歯

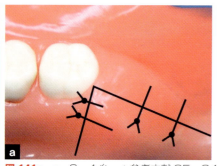 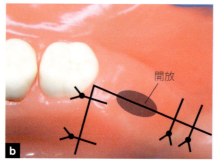 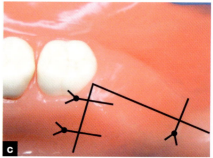

図141a〜c　3-4糸.＊参考文献95・249, 250, 257頁, 参考文献96・343, 345, 348頁, 参考文献43・64, 67頁より引用・改変

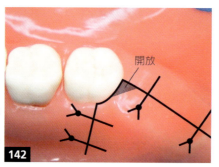 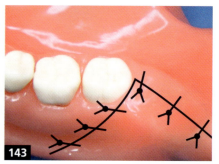

図142　4糸.＊参考文献69・417頁より引用・改変

図143　6糸.＊参考文献87・217頁より引用・改変

⑤ 3〜4糸

■閉鎖創にする場合では，第二大臼歯遠心と縦切開に各1糸，遠心切開に1〜2糸の，計3〜4糸を縫合する．智歯部を開放する場合には第二大臼歯遠心と縦切開に各1糸，遠心切開の開放部の前後に各1糸の計4糸を縫合する[43,95,96]（図141）．

⑥ 4糸

■第二大臼歯遠心を楔状に解放し，縦切開に2糸，楔状解放部の遠心切開に2糸の計4糸を縫合する[69]（図142）.

⑦ 5〜6糸

■第二大臼歯遠心を楔状に解放し，縦切開に2糸，第二大臼歯遠心に1糸，楔状解放部の遠心切開に2糸の計5糸を縫合する．縦切開を3糸縫う場合もある[29]（図134）．

⑧ 6糸

■縦切開に3糸，第二大臼歯遠心に1糸および遠心切開に2糸の計6糸を縫合する[87]（図143）．

袋状切開の縫合

方法1　最初の縫合は第二大臼歯遠心面の付着歯肉から行い，袋状弁では2〜3針縫合する[14].

方法2　第一・第二大臼歯間の歯間乳頭と第二大臼歯後方の楔状開放部の遠心に各1糸縫合する[37]（図144）．

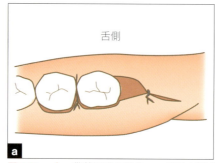 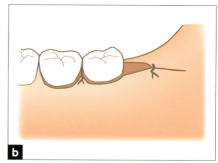

図144a, b　袋状切開の縫合.＊参考文献37・245頁より引用・改変

針はどの位置から刺入するか

①縫合針刺入の原則
■縫合針の刺入はまず歯肉弁から行う[42]．まず可動部（歯肉弁）に針を通して，つぎに非可動部に針を進める[97]（図145）のが原則．

②遠心切開の縫合
■遠心切開の縫合時，縫合針は遊離弁から刺入し，粘膜と骨膜ごと舌側歯肉と縫合するのが原則．
■縫合針を舌側歯肉を通してから遊離弁に入れて縫合する方法もある[91]（図146）．
■とくにKruger切開では，舌側から頬側へ第二大臼歯遠心を1針縫合し，「遊離縁を固定部に縫合するという外科的原則に反することではあるが，このほうが簡単である」と記載している．すなわち，頬側から舌側への縫合では，頬側弁を貫いた縫合針が舌側粘膜骨膜組織の下から刺入されて粘膜上に現れるまで，リトラクターによる舌側粘膜骨膜組織のわずかな挙上が必要であるが，舌側からの刺入ではこの必要がないためである[44]．

③縦切開の縫合
■針を第二大臼歯の付着歯肉表面側から挿入すると，針の進む方向は付着歯肉に対して斜めになりやすく，歯肉を貫通せずにちぎれてしまうことも．針を三角弁側から第二大臼歯の付着歯肉と骨の間に挿入すると，針先が付着歯肉をもち上げるため，針の進む方向が付着歯肉に対して垂直に近づきやすくなる[81]（図147）．
■剥離弁の隅と固定弁の隅をkey sutureとして合せることのがコツ[36]（図148）．縫合する場合には固定側を少し剥離する．

ポイント 縦切開の近心側を剥離するとよい[33]（図149）．

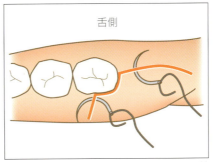

図145 縫合は遊離弁から．＊参考文献97・186頁より引用・改変

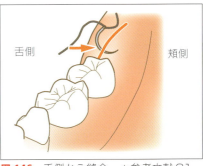

図146 舌側から縫合．＊参考文献91・124頁より引用・改変

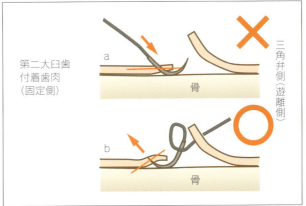

図147 遊離弁から縫合する理由．＊参考文献81・66頁より引用・改変

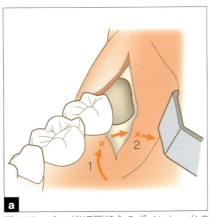

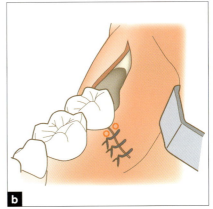

図148a，b 縦切開縫合のポイント．弁の隅と隅を合せるのがコツ（= key suture）．このように固定側から縫合する場合には固定側を少し剥離する．＊参考文献36・68頁より引用・改変

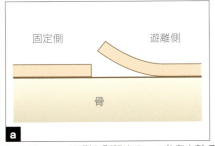

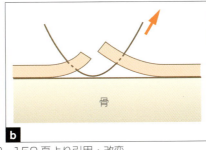

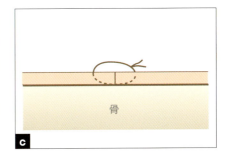

図149a〜c 両側を剥離する．＊参考文献33・150頁より引用・改変

CHAPTER 3　下顎埋伏智歯

糸の結び目はどちら？

■糸の結び目は切開線上を避ける[42]が，この結び目はどこに位置させるのであろうか．

①縦切開では近心へ，遠心切開では頬側へ

推奨　縦切開では近心へ，遠心切開では頬側へ糸の結び目を置く[42]（図150）．この方法が一般的である．遠心切開で舌側へ糸の結び目を置けば，舌感が悪くなる．

②縦切開では遠心へ

議論　糸の結び目を固定歯肉弁にもってくると，剥離弁が固定歯肉弁上に重なって治癒が遅れる．結び目は必ず剥離弁側に置くとする説もある[62]（図151）．

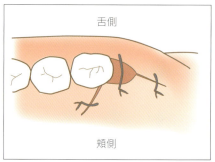

図150　頬側は近心へ．遠心は頬側へ．＊参考文献42・135頁より引用・改変

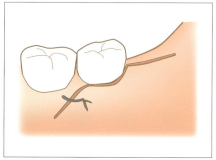

図151　縦切開で遠心へとする説もある．＊参考文献62・44頁より引用・改変

出血・腫脹の防止と対応

圧迫止血

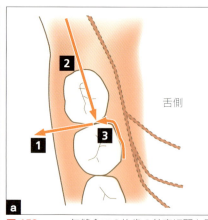

図152a〜c　無縫合での抜歯の前庭切開と圧迫止血．1 → 2 → 3の順で切開する．＊参考文献98・88頁より引用・改変

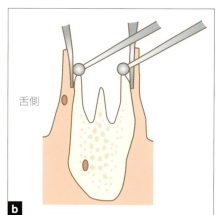

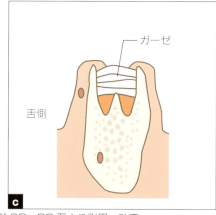

■後出血の防止にはガーゼのかませ方が大切である．とくに，腫脹の軽減のために，無縫合とする場合には重要である．
■前庭切開と圧迫止血による無縫合での抜歯もある[98]（図152）．
■開放創にするための舌側よりの切開も記載されている[99,100]（図153）．

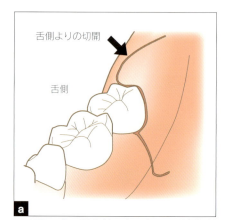

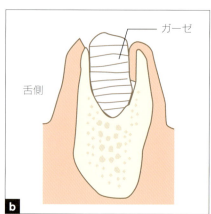

図153a，b　開放創にするための舌側切開．＊参考文献99・97頁，参考文献100・149頁より引用・改変

埋伏智歯抜歯後に頬部を冷やすと腫脹は軽減するか？

■術後15分以内に**アイスパック**で頬部を24時間冷却させた群とさせなかった群を比較すると，疼痛・腫脹・最大開口域には差がなかった．しかし，満足度は冷却療法群が良好だった[101]，とする報告がある．

診療所を出た後での後出血

■診療所を出た後での後出血に対しては，抜歯窩の上にガーゼを乗せ，20〜30分かむことが原則であるが，ガーゼの代わりに，ティーバッグでも有効であるとされる[76]．

術後のステロイド薬投与は有効か？ ＊CHAPTER 8 参照

■智歯抜去時のステロイド薬の投与は，腫脹と不快感を減少することには統計的に有意差があるが[1,56]，疼痛と開口障害の抑制には見解が分かれる．おそらく術後腫脹の軽減がこれらに影響を与えていると考えられる．

■デキサメサゾンとベタメタゾンの2つのステロイド薬がもっとも一般的である．ステロイド薬の経静脈内術前投与と経口術後投与が，腫脹の減少にもっとも効果的との報告がある[17,18]．

■術後の顔面腫脹の評価は難しいが，顔面腫脹は術後2日目に最大になり，その後徐々に減少する．年齢よりも手術時間や埋伏歯の深さに影響される．

説1 術後腫脹の予防には，ステロイド薬投与が有効である．ステロイド薬の非経口的投与，すなわち術前デキソメサゾン8mgの1回投与が標準的であり，経口デキソメサゾンでは0.75〜1.25mg／2×2〜3日が行われる[14]．

説2 ステロイド薬投与法としては静脈注射が主体とする説の他に[102]，粘膜下注射[103]（**図154**）や三角筋への1時間術前の筋肉内注射[104]が有効，とする説もある．

説3 術後のデキソメサゾン8mgの三角筋への筋肉内注射と経口的投与では，両者の間には効果に差はないともされる[105]．

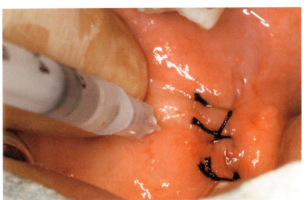

図154 デキサメサゾン（2mg）の局所注射．

参考文献

1. Andersson L, Kahnberg KE, Pogrel MA・ed. Oral and Maxillofacial surgery. 1st ed. Oxford：Wiley-Blackwell, 2010.
2. 川本達夫・監. 埋伏歯の臨床：その保存活用と抜歯 1版. 東京：医歯薬出版, 1998.
3. Wray D, Stenhouse D, LeeD, Clark AJE. Textbook of general and oral surgery. 1st ed. Edinburgh：Churchill Livingstone, 2003.
4. MacGowan DA. An atlas of minor oral surgery：Principle and practice. 1st ed. London：Martin Dounitz, 1989.
5. 和気裕之, 他・編. わたしの難抜歯ストーリー 1版. 東京：デンタルダイヤモンド, 2000.
6. Pedersen GW. Oral surgery. 1st ed. Philadelphia：WB Saunders, 1988.
7. Brann CR, Brickley MR, Shepherd JP. Factors influencing nerve damage during lower third molar surgery. Br J Oral Maxillofac Surg 1999；186：514-516.
8. 成田令博・監訳. 困難な埋伏歯. 第1版. 東京：書林, 1979.
9. Howe GL. Minor oral surgery. 3rd ed. Bristol：Wright, 1985.
10. Domitroulis G. Handbook of third molar surgery. 1st ed. Oxford：Wright, 2001.
11. Domitroulis G. Illustrated lecture notes in oral and maxillofacial surgery. 1st ed. Chicago：Quintessence Pub, 2008.
12. Koerner KR・ed. Manual of minor oral surgery of the general dentist. Blackwell Munksgaard, 1986.
13. Moore JR ed. Principles of oral surgery. 6th ed. Chichester：Wiley-Blackwell, 2011.
14. Hupp JR, Ellis III DE, Tucker MR. Contemporary oral and maxillofacial surgery. 5th ed. St.Louis；Mosby Elsevier, 2008.
15. Peterson LJ ed. Principles of oral and maxillofacial surgery. Vol 1, 1st ed. Philadelphia：JB Lippincott, 1992.
16. Milora M, ed. Peterson's principles of oral and maxillofacial surgery. Vol 1. 2nd ed. Hamilton：BC Decker, 2004.
17. Fonseca RJ, ed. Oral and maxillofacial surgery. Vol 1, 1st ed. Philadelphia：WB Saunders, 2000.
18. Fonseca RJ, TurveyTA, Marciani RD, ed. Oral and maxillofacial surgery. Vol 1, 2nd ed. St.Louis：Saunders Elsevier, 2009.
19. 白川正順・監. 臨床家のための歯科小手術ベーシック 第1版. 東京：医歯薬出版, 2010.
20. Silva JL, Jardim EC, dos Santos PL, Pereira FP, Garcia Junior IR, Poi WR. Comparative analysis of 2-flap designs for extraction of mandibular third molar. J Craniofac surg 2011；22：1103.
21. Baqain ZH, Al-Shafii A, Hamdan AA, Sawair FA. Flap design and mandibular third molar surgery: a splint mouth randomized clinical study. Int J Oral Maxillofac Surgery 2012；41(8)：1020-1024.
22. Danda AK, Krishna Tatiparthi M, Narayanan V, Siddareddi A. Influence of primary and secondary closure of surgical wound after impacted mandibular third molar removal on postoperative pain and swelling. J Oral Maxillofac Surgery 2010；63(2)：309-312.

23. Jakse N, Bankaoglu V, Wimmer G, Eskici A, Pertl C. Primary wound healing after lower third molar surgery: Evaluation of 2 different flap designs. Oral Surg Oral Med Oral Pathol Oral Radiol Endod 2002; 93: 7-12.
24. 笠崎安則，木津英樹，朝波惣一郎．智歯の抜歯ナビゲーション．第1版．クインテッセンス出版，2003.
25. Woolf RH, Malmquist JP, Wright WH. Third molor extractions: periodontal implications of two flap designs. Gen Dent 1978; 26(1): 52-56.
26. Pasqualini D, Cocero N, Castella A, Mela L, Bracco P. Primary and secondary closure of surgical wound after impacted mandibular third molars; A comparativestudy. Int J Oral Maxillofac Surg 2005; 34(1): 52-57.
27. Rakprasitkul S, Pairuchvej V. Mandibular third molar surgery with primary closure and tube drain. Int J Oral Maxillofac Surgery 1997; 26(3): 187-190.
28. de Brabander EC, Cattaneo G. The effect of surgical drain together with secondary closure technique on postoperative trismus. Int J Oral Maxillofac Surgery 1988; 17(2): 119-121.
29. 山根源之，外木守雄．抜歯がうまくなる臨床のポイント110　第1版．東京：医歯薬出版，1999.
30. Archer WH. A manual of oral surgery. 1st ed. Philadelphia: WB Saunders, 1952.
31. Killey HC, Kay LW. The impacted wisdom tooth. 1st ed. Edinburg: Churchill Livingstone, 1969.
32. Waite PD. Surgical outcomes for suture-less surgery in 366 impacted third molar patients. J Oral Maxfac Surg 2006; 64: 669.
33. 川崎仁，野間弘康．歯科小手術の臨床．第1版．東京：医歯薬出版，1983.
34. Koerner KR. Clinical procedures for third molar surgery. Oklahoma: Pennwell Publishing, 1986.
35. Gaum LI. Oral surgery for the general dentist. A step-by-step practical approach manual. 2nd ed. Ohio: Lexi-Comp, 2011.
36. 小林晋一郎．難易度別初心者のための智歯抜歯．第1版．東京：クインテッセンス出版，1999.
37. Steiner RB, Thompson RD. Oral surgery and anesthesia. 1st ed. Philadelphia: WB Saunders, 1977.
38. Birn H, Winther JE. Manual of minor oral Surgery. A step by step atlas. 1st ed. Copenhagen: Munksgaard, 1975.
39. Howe GL. Minor oral surgery. 1st ed. Bristol: John Wright & Sons, 1966.
40. Kruger GO. Textbook of oral surgery. 2nd ed. St. Louis: The CV Mosby, 1964.
41. Szmyd L. Impacted teeth. Dental Clinics of North America 1971; 15: 2.
42. 野間弘康，金子譲．カラーアトラス抜歯の臨床．第1版．東京：医歯薬出版，1991.
43. Laskin DM. Oral and maxillofacial Surgery Vol 2. 1st ed. St.Louis: The CV Mosby 1985.
44. Kruger GO. Textbook of oral surgery. 6th ed. St.Louis: The CV Mosby, 1984.
45. 大橋靖，他・編．抜歯の臨床．第1版．東京：医歯薬出版，1979.
46. 中村進治，他．埋伏歯の診断と治療．第1版．東京：書林，1980.
47. 吉増秀實．デンタルエマージェンシー：実例から学ぶ抜歯のトラブルとその対策．第1版．東京：砂書房．2002.
48. Koerner KR, Johnson KR. Colar Atlas of minor oral surgery. 1st ed. London: Mosby-Wolf. 1994.
49. 堀之内康文．必ず上達　抜歯手技．第1版．東京：クインテッセンス出版，2010.
50. 生田信保．抜歯学．第1版．東京：歯苑社，1938.
51. 生田信保．抜歯学．第4版．東京：医歯薬出版，1954.
52. Cogswell WW. Dental oral surgery. 1st ed. Colorado Springs: Out West Printing and Sationery, 1932: 246.
53. 藤岡幸雄，工藤啓吾．難抜歯．第1版．東京：医歯薬出版，1972.
54. Antibody M. Lingual flap retraction for third molar removal. J Oral Maxillofac Surg 2004; 62: 1125.
55. Moore JR. Principles of Oral Surgery. 1st ed. Oxford: Pergamon Press, 1965.
56. Alling CC 3rd, et al. Impacted teeth. Philadelphia: WB Saunders, 1993.
57. Bagheri SC, et al, ed. Current therapy in oral and maxillofacial Surgery. 1st ed. Elsevier Saunders, 2012.
58. Tetsch P, et al. Operative extraction of wisdom teeth. 1st ed. London: Wolfe Medical Rublication, 1985.
59. Berger A. Principles and technique of removal of teeth. 6th printing. New York: Dental Items of Interrest publishing, 1945.
60. Berger A. Principles and technique of oral surgery. 1st ed. New York; Dental Items of Interrest publishing, 1923.
61. Schram WR. A manual of oral surgery techniques. 1st ed. Philadelphia: WB Saunders, 1962: 111.
62. 杉崎正志．写真でマスターする切開と縫合の基本テクニック．ヒョーロン・パブリッシャーズ，2009: 44.
63. Fragiskos FD, ed. Oral surgery. 1st ed. Berlin: Springer, 2007.
64. Waite DE. Textbook of oral surgery. 1st ed. Philadelphia: Lea & Febiger, 1972: 103.
65. Suarez-Cunqueiro MM, et al. Marginal flap versus paramarginal flap in impacted third molar surgery: A prospective study. Oral Surg Oral Med Oral pathol 2003; 95: 403.
66. Aloy-Prósprt A, et al. Distal probing depth and attachment level of lower second molars following surgical extraction of lower third molars: A literature review. Med Oral Psthol Oral Cir Bucal 2010; 15: 755.
67. 中島正博．外来歯科口腔外科のコツとポイント②．第2回下顎埋伏智歯抜歯術のコツとポイント．大阪歯科保険医新聞．2010年1月1日: 7.
68. 伊藤秀夫・編．抜歯．第1版．東京：医歯薬出版，1969.
69. 外木守雄．若手歯科医のための臨床の技50 口腔外科．第1版．東京：デンタルダイヤモンド社，2004.
70. 斉藤力・編．動画とイラストでみる抜歯のテクニック．第1版．東京：医歯薬出版，2005.
71. 野間弘康，瀬戸晥一・編．標準口腔外科学．第3版．東京：医学書院，2004.
72. Costich ER, et al. Fundamentals of Oral Surgery. 1st ed. Philadelphia: WB Saunders, 1971.
73. Waite DE. Textbook of oral surgery. 1st ed. Philadelphia: Lea & Febiger, 1972. : 103.
74. Birm H, et al. Manual of minor oral Surgery. A step by step atlas. 1st ed. Copenhagen: Munksgaard, 1975.
75. 笠崎安則，木津英樹，朝波惣一郎．智歯の抜歯ナビゲーション．第1版．東京：クインテッセンス出版，2003.
76. 河合幹，他・訳．MGH口腔外科マニュアル．第1版．東京：医学書院，
77. Xu GZ et al. Anatomic relationship between impacted third mandibular molar and the mandibular canal as the risk factor of inferior alveolar nerve injury. Br J Oral Maxillofac Surg. in Web.
78. Osunde OD, et al. A comparative study of the effect suture-less and multiple suture techniques on inflammatory complications following third molar surgery. Int J Oral Maxillofac Surg 2012; 41: 1275.
79. Motamedi MHK. Preventing periodontal pocket formation after removal of an impacted mandibular third molar. JADA 1999; 130: 1482.
80. 三村将文，他．リスクの少ない下顎埋伏智歯の抜歯．日本歯科評論 2000; 688: 103.
81. 角保徳．一からわかる抜歯の臨床テクニック．第1版．東京：医歯薬出版，2008.
82. 杉浦正幸．私の行っている下顎埋伏智歯抜去術．デンタルダイヤモンド 1999; 12: 148.
83. Waite DE ed. Textbook of practical oral surgery. 2nd ed. Philadelphia: Lea & Febiger, 1978.
84. 天笠光雄，大石正道．抜歯「再」入門．第1版．日本歯科評論社，1997.

85. 山根伸夫, 他・編. 開業医のための安全・確実な抜歯術. 第1版. 東京：デンタルダイヤモンド社, 2010.
86. 古森孝英・編著. 日常の口腔外科はじめから. 第1版. 京都：永末書店, 2004.
87. Krüger E, ed. Oral Surgery in dental practice. 1st ed. Chicago：Quintessence Publishing, 1981.
88. Sam M, et al. Influence of a pedicle flap design on acute postoperative sequelae after lower third malor removal. Int J Oral Maxillofac Surg 2011. in Web.
89. 伊藤輝夫. 下顎智歯抜歯に伴う歯周外科的方法論. ザ　クインテッセンス 2002；21：2516.
90. Cerqueira PR, et al. Comparative study of the effect of a tube drain in impacted lower third molar surgery. J Oral Maxillofac Surg 2004；62：57.
91. 河原田幸三. 開業歯科医のための歯科小手術の臨床. 決め手は絶対効かせる麻酔から. 第1版. 東京；第一歯科出版, 2011.
92. Hoaglin DR, Lines GK. Prevention of localized osteitis in mandibular third-molar sites using platelet-rich fibrin. Int J Dent 2013；2013：875380.
93. Clark HB. Practical oral Surgery. 1st ed. Philadelphia：Lea & Febiger, 1955：202.
94. Clark HB. Practical oral Surgery. 2nd ed. Philadelphia：Lea & Febiger. Philadelphia：1959：197.
95. Thoma KH. Oral Surgery. Vol 1. 1st ed. St. Louis：The CV Mosby, 1948：249, 250, 257.
96. Thoma KH. Oral Surgery. Vol 1. 5th ed. St. Louis：The CV Mosby, 1969：343, 345, 348.
97. 成田令博, 他・編. 口腔外科卒後研修マニュアル. 第1版. 口腔保健協会. 1995.
98. Sailer HF, et al. Oral surgery for the general dentist. 1st ed. Stuttgart：Thieme, 1999.
99. Pichler H, et al. Mund-Kieferchirrgie. 1st ed. Berlin：Urban & Schwarzenberg, 1940.
100. Pichler H, et al. Kiefer und Gesichtischirrgie. I. Band. München/Berlin：Zahnärztliche chirurgie. Verlag von Urban & Schwarzenberg, 1959.
101. van der Westhuijzen AJ, et al. A randomized observer blind comparison of bilateral facial ice pack therapy with no ice therapy following third molar surgery. Int J Oral Maxillofac Surg 2005；34：281.
102. Markiewicz MR, et al. Corticosteroids reduce postoperative morbidity after third molar surgery: a systematic review and meta-analysis. J Oral Maxillofac Surg 2008；66：1881.
103. Grossi GB, et al. Effect of submucosal injection of dexamethasone on postoperative discomfort after third molar surgery；a prospective study. J Oral Maxillofac Surg 2007；65：218.
104. Klongnoi B. Effcct of single dose preoperative intramuscular dexamethasone injection on lower impacted third molar surgery. Int J Oral Maxillofac Surg 2011；41：376.
105. Boonsiriseth K, et al. Comparative study of the effect of dexamethasone injection and consumption in lower third molar surgery. Int J Oral Maxillofac Surg 2012；41：244.

lecture 2　下顎埋伏智歯抜去の「2回法」と「コロネクトミー」

下顎埋伏智歯抜去の「2回法」と「コロネクトミー」

下歯槽神経と下顎智歯が接近しているときに有効な方法

　下顎骨の中には，下顎神経の枝である下歯槽神経が走行している．「下顎神経」は下顎の運動や感覚にかかわる神経で，顎舌骨筋と顎二腹筋前腹を支配する運動神経である顎舌骨筋神経が分かれた後，下顎孔から下顎骨の中に入り，「下歯槽神経」と名前を変える．

　この下歯槽神経は，下顎骨中では下顎管の中を走行し，下顎の歯に知覚枝を出し，下歯神経叢をつくり，小さな神経を歯や歯肉に向けて分岐する．前方の下顎第二小臼歯の部分で，「オトガイ神経」を分岐する．オトガイ神経はオトガイ孔から下顎骨を出て，オトガイと下口唇の知覚を担当する．下顎骨中の下歯槽神経はそのまま下顎犬歯や切歯にも分布し，オトガイ孔より前方を切歯枝とよぶ．

　下顎智歯の根尖が，この下歯槽神経に近い場合には，抜歯時に神経を損傷してしまう可能性がある．また，術中操作にて舌神経を損傷する場合がある．神経が損傷すると，神経麻痺や知覚低下が残ってしまうことがある．一時的な場合も多いのだが，時には永続的な場合もある．このような事態は，患者の不利益になるのみではなく，主治医にとっても大きな負担となる．

　このため，最近では下顎智歯の根尖と下歯槽神経との位置関係を調べるために，CT（多くは歯科用CT：CBCT）撮影を行うことが多くなった．米国では，下顎第三大臼歯抜去術がハイリスクである場合，CBCT撮影を行うことを義務づけている．

　CT撮影の結果，下顎智歯の根尖が下歯槽神経に接触しているか，抜歯操作にて接触する可能性のある場合には，抜歯を2回に分けて行う「2回法」か「コロネクトミー」（歯冠除去術）を行う試みがなされている．

「2回法」と「コロネクトミー」の適応と注意

　「2回法」「コロネクトミー」ともにCBCTで，智歯と下歯槽神経が接触しているか，歯根周囲の舌側の骨が消失しているのが観察される場合に選択される．これらは，エックス線写真像・CT像で，埋伏智歯と下顎管が近接している症例で，あくまで抜歯後の神経障害が起こる恐れがある症例でのみ用いるテクニックであり，乱用は慎むべきであることを追記しておく．

2回法

　まずは，2回法について説明しよう．

手技のポイント

■1回目の手術で，下顎智歯の歯冠部のみを抜去する．この際の骨削は，下顎埋伏智歯抜去を1回で行う場合と比較して小さめでよいものの，できるかぎり歯頸部で切断して歯冠を抜去しておくほうがよい．これが不十分だと，残存させた歯根の移動に時間がかかる．

■切除した断端は，封鎖などせずにそのまま埋没させる．

■剥離した歯肉弁をそのまま復位すればよい．

■最低，3か月から6〜8か月の期間をおくと，歯冠部を抜

lecture 2　下顎埋伏智歯抜去の「2回法」と「コロネクトミー」

去したスペースにむかって，残存させた歯根が移動してくる．
■パノラマエックス線撮影で，下顎智歯の根尖と神経との位置を確認して安全が確認できたら，2回目に残存させた歯根を抜去する．
■1回目と2回目の手術は，ともに術後の疼痛や腫脹は軽微である．

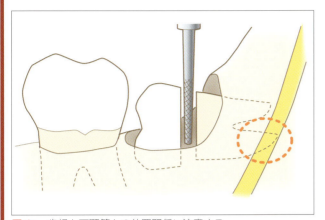

図 1a　歯根と下顎管との位置関係に注意する．

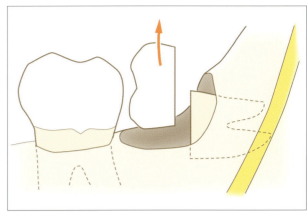

図 1b　まず歯冠部のみを除去する．

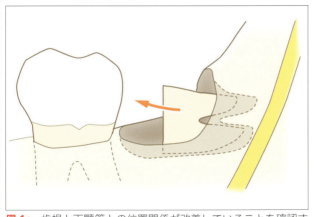

図 1c　歯根と下顎管との位置関係が改善していることを確認する．脱臼は，まず前方へ向かって行う．

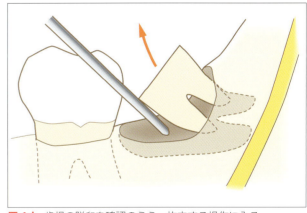

図 1d　歯根の脱臼を確認のうえ，抜去する操作に入る．

移動を急ぐ場合

■何らかの事情で抜歯を急ぐ場合には，矯正用のゴムで歯根を前方に移動させて，早期に抜歯する場合もあるが，これは例外的な処置であろう．

評価

　下歯槽神経麻痺の防止と，術後の腫脹・疼痛の対策のためには，よい方法であると考える．感染はあまり起きないようだが，未だ多数例での振り分け試験などはない．

コロネクトミー

　1980年代より行われ，最近注目されている方法が，コロネクトミー（歯冠除去術）である．すなわち，下顎埋伏智歯の歯冠部のみを抜去して，歯根はそのまま残存させる方法である．

適応と条件

■エックス線撮影による適応のほかに，
①生活歯
②病的所見がない
③生活歯や神経に近接している
④易感染性の患者ではない
などの条件がある．

手技のポイント

■舌神経損傷も避ける目的で頰側切開を用い，2回法よりも小さな骨削で行う．
■歯の切断面は骨縁より1mm程度低くする．
■切除した断端は，封鎖などせずにそのまま埋没させる．
■剥離した歯肉弁をそのまま復位すればよい．

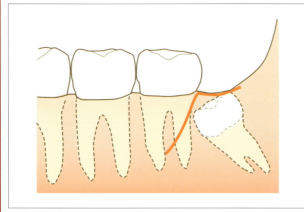
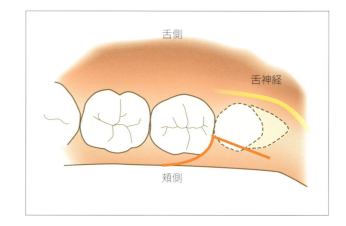

図2a, b コロネクトミーのための切開．

術後の経過

■術後には，全例で知覚麻痺は生じないが，ドライソケット，感染，術後の歯根の萌出が生じることがあり，ごく少数だが歯根の抜去を要することがある．コロネクトミーは海外では普及しつつある．

評価

■コロネクトミーは2012年の日本歯科医学会総会や2014年の日本口腔外科学会総会の市民公開講座などで取り上げられている．
■一部には，残存させた歯根が原因の炎症が起きないか危惧する意見もある．

CHAPTER 4
上顎埋伏智歯

CHAPTER 4　上顎埋伏智歯

上顎埋伏智歯の抜歯時の問題点への対応とは？

　上顎埋伏智歯を抜去する際に起こりやすい問題への対応と抜歯テクニックを解説する．大切なことは，①第二大臼歯遠心にある智歯の歯冠のアンダーカット部分をタービンで分割しないこと，②頰側の骨を削除して埋伏智歯の近心頰側歯頸部を露出させること，③埋伏智歯を頰側に出すことである．

術野としてのスペースが狭いため，直視しにくく，抜歯器具も到達しにくい

■歯列咬合面側からの直視や器具の直達は困難なので，主に頰側から観察し，器具を挿入することになる．見ようとして開口させると，歯列と頰粘膜との間のスペースが狭くなり，観察も操作もしにくい．
■視野と器具操作のスペースを確保するためには，口を閉じ気味にさせ，口角を後方に引くとよい（図1）．
■直視不可能な部分はミラーを上手に使う．

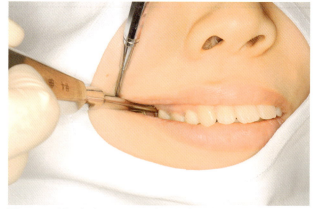

図1　口を閉じ気味にして，口角を後方に引く．

上顎洞に穿孔する恐れがある

■術前に説明しておく．また，穿孔部閉鎖の準備をしておく．
■完全埋伏歯の場合は，歯肉弁を戻して縫合し，閉鎖創にしておくだけでよいことが多い．
■半埋伏歯の場合は，歯肉弁に減張切開を加えたり，頰側歯槽骨を多少削除して，縫縮して閉鎖創にする．
■いずれの場合も，鼻出血があっても心配ないこと，鼻を強くかまないこと（上顎洞に圧がかかって創が開きやすくなるため）を説明しておく．

エックス線写真の読影

■歯根の数・形態・湾曲の状態，第二大臼歯遠心での埋伏智歯のアンダーカット量（第二大臼歯遠心面への食い込み状態：図2），上顎洞底との関係，歯根周囲の骨の厚さなどを観察する．
■エックス線写真で根尖が上顎洞内に突出しているようにみえても，実際は菲薄な骨が存在していることが多いので，愛護的に抜歯すれば穿孔することは必ずしも多くはない．

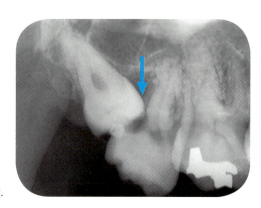 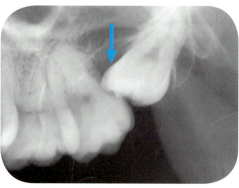

図2a, b　第二大臼歯遠心の，埋伏智歯のアンダーカット部分．

局所麻酔

■浸潤麻酔注射を，頬側の歯肉頬移行部，臼後部（上顎神経後上歯槽枝のブロック），口蓋側の3か所に行う（図3，4）.

■上顎神経後上歯槽枝のブロックのための刺入は，第二大臼歯の真後ろ（遠心）ではなく，第二大臼歯の頬側咬頭の延長線上に行う（図4）. 第二大臼歯の真後ろは上顎結節であることから，歯槽頂に注射することになり，高い位置にある上顎神経後上歯槽枝はこの部分に注射しても麻酔されにくい.

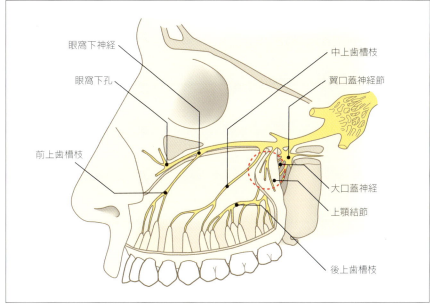

図3 上顎埋伏智歯の抜歯の局所麻酔（赤い破線の円は上顎神経後上歯槽枝のブロック部位）.

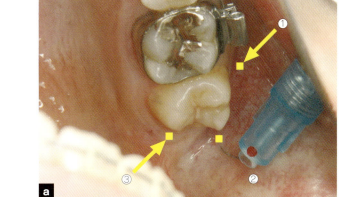

図4a 局所麻酔の刺入部位は3か所.
①7⏌の歯肉頬移行部.
②上顎結節部.
③7⏌の口蓋側遠心隅角部.
図4b 頬側咬頭の延長線上.
図4c 7⏌の真後ろではない.

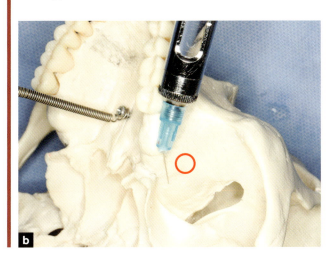
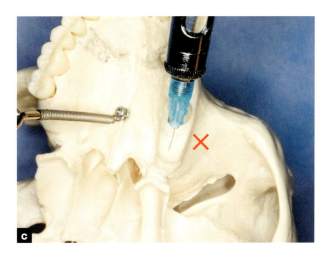

CHAPTER 4　上顎埋伏智歯

上顎埋伏智歯の抜歯のポイント

切開（図5）

①頬側の縦切開
- 頬側の縦切開は，第二大臼歯の近心頬側隅角部に設定する．
- 血流を考慮してフラップの基部（歯肉頬移行部側）が広くなるようにする．
- 第二大臼歯の近心頬側隅角部では縫合しにくい場合は，さらに前方（第一大臼歯部）に縦切開を設定してもよい．

②遠心切開
- 遠心切開は，第二大臼歯の遠心口蓋側隅角部の歯頸部から始まって，45°口蓋側へ向かう．
- 一般的には，第二大臼歯の頬舌的中央部からまっすぐ後方に向う切開が勧められるが，その場合は，①第二大臼歯遠心面歯頸部でメスの刃をNo.15からNo.12に交換する必要がある，②埋伏智歯の露出が不十分になる場合がある，③この部分は縫合はできるが，抜糸時にはハサミが入りにくく，抜糸困難となることがある．
- この3点を解決し，また十分に埋伏歯を露出させるために，第二大臼歯の遠心口蓋側隅角歯頸部から始まって45°口蓋

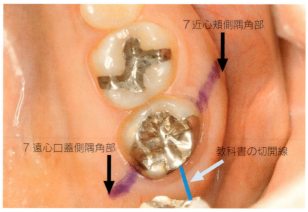

図5　上顎埋伏智歯の抜歯のための歯肉切開．

側へ向かう切開線を勧める．頬側切開と遠心切開は，咬合面からみると第二大臼歯の対角線を延長したような位置関係になる．
- 口蓋側に向かっても切開を歯槽部にとどめておけば，大口蓋神経や動静脈を損傷する心配はない．

剥離（図6）

- 縦切開部分は，歯肉頬移行部側から剥離を開始して歯頸部側へ進める．遠心切開部分は歯頸部側から開始する．第二大臼歯頬側から，遠心，口蓋側へと回り込むように剥離・翻転する．遠心・口蓋側の歯肉は厚く，硬いので剥離・翻転しにくいため，丁寧にフラップを挙上する．

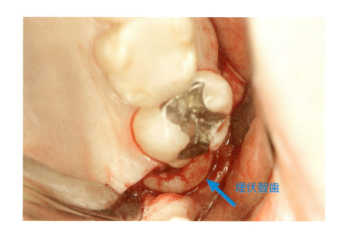

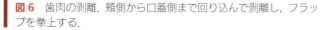

図6　歯肉の剥離．頬側から口蓋側まで回り込んで剥離し，フラップを挙上する．

骨削除・歯冠露出

- 口角に軟膏を塗って口角が傷つかないようにしておく．
- 口を閉じ気味にさせて，口角を後方へ引いてスペースを確保し，丸ノミかストレートハンドピースにつけたラウンドバーで，上顎埋伏智歯の歯冠相当部の頬側皮質骨を除去する（図7）．この操作はスペースが狭いため，タービンやコントラアングルでは難しい．
- 丸ノミを勧めるのは，歯頸部の骨の削除形態に形が合っていること，後述する歯根周囲の骨の開大にも形が合っているからである．

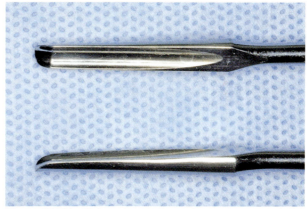

図7a 被覆骨の除去には，この丸ノミとストレートハンドピース（c）が必要．

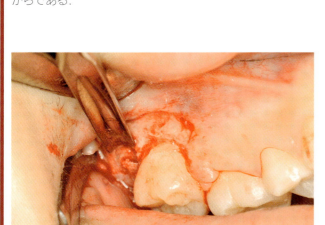

図7b 骨ノミでの近心頬側隅角部の骨削除．

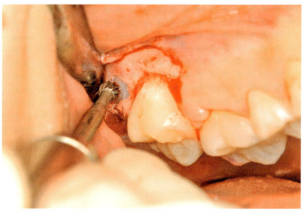

図7c ラウンドバーでの近心頬側隅角部の骨削除．

- 頬側皮質骨と歯槽頂の歯冠部の被覆骨を，丸ノミまたはストレートハンドピースのラウンドバーで削除して，**埋伏歯の近心頬側隅角部の歯頸部を露出させる**（図8，9）．この処置が重要なポイントである．

- 口角を後方に引いて，頬側から歯列に対して横方向から直角に（＝できる限り真横から），露出させた近心頬側隅角部の歯頸部にヘーベルを挿入する（図10b）．

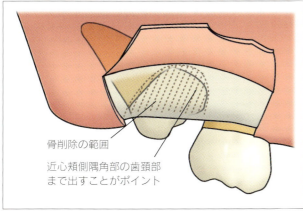

図8 骨削除の範囲．

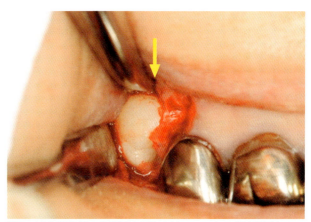

図9 近心隅角部の歯頸部を露出させて，できるだけ真横から，近心頬側隅角部の歯頸部にヘーベルを挿入する．

CHAPTER 4　上顎埋伏智歯

ヘーベルによる脱臼

■近心頬側歯頸部を露出させた後，丸ノミで骨面に沿って根尖側に向けて軽く槌打して，歯根と周囲骨の境界を拡大させる（**図10d**）．**必ずしも丸ノミで歯根周囲の骨を除去する必要はなく，歯根膜腔を拡げるような感じで骨ノミを使う．**臼後部は骨が軟らかいので容易に骨が拡がる．

■口を閉じてわずかに開口させ，口角を後方に牽引して，歯列に対して真横方向からヘーベルを挿入する（**図10e**）．

■露出させた近心頬側歯頸部にヘーベルを挿入して，歯冠を遠心へ起こすように先端部を回転させる（**図10f**）．アンダーカット量が大きい場合は，真下の歯列の咬合平面方向に出すのではなく，歯冠を頬側にふって出すようにヘーベルを使う

（**図10g, h**）．このときに第二大臼歯の骨植がよければ，第二大臼歯の遠心歯頸部付近や骨削除断端をヘーベルの支点にしてよい．歯槽骨を拡げるようなつもりでゆっくりと歯頸部を持ち上げて埋伏智歯を起こす．

■患者の年齢が高く，歯と骨が癒着している場合や歯根周囲の骨が菲薄な場合には，上顎結節の一部が骨折して歯根に付着して出てくることがあるが，よほど高い位置（上方）での骨折でなければ，実際はまったく問題はない（高い位置で折れると出血が多いことがある）．

■第二大臼歯の遠心に歯冠が食い込んでいて，アンダーカットが大きくても，決してタービンで分割しない（次項で詳述）．

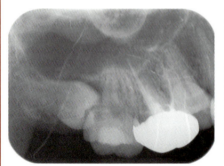

図10a　埋伏 8̲ のデンタルエックス線写真．

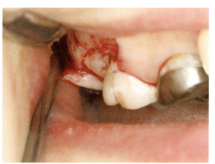

図10b　歯肉弁の剥離・挙上後．

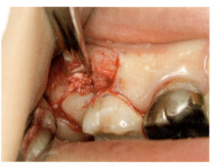

図10c　丸ノミで骨削除し，埋伏歯の近心頬側隅角部の歯頸部を露出させる．

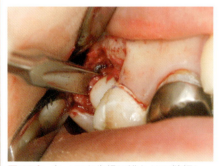

図10d　丸ノミを歯根に沿わせて槌打し，歯根膜腔，歯槽骨を拡げる．

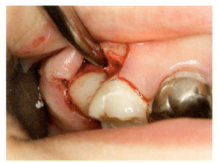

図10e　近心頬側隅角部の歯頸部にヘーベルを挿入する．

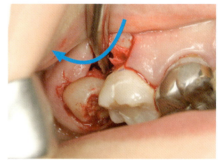

図10f　削除骨断端部を支点にして埋伏歯を起こす．

図10g　第二大臼歯遠心歯頸部を支点にして起こしながら頬側へ出す．

図10h　頬側に向かって脱臼した．

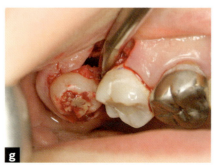

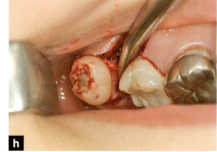

なぜ第二大臼歯遠心に食い込んでいる智歯歯冠のアンダーカット部分をタービンで分割しないのか？(図11)

■アンダーカット部分をタービンで分割除去するように記載された本もあるが，実際は非常に難しく，またその必要もない．その理由は，
①術野が狭く盲目的になりがちで，正確な操作がしにくい．
②歯冠分割にはタービンが必要だが，直視しにくい状態，狭い術野でタービンを使うのは危険である．
③タービンを用いると，術野が狭いことから気腫を起こす恐れがある．
④5倍速コントラで分割すればタービンより安全だが，スペースが狭く操作しにくい．また，回転切削器であることから，周囲の軟組織を巻き込む恐れがある．
⑤歯冠部分が残っているからこそヘーベルがかかりやすいのであって，歯冠分割して残存歯質が少なくなるとヘーベルをかける部分がなくなり，抜歯が非常に難しくなる．
⑥頬側に出すことにより，分割しなくても抜くことができる．

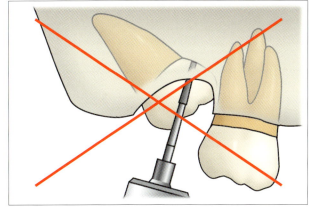

図11　アンダーカットが大きくても歯冠分割しない！

＊ちなみに，筆者はすべての上顎埋伏智歯を分割せずに抜歯している．

上顎埋伏智歯の抜歯の骨削除に，なぜ丸ノミがよいのか？

理由①　上顎大臼歯部の皮質骨は薄く，骨質も粗で，骨ノミで楽に削除できる．
理由②　歯根膜腔に丸ノミを使うことにより，歯根周囲の骨を拡げることができる（ノミの先端部の湾曲が歯根の形態に合いやすい）．
理由③　タービン，コントラアングルは，ハンドピースの角度からみて使用しにくい．丸ノミの槌打の衝撃がいやな場合は，ストレートにラウンドバーをつけて削除してもよい．

萌出している上顎智歯の抜歯はとても簡単

■萌出している上顎智歯の抜歯は，第二大臼歯の骨植がよい場合は非常に簡単である．第二大臼歯遠心歯頸部と智歯歯頸部のあいだに，歯列に直角に（＝真横から）ヘーベルを挿入し，第二大臼歯の遠心歯頸部をヘーベルの支点にして，智歯の歯冠を遠心に向かって起こすようにヘーベルを回転させると容易に脱臼する（図12）．

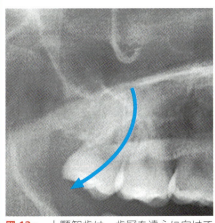

図12a　上顎智歯は，歯冠を遠心に向けて脱臼させる．

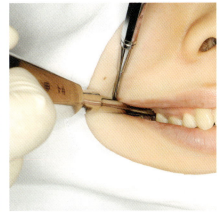

図12b　萌出している上顎智歯．口角を引いて歯列の真横からヘーベルを挿入する．

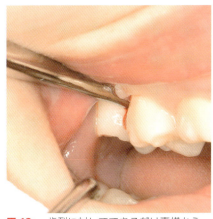

図12c　歯列に対してできるだけ真横から，智歯の近心隅角歯頸部にヘーベルを挿入する．

CHAPTER 4　上顎埋伏智歯

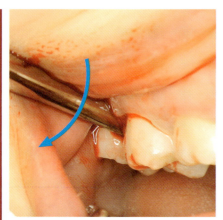

図12d　智歯の歯冠が遠心を向くようにヘーベルを回転させる．

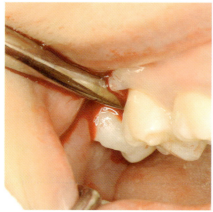

図12e　第二大臼歯の遠心歯頸部を支点にして，歯冠が遠心を向くようにヘーベルを回転させる．

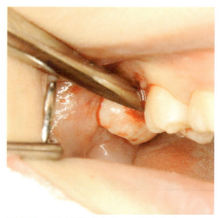

図12f　歯冠が遠心を向いて脱臼した．

脱臼鉗子の使い方

■「脱臼鉗子」（分離鉗子ともいう）は，歯根湾曲のない，垂直方向あるいは遠心方向に萌出した智歯の抜歯に用いる．鉗子の先端が楔形になっており，第二大臼歯と智歯の間の歯間乳頭部に作用させて鉗子の把持部を閉じると遠心の智歯のみに楔の力がはたらいて脱臼する．第二大臼歯には力は加わらない．

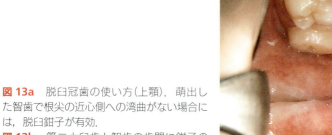

図13a　脱臼鉗子の使い方（上顎）．萌出した智歯で根尖の近心側への湾曲がない場合には，脱臼鉗子が有効．
図13b　第二大臼歯と智歯の歯間に鉗子の先端を適合させる．

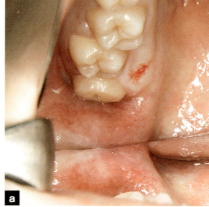

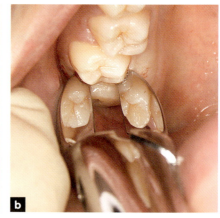

図13c, d　鉗子を閉じると，鉗子の嘴部の形態により智歯のみに楔の作用がはたらいて智歯が容易に脱臼，挺出する．ゆっくりと閉じたり開いたりを繰り返して，徐々に鉗子を閉じていく．一気に強く閉じると，急激に強い力が加わり，埋伏歯の歯根が湾曲している場合には歯根破折を起こすことがある．このあと通常の鉗子で把持して取りだす．

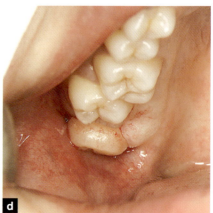

> **point** 上顎埋伏智歯を上手に抜くには

①第二大臼歯遠心歯頚部に埋伏智歯の歯冠のアンダーカットがあっても，埋伏智歯の歯冠を分割しない

　スペースが狭く，分割は非常に難しく，危険である．上顎埋伏智歯は分割して歯が小さくなると抜歯しにくくなるので，分割してはならない．

②骨削除は骨ノミで

　コントラやストレートハンドピースにつけたラウンドバーでも骨削除は可能だが，骨ノミでの骨削除を勧める．骨ノミで歯根と骨の間（歯根膜腔に相当）を拡大すれば，周囲骨が拡がることによりアンダーカットが大きくても抜けやすくなる．

③軽く閉口させて口角を後方に牽引し，歯列に対して直角な方向（＝真横）からヘーベルを挿入する．

　第二大臼歯の骨植がよければ第二大臼歯の遠心歯頚部や頬側歯槽骨をヘーベルの支点にしてよい．

④下方（＝咬合平面側）に向かって出すのではなく，頬側後方に向って出すつもりでヘーベルを使う．

トラブルとその対処

上顎洞への穿孔

- 上顎洞への穿孔の有無はブロウイング（口の中に空気をためさせる）により確認する．鼻から自然に空気が漏れて，口腔内に溜めておけないようであれば，穿孔がある．
- **完全埋伏歯の場合は，骨欠損を生じても穿孔しても，歯肉弁を元に戻して縫合しておくと自然閉鎖することが多い．**
- 鼻出血があっても鼻をかまないように指導する．鼻をかむと上顎洞内に圧がかかり，穿孔部の創が閉塞しにくくなるからである．

上顎洞への迷入

- 抜歯窩から取りだすことは無理．
- 第一・第二大臼歯付近の上顎洞側壁を開削して取りだす．

歯根の破折

- 歯根の一部が破折して残った場合は，直視・直達が非常に困難であることから，摘出は困難である．
- 除去不可能なら残しておいてもよい．
- 強引な操作をすると，上顎洞へ穿孔したり，落とし込む危険がある．**正直に破折して残存していること，感染源になる可能性は極めて低いことを説明したうえで残してよい．**

上顎結節の骨折

- 上顎結節部の骨が歯根に付着して出てくることがあるが，とくに処置の必要はない（**図14**）．破折していても，後方の軟組織との付着が強い場合には，必ずしも骨片を摘出しなくてもよい．上方まで骨折が及ぶと出血が多いので，骨折を起こした場合は止血をきちんと確認しておく．
- 術後に開口障害が出現することがあるので，説明しておく．

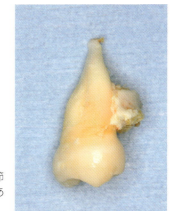

図14 癒着している上顎結節部の骨がついてくることがある．

column 不思議な？切開線のかずかず

下顎埋伏智歯の抜歯 こぼれ話①
不思議な（？）切開線のかずかず

調べれば調べるほど奥の深い世界が，下顎埋伏智歯の切開線である．文献上には不思議な切開線がたくさんあるので紹介しよう．興味のある方はぜひ原典にあたってみることをお勧めする．

下顎智歯抜去のための切開線の分類（図1[1]）

Eschler によれば，下顎智歯抜去のための切開線は，①Winkel 切開，②頰側切開，③台状切開に分類される．Winkel 切開（しわ切開）は三角弁法であるが，台状切開はほかの文献ではでてこないので詳細は不明である．頰側切開には次の図2の前庭舌状弁が含まれるのであろう．

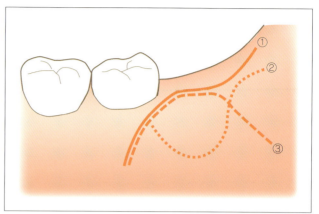

図1　下顎智歯抜去のための切開線．①Winkel 切開．②台状切開．③頰側切開．＊参考文献1より引用・改変

前庭舌状弁（図2[2]）

Berwick はこの切開法の利点を挙げているが，抜歯窩と露出した骨を完全に被覆できること以外はあまり納得できない．かなりの利点がなければ，これだけの侵襲を加える理由にはならないのではないだろうか？

Conma 状切開（図3[3]）

本法と通常使用される改良袋状切開法とを比較すると，統計上の優位差をもって，疼痛・腫脹・開口度・歯周組織の後遺症のすべての点で本法がすぐれていると Nageshwar は述べている[3]．

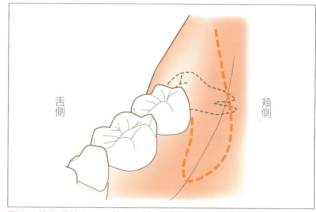

図2　前庭舌状弁．＊参考文献2より引用・改変

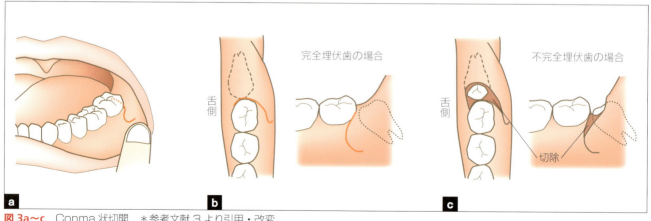

図3a〜c　Conma 状切開．＊参考文献3より引用・改変

column　不思議な？切開線のかずかず

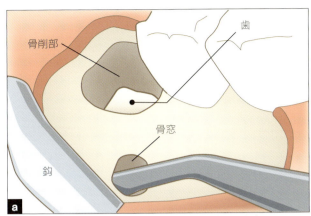
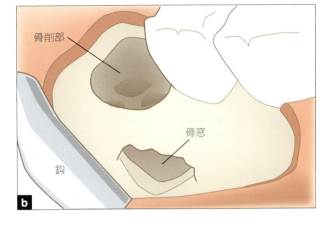

図 4a, b　前庭骨窓法．＊参考文献4より引用・改変

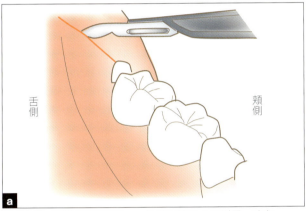
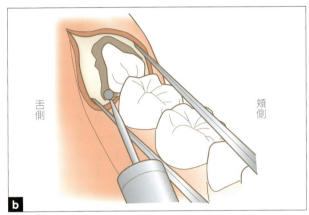

図 5a, b　舌側直線切開法．＊参考文献5より引用・改変

前庭骨窓法（図 4[4]）

智歯の歯冠部の頬側骨をできる限り保存するため，歯槽頂の骨を骨削後に頬側に骨窓を開け，この2か所より歯を分割して抜去する．頬側の骨窓からはフィッシャーバーやヘーベルを挿入する．歯槽頂寄りに骨橋が生じるが，経時的に吸収しないで安定するのか不安が残る．ここまでする必要があるのだろうか？

舌側直線切開法（図 5[5]）

舌神経麻痺を高確率で起こしそうなこの切開線を現在用いることはないと思われるが……．

舌側への補助切開（図 6[6]）

参考文献6にはこの方法をしばしば用いるとの記載があるが，舌神経麻痺を起こす可能性が高く，現在では禁忌だと考えられる．

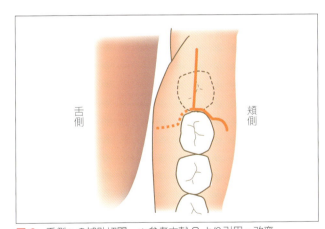

図 6　舌側への補助切開．＊参考文献6より引用・改変

column　不思議な？切開線のかずかず

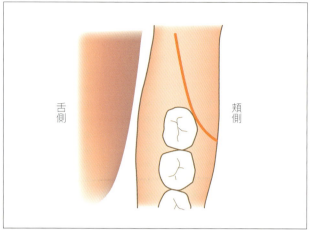

図7　弧状切開．＊参考文献 7〜9 より引用・改変

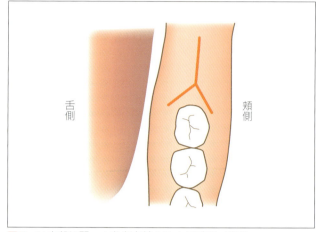

図8　Y字状切開．＊参考文献 10 より引用・改変

弧状切開（図7[7〜9]）

　この切開は魅力的である．角張った切開よりはいい感じだが，第二大臼歯頬側部の血流が問題だろう．

消えた Y字状切開（図8[10]）

　村松隆丸・著の『智歯』[10] は本邦で唯一の智歯についてのみ書かれた書籍である．本著は第2版で中村平蔵との共著となり，『智歯の口腔外科』と改題され，第3版へと続いた[8,9]．この切開線は第1版で記載されていたが，第2版以降では消えている．

　以上，CHAPTER 3 で記載できなかった切開線である．どうだろうか？　まさに口腔外科界の「ナニコレ珍百景」ではないだろうか．筆者にはこれらを試すような勇気（？）はないが，読者の方々はいかがだろうか……

参考文献

1. Eschler J, et al. Die Chirurgie des praktischen zahnarztes. München：Werk-Verlag Dr. Edmund Banaschewski，1967：62.
2. Berwick WA. Alternative method of flap reflection. Br Dent J 1966；21：295.
3. Nageshwar. Common incision for impacted mandibular third molars. J Oral Maxollofac Surg 2002；60：1506.
4. Peñarrocha DM, et al. Vestibular bone window for the extraction of impacted lower third molars: four case reports. Med Oral Patol Oral Cir Bucal 2008；13：508-510.
5. 加藤清治．臨床歯牙抜去術　改訂第2版．東京：吐鳳堂，1941：133-134.
6. 日本歯科医師会・編．新臨床歯科学講座1．第1版．東京：医歯薬出版．1977：217.
7. 森忠男．日常直ちに応用し得べき歯科外科手術図説Ⅲ．手術編．大阪：臨床歯科社，1935：127.
8. 中村平蔵，他．智歯の口腔外科　第2版．東京：医歯薬出版．1958：76.
9. 中村平蔵，他．智歯の口腔外科　第3版．東京：医歯薬出版．1962：：76.
10. 村松隆丸．智歯　第1版．東京：医歯薬出版．1953：：59.

CHAPTER 5
難抜歯

CHAPTER 5　難抜歯

難抜歯の定義

　難抜歯は，歯根の湾曲や肥大などの解剖学的な条件に加えて，歯肉切開をともなう歯槽骨の削除や歯根分割などの口腔外科的手技を要する小外科手術，と捉えられている．これは文字どおり困難な仕事ではあるが，正しいステップを踏むことで，さまざまなリスクを回避しながら歯を抜去することができる．歯科点数表の解釈には「難抜歯とは，歯根肥大，骨の癒着歯，歯根湾曲などに対して骨の開さく又は歯根分離術などを行った場合をいう．」（原文）と記載されている．

術前の患者の評価

　難抜歯は，解剖学的な要因によってのみ定義されているわけではなく，術者の力量や，患者の年齢や疼痛に対する感受性などさまざまな問題が関与する（**図1**）．総合的に患者が有する問題点を把握することが難抜歯対策の第一歩である．

①若年者の問題点

■まず，患者の年齢を確認する．若年者の抜歯はう蝕による歯冠崩壊に起因することが多く，一般的に歯周疾患は軽度であるため，歯根はしっかりと固着している．

■若年者が残根になるまで疾患を放置する理由の1つには，歯科治療に対する強い恐怖心が挙げられる．このような患者は疼痛に対する反応閾値が低く，"痛がり"であるため，十分な疼痛コントロールを行わないと手術がスムーズに進まない．また，静脈内鎮静法の併用が必要なこともあるため，抜歯には基本的に時間がかかると思ったほうがよい．

②高齢者の問題点

■一方，高齢者の歯は歯周疾患も進行していることが多いため，歯にはある程度の動揺があり，抜歯は比較的容易である．しかし，歯周炎が軽度の場合は，若年者に比べて骨が固く弾性もないうえに歯根が肥大していることもあり，困難な抜歯となる．

■加えて，さまざまな全身疾患に罹患していることが多く，とくに抗凝固薬や抗血小板薬を服用中の患者では，薬剤の影響で止血困難になることがある．また，骨粗鬆症でビスホスホネート製剤を内服中の患者では，抜歯後に骨壊死が生じる危険性を考慮する必要がある（CHAPTER 7 参照）．

■本項では，実際に難抜歯になってしまうことが多い症例を，1．残根，2．歯根破折，3．位置異常，4．歯根肥大，5．骨性癒着，6．湾曲根歯に分類し，症例写真を提示しながら具体的な対処法を概説する．

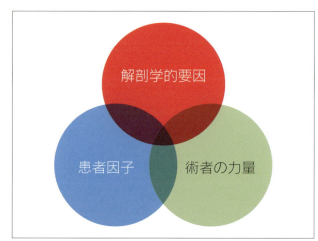

図1　難抜歯に関連する要因．

section 1　残根の抜歯

section 1　残根の抜歯

術前の評価

残根の抜歯は意外と難しい．見立てを誤ると難抜歯となってしまうことが多い．

う蝕の進行，歯根の肥大・湾曲

■最初に歯根う蝕の進行の程度を評価する．う蝕が歯根深くまで進行していると，ヘーベルから伝わる力に歯質が耐えられず，"ポキポキ"と音を立てて歯が欠けてゆき，ヘーベルをかける部位がなくなってしまう．

■このような場合には，細くて長い頑丈な道具が必要になる．専用の器具として，ルートチップピックス（図2）や，三角（Cryer）挺子（図3）があるが，うまく歯根にかからない場合には歯科用の探針やロングシャンクエキスカなども有用である（図4）．

■この状況に加えて，歯根の肥大や湾曲をともなう場合にはさらに困難な抜歯となる（section 3 根肥大の項を参照）．

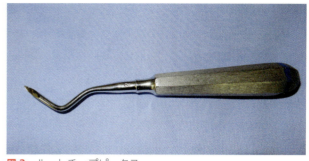

図2　ルートチップピックス．

■歯根が歯肉縁下に隠れてしまっている場合には，歯肉切開を行い，歯槽骨を削除して抜歯のための視野を確保（歯根と歯槽骨の境界を明示）する必要がある．

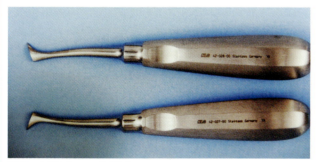

図3　三角（cryer）挺子．

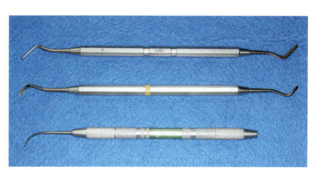

図4　歯科用の探針やロングシャンクエキスカ．

歯肉の炎症

■周囲歯肉の炎症が強い場合には，まず抗菌薬を用いて消炎を行い，抜歯のタイミングを計る必要がある．歯周組織の急性炎症をともなう歯の抜歯における基本方針は，**消炎後に抜去する**ことである．急性炎症を放置したまま抜去すると，周囲組織に炎症が拡大し，術後に骨髄炎や重篤な顎炎を惹起することがあるため，たとえ患者からの強い要望があったとしても，この基本方針を曲げてはならない．

隣在歯

■つぎに，隣在歯の状態を確認する．後方歯が近心傾斜していたり，前方の歯が遠心傾斜しているような場合には，抜歯の器具を挿入するスペースがなく，歯を抜いてくる方向も制限されるため，抜歯が難しくなる．

抜歯手術の基本手技

切開線の設定

■粘膜骨膜弁を展開しなくても残根を抜去できることもある．しかし，予想に反して簡単に抜けないと判断したら，すぐに切開して粘膜骨膜弁を剥離展開し，残根を明視野においたほうが，結局のところ短時間で抜去できる．

■したがって，抜歯前から図 5a〜c のような切開線を用いて粘膜骨膜弁を展開することを念頭に置きながら抜歯を始めるとよい．

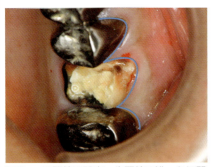
図 5a 切開線の設定．歯頚線に沿った切開．

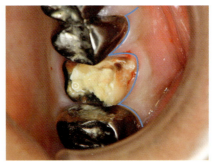
図 5b 近心に縦切開を加えている．

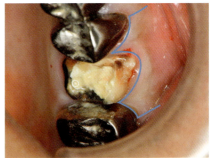
図 5c 遠心にも縦切開を追加している．

骨削除・根分割

■粘膜骨膜弁を十分に剥離・展開した後に，ラウンドバーやフィッシャーバーを用いて骨を削除し，ヘーベルを挿入するための歯槽骨と歯根の境界を明示する．

■大臼歯の場合には，この段階で歯根を分割したほうが早く抜歯できることが少なくない．

■下顎大臼歯では近遠心的に 2 分割し，上顎大臼歯では 3 分割する．

ヘーベルの挿入

■歯根膜腔にうまくヘーベルが挿入できない場合には，フィッシャーバーを用いてヘーベルを挿入するための細い溝を形成する（図 6）．通常のヘーベルよりも刃部が薄いファインヘーベルを試してみるのも有用である（図 7）．

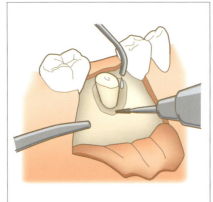
図 6 フィッシャーバーを用いて，ヘーベルを挿入するための細い溝を形成している．

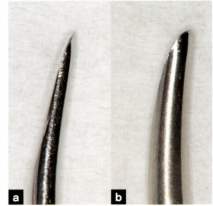
図 7a 刃部が薄いファインヘーベル．
図 7b 通常のヘーベル．

抜去

■ヘーベル，ルートチップピックス，探針などで脱臼したら，誤嚥・誤飲させないよう残根鉗子（図8）などのしっかり歯根を把持できる器具を用いて，最後の抜歯操作を行う．

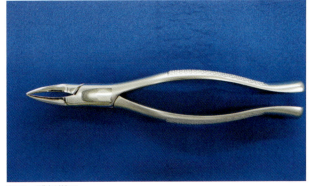

図8　残根鉗子．

肉芽組織の掻爬

■とくに，根尖部の肉芽組織に注意しながら，抜歯窩を十分に掻爬する．残根歯はう蝕のため細かい破折片が組織に埋入していることがあるため，注意して抜歯窩をよく観察しながら，肉芽組織を完全に掻爬する．
■最後に骨の鋭縁部がないか抜歯窩の辺縁を指の腹で触って確認する．尖っている骨が指に引っかかったり，軽度の圧迫で痛みを感じそうな部位では骨を丸めておく必要がある．
■ラウンドバーや骨やすりを用いて骨の鋭縁部を除去してから再度触診し，目的が達成されていることを確認する．この操作を行わないと，術後に歯肉から骨の鋭縁部が露出して，患者は数週間にわたって強い接触痛を訴えることになり，結局，骨鋭縁を除去する処置を追加することになる．

縫合

■創を生理食塩液で十分に洗浄した後，切開部を4-0ナイロン糸や絹糸で縫合する（図9）．

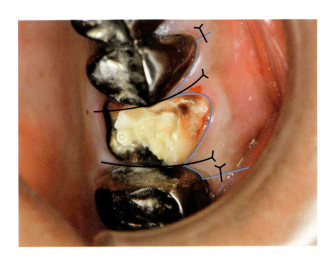

図9　切開部を4-0ナイロン糸や絹糸で縫合する．

残根の抜歯症例①

患　者　67歳，女性
現病歴　⑤6⑦ブリッジにするため当科で6を抜歯した．当院の補綴科で撮影した術後のエックス線写真では，抜歯窩に不透過像が認められたため，6の歯根残存の疑いと診断され，当科を再受診した．
既往歴・家族歴　特記事項なし．
現　症　6部の抜歯創の治癒は良好で，炎症所見は認められなかった（図10a）．
エックス線所見　デンタルエックス線写真では6の抜歯窩の近心側に歯根様のエックス線不透過像が認められた（図10bは抜歯前，図10cは抜歯後）．
歯科用CT所見　5を取り囲むように歯根様のエックス線不

CHAPTER 5　難抜歯

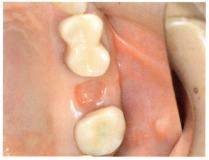

図10a　抜歯創の治癒は良好で，炎症所見は認められない．

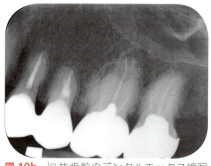

図10b　6̲抜歯前のデンタルエックス線写真．

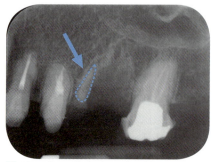

図10c　6̲の抜歯窩の近心側に歯根様のエックス線不透過像が認められる（矢印）．

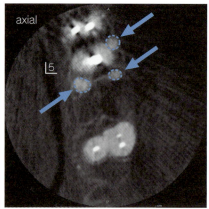

図10d　歯科用CT像．5̲を取り囲むように歯根様のエックス線不透過像が3か所に認められる（矢印）．

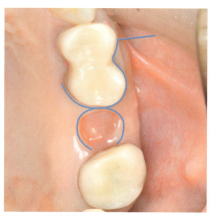

図10e　切開線．

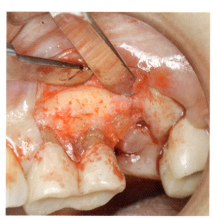

図10f　歯槽頂部にやや黄色を呈する歯根様の硬固物を確認できる．

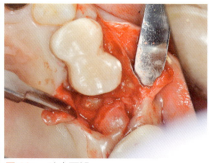

図10g　咬合面観．

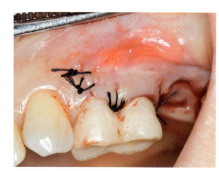

図10h　手術終了時．

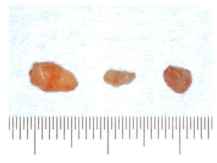

図10i　抜去された歯根．

透過像が3か所に認められた（図10d）．

臨床診断　5̲ 残根

手術のプロセス　2％塩酸リドカイン（1/8万エピネフリン含有）の局所麻酔薬歯科用カートリッジ1本で浸潤麻酔を行い，切開を加えた（図10e）．粘膜骨膜弁を剝離展開すると，歯槽頂部にやや黄色を呈する歯根様の硬固物を確認できた（図10f，g）．歯科用探針を用いて硬固物と骨との境界を探ると，硬固物が動揺したため，除去した．4-0絹糸を用いて縫合した（図10h，i）．

コメント

　術後のエックス線写真から6̲の歯根の残存を疑われた症例であったが，歯科用CTを撮影することで正しい診断が得られた．診断に不安を感じた場合には，精度の高い検査を行うことの重要性を教えてくれた．5̲の残根が感染巣とならなかったため，そのまま補綴しても大きな問題にはならなかったのかもしれない．しかし，本症例では，術後に自費診療のブリッジが予定されていたため，残根を除去することにした．

section 1　残根の抜歯

残根の抜歯症例②

患　者　24歳，男性
現病歴　6̄のう歯を長期間放置していた．右側頰部から顎下部まで腫脹してきたため，当科を紹介されて来院した．
既往歴・家族歴　特記事項なし．
現　症　体温は37℃．右側頰部は中等度に腫脹しており，開口量は25 mmと開口障害が認められた．また，6̄部歯肉には発赤と腫脹が認められた．
エックス線所見　パノラマエックス線写真では6̄の残根が認められ，根尖部にはエックス線透過像が認められた（**図11a**）．
臨床診断　6̄残根，根尖性歯周炎，右側下顎周囲炎
処置および経過　炎症の拡大を防ぐためにフロモックス®100 mg 3錠/日の内服で消炎を開始した．翌日，腫脹は改善傾向にあり，同部に波動を触知したため切開したところ，黄白色の排膿が認められた．生理食塩水にて洗浄を行いながら，抗菌薬の投与を継続した．約1週間後，下顎右側周囲の炎症は消退し，下顎歯肉の腫脹も改善したため，6̄を抜歯した．
手術のプロセス　2％塩酸リドカイン（1/8万エピネフリン含有）の局所麻酔薬歯科用カートリッジ1本で浸潤麻酔を行い，歯肉切開を加えた（**図11b**）．粘膜骨膜弁を剥離すると，歯根と骨の境界が確認できた．歯根を近心根と遠心根に分割して抜去した（**図11c**）．根尖部の搔爬時に疼痛を訴えたため，局

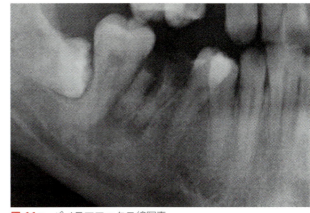

図11a　パノラマエックス線写真．

所麻酔を追加して肉芽組織を完全に搔爬した．
コメント　本症例では抜歯を行うタイミングが1つのポイントである．十分に消炎を行い，炎症所見が消失した後で抜歯を行うことが重要である．これを怠ると思わぬ炎症の拡大をみることがある．また，根尖部の炎症性肉芽組織には麻酔が効きにくいことがあるが，麻酔を追加しながら疼痛をコントロールして完全に肉芽組織を搔爬するべきである．

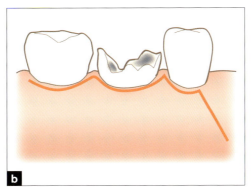
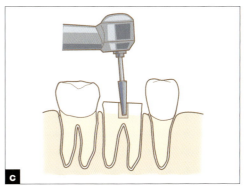

図11b　切開線．
図11c　歯根の分割．

残根の抜歯症例③

患　者　50歳，男性
現病歴　かかりつけ歯科医院から6̱の抜歯目的で，当科を紹介されて受診した．
既往歴・家族歴　特記事項なし．
現　症　6̱が白色のセメントで暫間的に充填されていた．周囲歯肉に炎症所見は認めなかった（**図12a**）．
エックス線所見　6̱はう蝕が進行して歯根にまで及んでいた（**図12b**）．
臨床診断　6̱残根
術前評価　う蝕が進行して歯質が脆弱で薄くなっているため，

CHAPTER 5 難抜歯

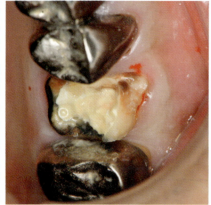

図 12a 6̲周囲歯肉に炎症所見は認められない．

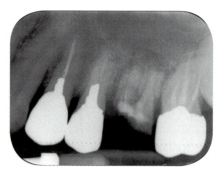

図 12b う蝕が進行して歯根にまで及んでいる．

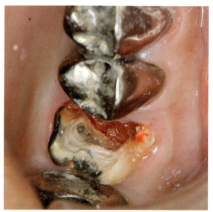

図 12c セメントを除去して残存歯質を確認している．

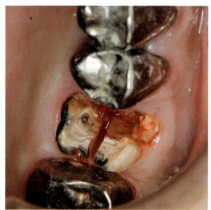

図 12d 歯根を歯槽中隔に達するまで完全に分割している．

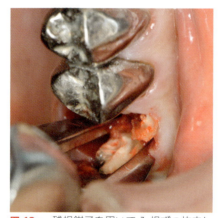

図 12e 残根鉗子を用いて 1 根ずつ抜去している．

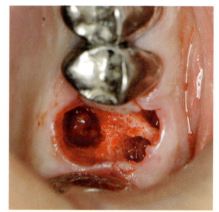

図 12f 抜歯窩の写真．

ヘーベルの力をかける部位がなく，難抜歯になることが予想された．そこで歯を歯根ごとに 3 分割して抜歯することとした．セメントが付いたまま分割すると，周囲組織に切削されたセメントが沈着することになるため，分割する前にセメントを可及的に除去した．

手術のプロセス 2％塩酸リドカイン（1/8万エピネフリン含有）の局所麻酔薬歯科用カートリッジ 1 本で浸潤麻酔を行った．まず，セメントを除去して残存歯質を確認した（図 12c）．近心壁はなく，う蝕が歯根にまで及んでいた．タービンを用いて歯槽中隔に達するまで完全に歯根を分割した（図 12d）．残根鉗子を用いて 1 根ずつ抜去した（図 12e，f）．

コメント セメントを除去すると，ミラーで 3 つの根管の位置が確認できた．今回は，粘膜骨膜弁を展開しなくても 3 根を分割できた．しかし，歯と骨の境界が視認できない場合には，躊躇せずに粘膜骨膜弁を開いて，歯槽骨の削除を行うべきである．

section 2 　歯根破折

術前の評価

■術中に歯根が破折して"しまった"と思うことがある．歯が折れたときには"バッキィ"という嫌な音がするので，術者はたいていの場合，歯根が破折したことを認識できる．抜けてきた歯の根尖を見ると，歯根の一部に滑沢な破折面が認められる．

破折片の除去

脱臼した歯

■歯が脱臼した後で，アンダーカットに引っかかっていた歯根が破折したのであれば，破折片の抜去は比較的容易である．
■介助者に吸引しないよう指示して，抜歯窩を直視あるいはミラー像で確認して，破折した歯根尖を見つけ出す．
■折れた歯根尖は，そっとエキスカベータ，歯科用探針や鋭匙を用いてほじくり出す．

脱臼していない歯

■一方，歯が脱臼していない状況下で破折した場合の歯根尖の抜去は難しい．破折した骨植のよい歯根の抜去が困難となる最大の理由は，視野が悪くてよく見えないことである．
■まず，すでに抜去された歯をよく見て，歯根のどの部分が破折して歯槽窩に残っているのかを把握する．
■つぎに，直視やミラー像で予想した部位に歯根が見えるかどうか確認する．よく見えない場合には，ここでデンタルエックス線写真を撮影して破折した根尖がどこにあるのか，どの程度の大きさの歯が残っているのかを確認する．
■歯科用CTによる診査はとくに有効である．歯根の三次元的な形態を明らかにできるうえに，歯根の三次元的な位置を正確に把握できる．

抜歯手術の基本手技

　破折した歯根尖の除去には視野の確保が大切である．視野を悪化させる要因には，①暗い照明，②出血，③粘膜骨膜弁の剥離範囲の不足，④骨削除の不足が挙げられる（図13，14）．また，下顎臼歯部の歯根尖は下顎管に近接していることもあり，痛みを十分コントロールすることがスムーズな抜歯の前提となる．以下に具体的な対処法を述べる．

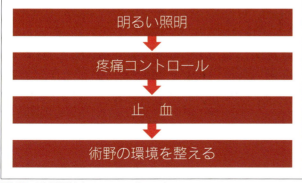

図13　破折根抜去のフローチャート．

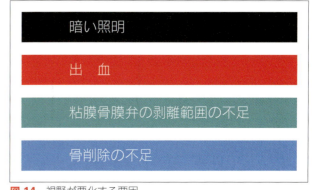

図14　視野が悪化する要因．

CHAPTER 5 難抜歯

照明

- まず，照明を確保する．暗い照明では術野を見にくいので，照明は非常に重要である．無影燈が装備されているユニットがあればこれを用いる（図15）．

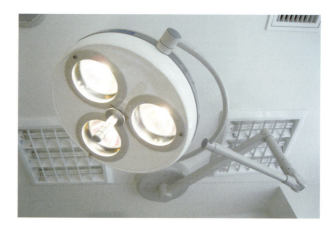

図15 無影燈．

疼痛コントロール

- つぎに，疼痛を十分にコントロールする．術者は患者が痛がると落ち着いて抜歯操作に集中できない．そこで，残根周囲の粘膜に歯科用カートリッジ1/2本分程度の局所麻酔薬を追加で注射する．
- 粘膜骨膜弁が開かれている場合には，粘膜への局所麻酔では顎骨内へ薬剤が到達せずあまり効果がないため，歯根膜腔に局所麻酔薬を十分に追加注入する．
- 上顎では上顎結節や大口蓋孔への伝達麻酔，下顎では下顎孔伝達麻酔を追加するのもよい．
- これらの麻酔を追加しても患者が痛がって処置を進められない場合（頻度は低く，ほとんどないが）には，抜歯を中止して，静脈内鎮静法や全身麻酔など別の麻酔法を検討する．

止血

- もし，出血で歯がよく見えないときには，まず止血して視野を確保する．術野に流れ込む，あるいは破折根の周囲から湧き出る血液があると，破折根を直視できる時間が少ないため，抜歯操作がなかなか先に進まない．
- 出血は軟組織からの場合と硬組織からの場合がある．
- まず，電気メスを準備して凝固モードに設定する．
- 切開創，あるいはタービンや電気エンジンで挫滅した軟組織からの出血には，動脈性のものと静脈性のものがある．
- 鮮紅色の血液が拍動性に出る動脈性の出血では，出血点をよく確認して外科用ピンセットでつまみ，ピンポイントで電気凝固して止血する（図16）．
- 暗赤色の静脈性の涌出性出血に対しては，やや広い範囲で電気凝固止血を行う．
- これでも出血が収まらない場合には，酸化セルロース製剤や微線維性コラーゲンなどの局所止血剤を創内に置いてしばらく圧迫し，出血が下火になってから処置を再開するとよい．
- 骨から出血する場合も局所止血剤などを用いてしばらく圧迫し，出血が下火になってから処置を再開する．

section 2 歯根破折

■破折根の抜歯途中で出血に困ったときには，吸引器具も大切である．根尖部に直接到達できる湾曲した先端が細いもの（図17）を準備しておくと非常に有用である．通常の太さの吸引管では太すぎて処置の妨げになり，一般的な外科用の吸引管では抜歯窩の奥までは届かない．
■生理食塩液での抜歯窩の洗浄は，骨と歯の境界の明示や出血点の確認に有用である．

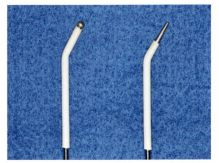

図16 よく用いられる電気メスの先端部分．

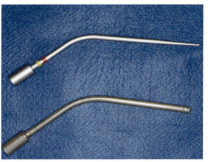

図17 上：細い吸引管．下：通常の口腔外科用の吸引管．

術野の環境を整える

■粘膜骨膜弁の剥離展開が不十分な場合には，切開を追加して十分に展開できるようにする．
■つぎに抜歯窩をできるだけ直視できるように歯槽骨を削除する．ここまで行えば，折れた歯根尖と骨との関係が肉眼で十分確認できる状態になる．
■後は，section 1 残根の抜歯で述べたように，歯科用探針やエキスカベータ，ルートチップピックスなどを用いて根の除去を試みる．

■抜歯のために歯を多分割した場合には，歯の小片が歯槽窩や骨と粘膜骨膜弁の間に迷入していることがあるため，術後にデンタルエックス線写真を撮影し，破片の残遺がないことを確認することが大切である．
■ときに，2根だと思って抜歯していた歯が実は3根であったということもあり，確認のエックス線写真でこれらの取り残しを防ぐことができる．

歯根破折症例①

患　者　33歳，男性
現病歴　3か月前にかかりつけ歯科医院にて8⏌の抜歯を中断した．今回抜歯中止となった残根の抜去を目的に，当科を紹介されて受診した．
既往歴，家族歴　特記事項なし．
現　症　8⏌部歯肉はやや陥凹していたが，上皮化しており，発赤や腫脹は認められなかった（図18a）．
エックス線所見　デンタルエックス線写真では8⏌の残根が認められ，歯根は湾曲していた（図18b）．
臨床診断　8⏌抜歯中断

術前の評価　抜歯後3か月が経過している抜歯中断歯で，湾曲した歯根のみが残されており，難抜歯を覚悟した．
手術のプロセス　2％塩酸リドカイン（1/8万エピネフリン含有）の局所麻酔薬歯科用カートリッジ2本で浸潤麻酔を行った．図のように切開を加えて粘膜骨膜弁を剥離した（図18c）．8⏌歯根上の上皮と上皮下の結合組織は切除し，近心根と遠心根を明示した（図18d）．まず，遠心根の遠心にヘーベルをかけ，遠心根を近心に倒すように力をかけて脱臼させ，抜去した．その後，湾曲の強い近心根を下方から持ち上げるようにして，抜去しようとしたが，ルートチップピックスがうまく挿入で

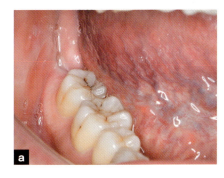

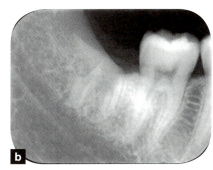

図18a 術前の口腔内写真．
図18b デンタルエックス線写真．8⏌の歯根は湾曲している．

CHAPTER 5　難抜歯

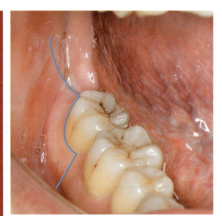

図 18c　切開線．

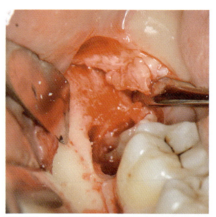

図 18d　粘膜骨膜弁を剥離展開した写真．

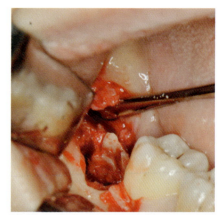

図 18e　頬側の皮質骨を削除してルートチップピックスの挿入スペースを確保している．

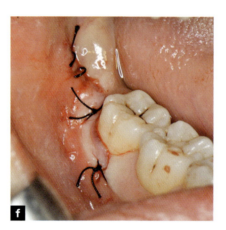

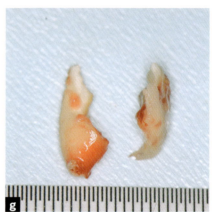

図 18f　手術終了時の口腔内写真．
図 18g　抜去された歯根．

きなかったため，ラウンドバーで頬側の皮質骨を削除してルートチップピックスの挿入スペースを確保した（図 18e）．その後，ルートチップピックスをバーで形成した溝に挿入し，近心根を抜去した．粘膜骨膜弁を復位して 4 針縫合し，手術を終了とした（図 18f, g）．

コメント　本症例は抜歯中断後 3 か月が経過していた症例であった．炎症反応は治まっていたが，残根上は瘢痕組織で覆われていたため，歯を確認することができなかった．瘢痕組織を除去して残根を明示した．当初，近心に残った歯根が直視できず，器具をうまく歯根膜腔に挿入できなかった．骨削除を十分に行うことでこれらの問題が解決できた．

歯根破折症例②

患　者　27 歳，女性
現病歴　かかりつけ歯科医院から 8| の抜歯を依頼され，当科を受診した．
既往歴，家族歴　特記事項なし．
現　症　8| の歯冠の約 3 分の 2 が歯肉粘膜に覆われていた．同部の歯肉には軽度の発赤や腫脹が認められたが，抜歯可能な状態であった．
エックス線所見　パノラマエックス線写真では 8| が軽度に遠心傾斜して歯根が湾曲していた（図 19a）．
臨床診断　8| 智歯周囲炎
術前の評価　「疼痛に弱い」との患者からの訴えがあった．加えて，歯根も湾曲しており，難抜歯になることが術前から予想された．十分に局所麻酔を行い，歯冠の遠心部を分割除去し，そのスペースを利用して歯を脱臼させ，遠心方向に誘導して抜去する計画を立てた（図 19b）．
手術のプロセス　2％塩酸リドカイン（1/8 万エピネフリン含

section 2　歯根破折

有）の局所麻酔薬歯科用カートリッジ2本で8｜周囲に浸潤麻酔した．粘膜骨膜弁を剥離展開して，粘膜下の8｜の歯冠を明示した．計画にしたがい，歯冠の遠心部をタービンを用いて斜めに分割した．分割途中で疼痛の訴えがあったため，歯冠分割途中の溝から直接歯髄に麻酔を追加した．この麻酔で分割時の疼痛はコントロールできた．

　歯冠を分割した後で近心頬側隅角にヘーベルを挿入し，遠心方向へ力をかけたが，スムーズに脱臼してこなかった．さらに強い力を加えたところ，"バッキィ"という音がして歯を破折した感触があった．その後，歯は予定通り遠心方向に浮き上がり抜去できた．抜去歯の根尖を確認すると遠心の根が破折していることがわかった（図19c）．歯科用ミラーを用いて抜歯窩を確認すると，歯槽骨内に遠心根の断面を確認できた．

　歯根が残っているためもう少し時間がかかることを患者に説明し，疼痛コントロールを目的に下顎孔伝達麻酔を追加した．出血はなく，粘膜骨膜弁の展開も十分であったため，歯根の摘出に移行した．歯根を直視することができなかったため，まず，ラウンドバーで頬側の歯槽骨を削除し（図19d），歯根と骨の境界を直視できるようにした．つぎに，歯根周囲の骨をタービンで削除した（図19e）．このとき，通常の智歯抜去に用いるものよりも長いダイヤモンドバーを用いた（図19f）．歯科用探針を歯と骨の間隙に挿入し，はじきだすよう

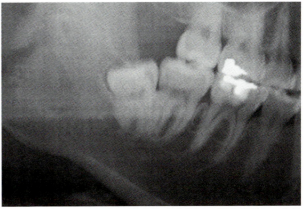

図19a　パノラマエックス線写真．8｜が軽度に遠心傾斜して歯根が湾曲している．

に力を加えると，歯根が動き出した．何度か同様の操作を繰り返し，歯根を抜去することができた．

　デンタルエックス線写真を撮影し，完全に歯根が除去されたことを確認した（図19g）．粘膜骨膜弁を復位して4-0絹糸で縫合し，手術を終了とした．

コメント　術前から難抜歯になることは想定していたが，やはり困難な抜歯になってしまった．残った歯根が小さかったので今回の抜去には歯科用の探針が有用であった．

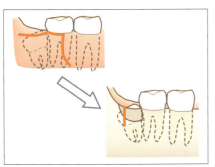

図19b　抜歯の手術計画．歯冠が湾曲しているので難抜歯になることが予想された．歯冠の遠心部を分割除去し，そのスペースを利用して歯を脱臼させ，遠心方向に誘導して抜去する計画を立てた．

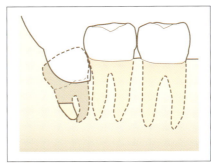

図19c　遠心の根が破折している．

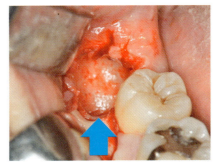

図19d　頬側の歯槽骨の削除（矢印）．

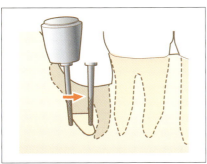

図19e　歯根周囲の骨削除．

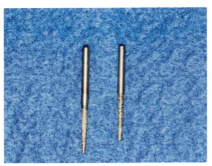

図19f　長いダイヤモンドバー．

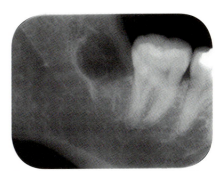

図19g　術後のデンタルエックス線写真．

CHAPTER 5 難抜歯

歯根破折症例③

患　者　18歳，女性
現病歴　当院の矯正科から院内紹介で智歯の抜歯を依頼された．
既往歴・家族歴　特記事項なし．
現　症　近心傾斜している8̲を認め，歯冠周囲の粘膜には炎症所見を認めなかった（図20a）．
エックス線所見　8̲が近心傾斜し，歯冠が7̲の歯頸部に陥入していた．歯根は開いた2根で根尖に湾曲が認められた（図20b）．
臨床診断　8̲水平智歯
術前の評価　深さの問題はないが，歯根に強い湾曲が認められるため，歯根破折のリスクがあった．根尖を破折しないように配慮した抜歯計画を立案した．
手術のプロセス　2％塩酸リドカイン（1/8万エピネフリン含有）の局所麻酔薬歯科用カートリッジ2本を8̲周囲の粘膜に浸潤麻酔した．歯冠の最大膨隆部が歯槽骨より萌出しているため，歯肉切開を行わずに抜歯を開始した．

歯軸に対して平行に根分岐部を狙って歯冠分割を行った．ロングシャンクバーで根分岐部までしっかりと分割した（図20c, d）．このとき肉眼で根分岐部を確認できたので，舌側まで歯冠を分割した．形成した溝の最深部までヘーベルを挿入して分割し（図20e），まず遠心根から抜去した．遠心根の遠心にヘーベルをかけ近心にむけて脱臼させ（図20f），残根鉗子で抜去した（図20g）．

つぎに，近心根の抜去に取りかかった．遠心部にスペースができているため，近心根の湾曲に逆らわないように遠心に向けて脱臼させ（図20h），残根鉗子を用いて抜去した．抜歯窩の血餅保持のため2針縫合して手術を終了とした（図20i, j）．
コメント　根尖がほぼ直角に曲がっていても，根の湾曲に逆らわないように歯を脱臼させることで，無理なく抜去が可能であった．本症例では，計画通り歯根破折を回避して抜去できた．

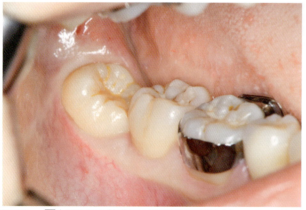

図20a　8̲歯冠周囲の粘膜には炎症所見を認めない．

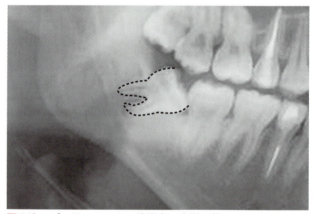

図20b　パノラマエックス線写真．歯根は開いた2根で根尖が湾曲している．

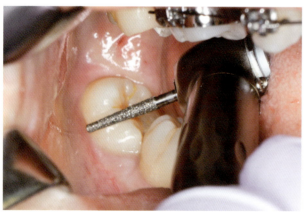

図20c　歯軸に対して平行に根分岐部を狙って歯冠分割を行う．

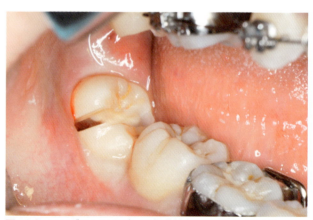

図20d　ロングシャンクバーで根分岐部まで分割している．

section 2 歯根破折

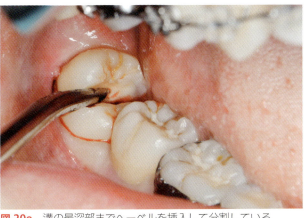

図20e 溝の最深部までヘーベルを挿入して分割している.

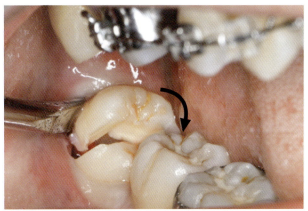

図20f 遠心根の遠心にヘーベルをかけ，近心にむけて脱臼させている.

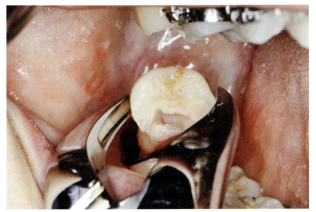

図20g 残根鉗子を用いて抜去している.

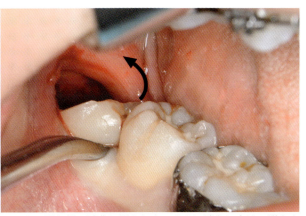

図20h 近心根の湾曲に逆らわないように遠心に向けて脱臼させている.

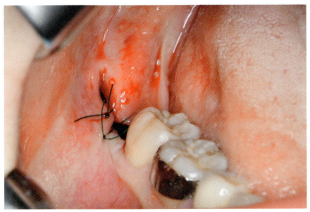

図20i 手術終了時の口腔内写真.

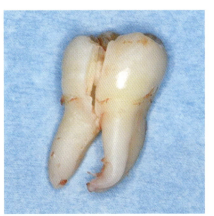

図20j 抜去された 7̄|.

CHAPTER 5 難抜歯

section 3 根肥大

術前の評価

- エックス線写真により評価する．
- 歯頸部の幅径より歯根の幅径が大きい場合には根が肥大していると評価する．
- 歯根肥大は，セメント質肥大や，セメント質が歯根面に蓄積して生じるとされている．
- 高齢者によくみられ，球根状に肥大することもある（図21）．

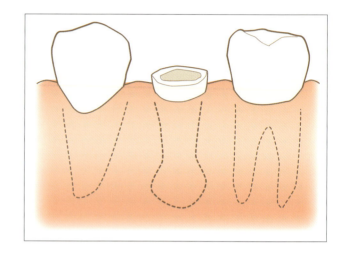

図21 球根状に肥大した歯根．

抜歯手術の基本手技

- 歯根が肥大している場合には，アンダーカットを除去する必要がある．単根の場合には歯根分割したり，歯根周囲の骨を削除する必要がある（図22）．また，2根，3根の場合には歯根を分割し，さらに根間中隔の骨を除去することでアンダーカットを除去する（図23）．

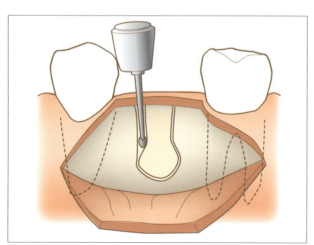

図22 歯根周囲の骨削除．

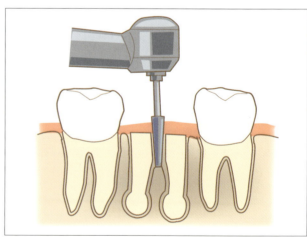

図23 根間中隔の骨削除．

根肥大の歯の抜歯症例

患　者　32歳，女性
現病歴　かかりつけ歯科から8⏋の抜歯を依頼され，当科を受診した．
既往歴，家族歴　特記事項なし．
現　症　8⏋歯冠の遠心約3分の1が粘膜に覆われていた．同部の歯肉には軽度の発赤や腫脹が認められたが，抜歯可能な状態であった．
エックス線所見　パノラマエックス線写真では8⏋が軽度に遠心傾斜していた．歯根の湾曲は明らかではなかったが，軽度の歯根肥大が認められた（**図24a**）．
臨床診断　8⏋智歯周囲炎，歯根肥大
術前の評価　歯根の軽度肥大は認められるものの，患者の年齢は若く，比較的簡単に抜歯可能な症例と判断した．歯冠の遠心部を分割除去した後，遠心方向に歯を脱臼させて誘導し，抜歯する計画を立てた．
手術のプロセス　2％塩酸リドカイン（1/8万エピネフリン含有）の局所麻酔薬歯科用カートリッジ2本を8⏋周囲の粘膜に浸潤麻酔した．粘膜骨膜弁を剥離展開して粘膜下の8⏋歯冠を明示した．計画にしたがい，遠心の歯冠を斜めにタービンを用いて分割して除去した．近心頬側隅角から歯根膜腔にヘーベルを挿入し，遠心に歯が倒れるよう力をかけたが，軽度の動揺は認められるものの，それ以上歯槽窩から歯が抜けてこない状態であった．抜歯鉗子を用いて頬舌的に力を加えると"バッキィ"という音をともない歯が破折し，歯冠のみが除去された（**図24b**）．この時点で，相当な難抜歯となることが予想され，患者に少し時間がかかることと，抜歯が意外に難しいことを説明して，疼痛コントロールを目的に下顎孔伝達麻酔を追加した．

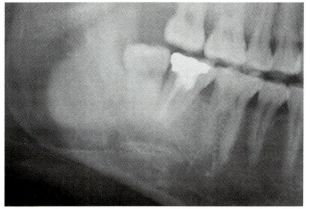

図24a　パノラマエックス線写真．8⏋が軽度に遠心傾斜し，軽度の歯根肥大が認められる．

　残った歯根は出血が多くて直視できなかったため（**図24c**），電気メスを用いて止血を行った．出血は，歯冠分割にともない生じた舌側の口腔粘膜の損傷部からのもので，出血点を数か所凝固することで止血できた（**図24d**）．
　歯科用ミラーを用いて残った歯の外形を確認した．直視するためにラウンドバーを用いて歯槽骨を削除した．近心の縦切開が8⏋に近すぎて近心側の骨の削除が難しかった．縦切開は7⏋の近心あるいは6⏋の頬側歯肉に設定するべきであった．歯根の肥大が難抜歯の主原因と判断し，歯根の分割と歯根周囲の歯槽骨を削除することとした．長いダイヤモンドバーをタービンに装着して歯根の近遠心的な2分割を試みた．術中に疼痛の訴えは無く，頬側と遠心の歯根周囲の歯槽骨をタービンで溝状に削除していった（**図24e**）．歯根を分割すると，遠心部の小片を除去できた．これで遠心部にスペースが

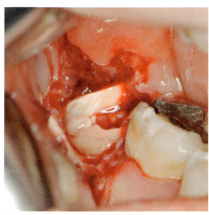

図24b　歯冠破折した状態．

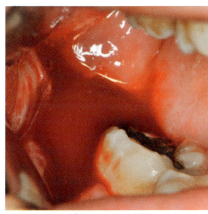

図24c　出血が多くて歯を直視できない．

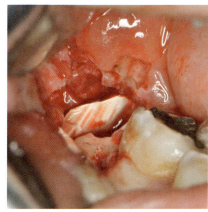

図24d　出血点を数か所凝固することで止血した状態．

CHAPTER 5　難抜歯

確保でき，近心頬側隅角にヘーベルを挿入すると，遠心方向に歯は抜けてきた．4-0絹糸で切開部を縫合して手術を終了とした（図24f, g）．

コメント　術前には，大したことはないだろうと思いながら抜歯を始めたところ，途中から思いのほか大変な抜歯であることに気づいて慌てた症例であった．とくに切開線の設定が悪いと後々の操作に影響することを改めて実感させられた．粘膜の損傷による出血も，困難な処置をますます困難にする要因となった．

歯根分割も真ん中で割る予定であったが，歯が遠心傾斜していたため，斜めに分割された．バーをもっと遠心傾斜させて分割操作を行うべきであった．結果的に抜歯できたからよかったものの，顎骨内での歯根の方向を三次元的に把握することの難しさを教えられた．軽度の肥大でも難抜歯になることを忘れてはいけない症例であった．

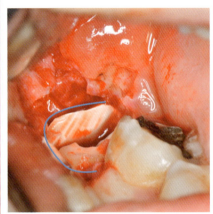
図24e　歯根周囲の歯槽骨をタービンで溝状に削除している（青線）．

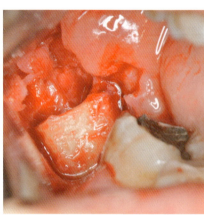
図24f　遠心方向に歯が抜けてきている．

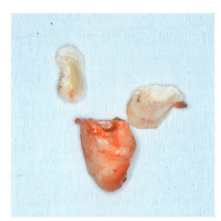
図24g　抜去された歯根．

section 4　位置異常（舌側転位）

section 4　位置異常（舌側転位）

歯の位置異常があると通常よりも抜歯が困難になる．位置異常には，近心，遠心，頬側，舌側転位がある．

術前の評価

■舌側転位歯の抜歯は視野が悪いうえに，ヘーベルや鉗子を挿入するスペースが限られることから，より難しくなる．
■歯の位置異常があると通常よりも抜歯が困難になる．位置異常には，近心，遠心，頬側，舌側転位がある．抜歯する歯の近心の隣在歯が頬側に傾斜していると，抜歯する歯が相対的に舌側転位歯と同様な位置関係になり，近心頬側隅角にヘーベルをかけにくくなることから，抜歯が難しくなる．
■下顎の抜歯予定の歯が頬側転位している場合には，歯根が湾曲していたり，歯根に近接する舌側の皮質骨が薄くなっていることが多い（図25）．このような症例では，歯根を除去するときに強い力をかけると口底へ迷入させる危険性がある．

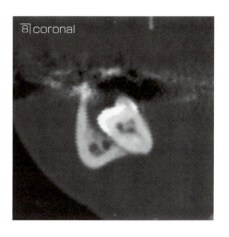

図25　舌側の薄い皮質骨．

抜歯手術の基本手技

■舌側転位歯に対しては，隣在歯に力がかからないように舌側の近心隅角にヘーベルをかける．頬側方向にはスペースがないため，舌側に向けて力をかける．
■抜歯鉗子で把持できる場合にも，頬側には力をかけないようにする．
■頬側に力をかけると，鉗子が隣在歯に接触して隣在歯を損傷したり，脱臼させる危険性がある（図26）．

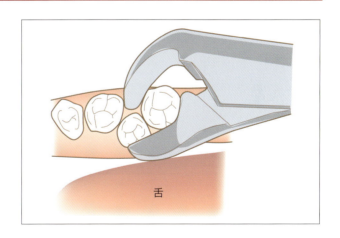

図26　抜歯鉗子が隣在歯に接触して隣在歯を損傷したり脱臼させる危険性がある．

位置異常の歯の抜歯症例

患　者　54歳，男性
現病歴　かかりつけ歯科医院より ⌐5 の抜歯を依頼され，当科を受診した．
既往歴　高血圧症のため，かかりつけの内科から降圧薬を処方されていた．
家族歴　特記事項なし．
現　症　⌐5 が舌側に転位しており，⌐46 の位置異常は認められなかった．また，周囲歯肉に炎症所見は認められなかった（図27a）．
エックス線所見　⌐5 の歯根には明らかな湾曲は認められなかった（図27b）．
臨床診断　⌐5 舌側転位歯
術前評価　デンタルエックス線写真では明らかな歯根の湾曲を認めないが，力をかける部位が少なく，難抜歯になることが予想された．
手術のプロセス　3％塩酸プロピトカイン（フェリプレシン含

CHAPTER 5 難抜歯

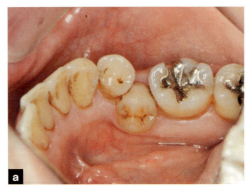
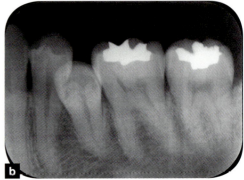

図 27a ⌊5が舌側に転位している（ミラー像）．
図 27b デンタルエックス線写真．⌊5歯根には明らかな湾曲は認められない．

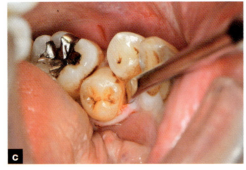
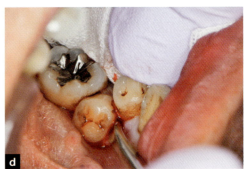

図 27c 近心舌側隅角からヘーベルを挿入している．
図 27d 指を添えて隣在歯に無理な力がかかっていないことを確認している．

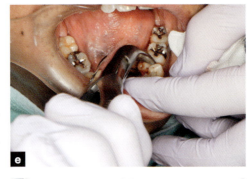
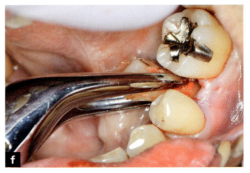

図 27e 残根鉗子を用いて力を加えている．
図 27f 舌側方向に力を加えている．

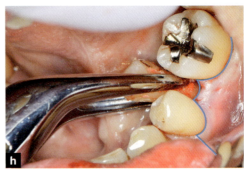

図 27g 遠心方向への歯根の湾曲が認められる．
図 27h 歯肉粘膜切開の予想図．

有）の局所麻酔薬歯科用カートリッジ1本で浸潤麻酔を行った．⌊5の近心舌側隅角からヘーベルでの抜歯を試みたが，骨植もよく脱臼しなかった（図27c）．⌊46に指を添えて無理な力がかかっていないことを確認しながら，抜歯鉗子を用いて抜歯を行った（図27d）．小臼歯用の抜歯鉗子では頬側にスペースがなく歯冠を把持できなかったため，残根鉗子を用いて舌側方向に力を加えて抜去した（図27e，f）．抜去した歯には遠心方向への歯根の湾曲が認められた（図27g）．

コメント 本症例では，幸い歯根破折は起こらなかったが，起こった場合には頬側から粘膜骨膜弁を剝離展開して図27hのような切開を加えて抜歯を行うことになったと思われる．

⌊5の根尖部はオトガイ孔に近接しているので，術前に頬側歯肉に切開が必要なことや，オトガイ神経の周囲を操作することで下唇に知覚異常が出現する可能性について説明しておくことも必要である．

section 5　骨性癒着

骨性癒着

　骨性癒着は，歯と歯槽骨における炎症の再燃と消退の繰り返しや外傷によって生じる．骨性癒着歯の抜歯では，歯周囲の骨を削除せざるを得ないため，外科的な侵襲が大きくなる．

術前の評価

■舌側皮質骨と下顎智歯が骨性癒着している場合には，舌側の皮質骨が骨折することがある（図28）．
■骨性癒着は歯と歯槽骨における炎症の再燃と消退の繰り返しや外傷によって生じる．骨性癒着歯の抜歯では，歯周囲の骨を削除せざるを得ないため，外科的な侵襲が大きくなる．また，舌側の骨に付着する筋組織を鋭的に切離しないと抜去できないことがある．このような場合には，舌神経を損傷しないよう配慮する必要がある．
■なお，口底への炎症の波及や，血腫による気道閉塞には，厳重な注意が必要である．

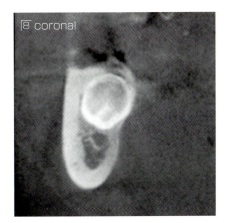

図28　下顎智歯が骨性癒着している場合，舌側皮質骨が骨折することがある．

骨性癒着の診断

■エックス線所見から歯と歯槽骨の境界が不明瞭である場合には，骨性癒着を疑う．単純エックス線写真でも骨性癒着の診断はある程度可能であるが，歯科用CTによる診査がとくに有効である．
■骨性癒着歯を抜歯することにより，隣接する上顎洞底や下顎管に損傷が及ぶ可能性がある場合には，術前に歯科用CTで精査したほうがよい．精査の結果，骨性癒着歯を完全に除去することで，上顎洞に穿孔したり，下歯槽神経血管束を断裂する危険性が高い場合には，口腔外科専門医に相談することをお勧めする．
■骨性癒着は画像所見から比較的容易に診断できるため，処置の時間をあらかじめ十分に確保しておく．

抜歯手術の基本手技

■歯の周囲の歯槽骨をロングバーを用いて削除する必要がある．完全に抜歯できたかどうか，術後にデンタルエックス線写真を撮影して確認する．

骨性癒着した歯の抜歯症例①

患　者　39歳，女性
現病歴　かかりつけ歯科医院より|8の抜歯を依頼され当科を受診した．
既往歴・家族歴　特記事項なし．
現　症　|8周囲の歯肉に炎症所見は認められなかった．
エックス線所見　|8の歯根膜腔は明らかでなかった（図29a）．
臨床診断　|8半埋伏歯（骨性癒着の疑い）
術前評価　骨性癒着の疑いがあったためCTを撮影した．|8歯槽窩の骨は比較的厚い皮質骨で，歯根との間にはエックス線透過像が認められず，骨性癒着に合致する所見であった（図

CHAPTER 5　難抜歯

29b, c）．難抜歯になることが予想された．

術中所見　2％塩酸リドカイン（1/8万エピネフリン含有）の局所麻酔薬歯科用カートリッジ2本で浸潤麻酔を行った．粘膜骨膜弁を剥離展開し，歯冠部が明らかになるようラウンドバーで骨の削除を行った．歯冠をタービンで分割除去した後に歯根分割を行った．歯根周囲の骨を一層削除することで歯根を抜去できた（図29d）．

コメント　本症例は，幸い舌側皮質骨の骨折をきたすことなく抜歯できた．しかし，抜歯後にドライソケットが生じ，疼痛コントロールが必要であった．骨性癒着のため周囲骨の血流が悪く，ドライソケットになったものと思われた．

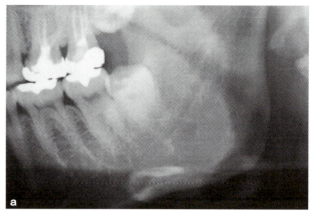

図29a　8歯根膜腔は明らかでない．

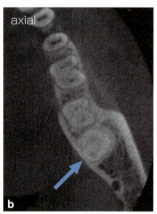

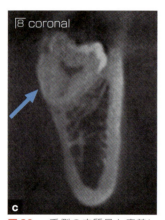

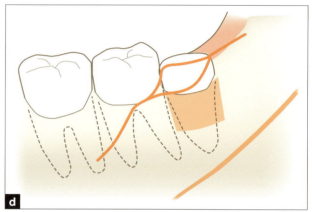

図29b　皮質骨と歯根との間にはエックス線透過像が認められない．

図29c　舌側の皮質骨と癒着している．

図29d　歯根周囲の骨を一層削除している．

骨性癒着した歯の抜歯症例②

患　者　66歳，女性

現病歴　数年前より8部の炎症を繰り返していた．7の補綴治療を行うため，かかりつけ歯科医院より8の抜歯を依頼され当科を受診した．

既往歴　高血圧症でかかりつけの内科に通院中．血圧はアムロジピン5mg/日の内服によりコントロールされていた．

家族歴　特記事項なし．

現　症　8周囲の歯肉に炎症所見は認めなかった．

エックス線所見　8は垂直的に低位に位置しており，下顎管を下方に圧排していた（図30a）．

臨床診断　8完全骨性埋伏歯（骨性癒着の疑い）

術前評価　下顎管と8が近接していることからCTを撮影したところ，8のセメント質は肥厚し，舌側皮質骨との境界が不明瞭であった．右側下顎管は，8により下方に圧排されており，8のセメント質内を走行していた（図30b）．これらは，骨性癒着に合致する所見であり，セメント質内を下顎管が走行していることから無理に抜歯すると下歯槽神経血管束を断

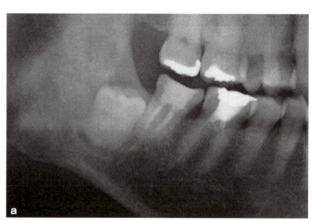

図30a　8は下顎管を下方に圧排している．

裂する危険性があった．

手術のプロセス 3％塩酸プロピトカイン（フェリプレシン含有）の局所麻酔薬歯科用カートリッジ 2 本で浸潤麻酔を行った．粘膜骨膜弁を剥離展開して歯冠部が明らかになるよう，ラウンドバーで骨の削除を行った．歯冠をタービンで分割除去したが，歯根と周囲骨との癒着が強く，無理に抜歯すると下顎管を切断してしまう危険性があったため，歯冠部のみ切除して手術を終了した．

コメント セメント質内を下顎管が走行していることから，抜歯を強行すると下歯槽神経血管束を断裂する危険性が高かった．この有用な情報は，歯科用 CT を撮影することで得られた．パノラマエックス線写真のみの所見で手術に臨んだならば，8̄歯冠部のみ除去して手術を終了しなかったかもしれない．完全に抜歯できればそれに越したことはないが，本症例では下顎管断裂による出血の危険性，およびその後に生じる下唇知覚麻痺による QOL の低下と智歯周囲炎の制御を総合的に考えて，患者にとってもっとも有益な手術法を選択する必要があった．以前から智歯周囲炎を発症していたため，

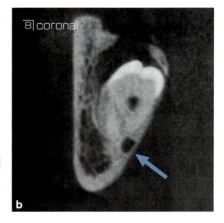

図 30b 右側下顎管は，8̄のセメント質内を走行している（矢印）．

歯冠部の切除は必要な状況であった．

　術後 5 か月が経過した現在，8̄は粘膜で覆われており，智歯周囲炎の再燃も認められず経過良好である．

CHAPTER 5 難抜歯

section 6 湾曲根歯

パノラマエックス線写真やデンタルエックス線写真による評価で，歯根の湾曲が認められる場合には，抜歯中に歯根破折が生じた際の対応について，術前から考えておく必要がある．また，著しい湾曲根の場合には，歯科用CTで三次元的な歯根形態と，湾曲の方向を確認しておくことをおすすめする．

湾曲根歯の抜去の一般的注意事項

干渉する場合のコツ

- 軽度の歯根の湾曲であっても，湾曲の方向に合わせてヘーベルを操作しないと，歯根がうまく脱臼して浮き上がってこない．
- とくに，下顎第一大臼歯では近心根と遠心根が向かい合うように湾曲していることが多く，歯根を分割しても，歯冠部が互いに干渉してうまく抜去できない．このような場合には，**歯冠部の干渉を除去してから1根ずつ処理したほうが早く抜去できる**．また，根間中隔の骨を大きく削除してもよい．

小破折片は残してもよい？　除去しないといけない？

- 湾曲根の抜歯では，無理な力を加えると，歯根の破折に繋がる．こうして破折した根は極力除去するように努めるが，経過観察を行う場合もある．
- とくに，上下顎臼歯部の感染がない根尖の小破折片の場合には，経過観察を選択してもよい．これら小破折片の抜歯は，視野が悪いため，除去にともなう外科的侵襲が大きくなる．感染なく歯根尖が吸収する可能性もあるし，感染が生じてもその時点で対応すれば，除去も容易である．
- 総合的に判断すると残存した歯根尖への感染リスクは低く，経過観察としたほうがメリットが大きいことを，患者に説明し，同意を得ておく必要がある．
- 歯根を除去する場合にも，できるだけ頬側の歯槽骨の温存を心がけ，術後のインプラントの埋入などを想定し，骨幅を維持できるよう配慮する．

湾曲根歯の抜去の基本手技

湾曲根歯では，歯根破折を回避しながら抜歯をすることが肝要である(歯根破折が生じた場合には，section 2 歯根破折の項を参照)．

単根歯

- 歯が抜けて来る方向に逆らわないようにヘーベルに力を加える．その方向に隣在歯があり，歯が抜けるスペースがない場合には，抜歯予定の歯の歯冠を分割あるいは削除してスペースをつくる．
- この操作で抜去できない場合には，歯肉を切開して歯の周囲の歯槽骨を必要最小限に削除することで，アンダーカットを少なくする．

section 6 湾曲根歯

複根歯

■歯根湾曲の方向がすべての歯根で同じであれば，単根歯と同様の対応になる．歯根の湾曲方向が各々異なる場合には，歯根を分割する．さらに，歯槽中隔の削除も有効である．

■歯槽骨の高さを維持するために，頬側や舌側の歯槽骨の削除は，必要最小限にする．

湾曲根歯の抜歯症例

患　者　24歳，女性
現病歴　かかりつけ歯科医院より 8| の抜歯を依頼され，当科を受診した．
既往歴・家族歴　特記事項なし．
現　症　8| が半埋伏で周囲歯肉に炎症所見は認められなかった（図31a）．
エックス線所見　8| が遠心傾斜し，著しい歯根湾曲が認められた（図31b）．
臨床診断　下顎左側半埋伏智歯

術前評価
　歯根尖部の湾曲が認められたため，歯根破折の可能性があった．破折が生じた場合には深部に破折片が残ることになるため，難抜歯になることが予想された．遠心の歯冠を除去して，歯が抜けてくるスペースをつくり，遠心方向に向けてゆっくり力を加えることで抜去する計画を立てた．

術中所見
　2％塩酸リドカイン（1/8万E含有）の局所麻酔薬歯科用カートリッジ2本を用いて浸潤麻酔を行い，粘膜を切開して，8| の歯冠を明示した（図31c）．つぎに，ダイヤモンドバーを

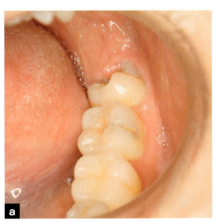
図31a　8| が半埋伏している．

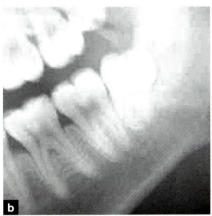
図31b　8| の遠心傾斜と歯根湾曲を認める．

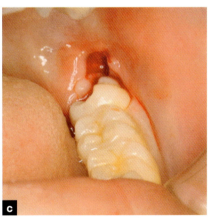
図31c　歯肉切開を行い，8| 遠心部歯冠の状態を確認する．

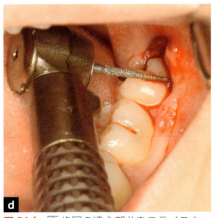
図31d　8| 歯冠の遠心部分をスライスカットして分割する．

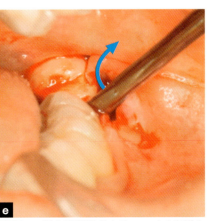
図31e　近心頬側隅角からヘーベルを挿入し，遠心方向に力を加えている（矢印）．

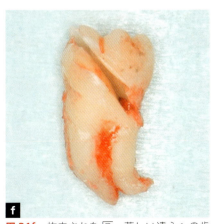
図31f　抜去された 8|．著しい遠心への歯根湾曲が認められる．

用いて，歯冠の遠心部分をスライスカットした（**図 31d**）．近心頰側隅角から歯根膜腔にヘーベルを挿入し，歯冠部を除去することで生じたスペースに歯が倒れるように力を加えたが，軽度に動揺しただけで脱臼させることはできなかった．頰側の歯槽骨が干渉している可能性があったため，「7 の頰側歯肉に縦切開を追加して頰側の歯槽骨を明示し，ラウンドバーで骨の削除を行った．その後，再度近心頰側隅角にヘーベルを挿入して遠心方向に力を加えると，計画どおりに歯が脱臼して，遠心方向に浮き上がってきた（**図 31e**）．無理な力を加えると歯根破折をきたす可能性が高かったため，歯根の湾曲に逆らわないように，徐々に力を加えながら抜去した（**図 31f**）．

コメント

本症例は，幸い歯根破折を起こすことなく抜歯できた．抜去した歯の根尖は著しく遠心に湾曲していた．この部位ではインプラント埋入の可能性もなかったことから，頰側の歯槽骨を削除して抜去した．できれば CT を撮影したほうが安全に対処できた症例であった．

まとめ

以上，難抜歯の対応について概説した．必要な器具，明るい照明，上手な助手，十分な時間を確保して，万全な準備のもとに取り組めば，難抜歯を恐れる必要はないが，少しでも不安な場合には，お近くの口腔外科専門医に依頼されることをお勧めする．

参考文献

1. 川上雪彦．歯科点数表の解釈　平成 24 年 4 月版（第 44 版）．東京：社会保険研究所，2012：274.
2. 内山健志，大関悟，近藤壽郎，坂下英明・編．カラーアトラス　サクシンクト口腔外科学　第 3 版．東京：学建書院，2011：414-444.
3. Hupp JR, Ellis E III, Tucker MR・編著，里村一人，濱田良樹・監訳．現代口腔外科学　原著第 5 版．東京：エルゼビア・ジャパン，2011：103-154.
4. 坂下英明，濱田良樹，近藤壽郎，大木秀郎・編著．口腔外科治療　失敗回避のためのポイント 47．東京：クインテッセンス出版，2012：118-145.

lecture 3 はまるぞ！ 残根抜歯

抜歯は，一般的には埋伏歯がもっとも難易度が高いと思われているが，残根歯の抜歯も思ったよりも時間がかかったり，侵襲が大きくなったりして，非常に難しいことがあるので決してナメてはいけない．歯科医師も患者さんも歯根だけしか残っていないから簡単だと思っていることが多いが，実はむしろ逆であって歯根だけしか残っていないから難しいのである．

> **point 残根抜歯が難しくなる理由**
>
> ①歯肉が被っており，そのままでは歯根膜腔を直視できない
> ②つかめる歯質が少なく，鉗子を使えない
> ③歯質が軟らかく，鉗子を使えない
> ④歯根膜腔が狭小化していてヘーベルが入りにくい
> ⑤骨性癒着を生じていることがある
> ⑥歯根が湾曲していたり，肥大していることがある

残根歯であっても，鉗子(残根鉗子)でつかめる十分な歯質が残っている場合には鉗子で抜歯するが，多くの場合ヘーベルで抜歯することになる．ヘーベル抜歯の最大のポイントは先端をきちんと歯根膜腔に挿入することである．歯肉が被っている場合は，まず被覆歯肉を切除して歯根膜腔(歯と歯槽骨の境目)を明らかにする(図1a, b)．歯肉切除で不十分な場合には，歯肉弁を剥離挙上する(図2)．次いで，歯根膜腔にきちんとヘーベル先端を挿入する．狭小化していて入りにくい場合には，バーで歯根膜腔に相当するグルーブ(溝)を形成する(図3, 4)．

ヘーベルの先端が歯根膜腔内に入ったら，まず回転作用でエッジ(ヘーベルの嘴部の両端)で歯根を揺すって，歯根膜腔・歯槽骨を徐々に拡げる．歯根膜腔が拡がったらヘーベルを根尖側へ進め，また回転作用で歯根膜腔を拡げるという操作を繰り返す．

歯根が肥大・湾曲していたり，骨性癒着している場合には，このグルーブ形成だけでは抜歯できないことがある．その場合には歯根を分割する．バーで根尖まで分割

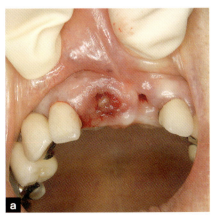

図1a 歯肉縁下の残根歯で歯質・歯根膜腔がよくわからない．

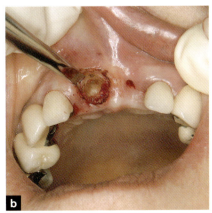

図1b 電気メスで被覆歯肉を切除して歯根膜腔に確実にヘーベルを挿入した．

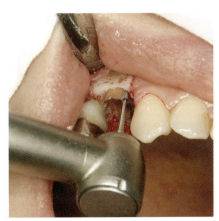

図2 歯根膜腔がはっきりしないとき，狭くてヘーベルが挿入できないときには，迷わず歯根膜腔に相当するグルーブを形成する．

lecture 3　はまるぞ！　残根抜歯

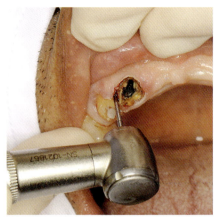

図3　ヘーベルを挿入するスペースをバーで形成する．

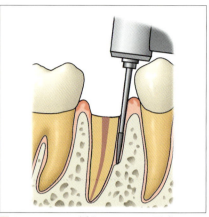

図4a　ヘーベル挿入スペースの形成．ヘーベルを有効に作用させるためのグルーブを歯根と骨の境目に形成する．十分な深さが必要．グルーブの幅が広すぎると効果減となるので注意．

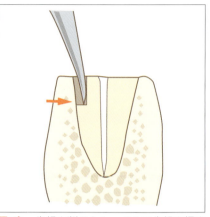

図4b　歯根を削るとヘーベルで歯根を押すことになって抜けないので注意．ヘーベルの挿入スペースは，歯根と歯槽骨の間に形成する．

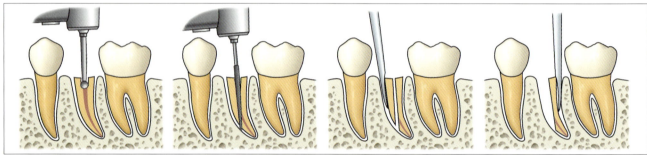

図5　単根歯の分割．歯根の湾曲・肥大・癒着がある場合は，単根歯でも分割する．歯髄腔に沿って，根尖までバーを進めて分割する．必ずしも真二つでなくてもよい．癒着面積が半減して容易に動揺し，また湾曲のアンダーカット解消のスペースができる．

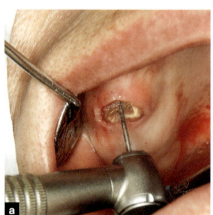 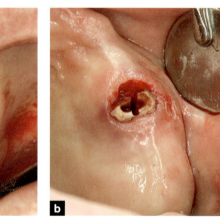

図6a，b　単根歯でも歯根湾曲，骨性癒着があれば，歯根分割する．

溝を形成し，ヘーベルを挿入して回転させると，分割された歯根片がそれぞれに動揺する（図5）．単根歯でも分割したほうが早いことがある（図6）．骨植の良い大臼歯の残根は最初から分割する（図7）．

歯根を分割しても抜歯できないほど強い癒着があり，どうしてもヘーベルで抜歯できない場合には，やや乱暴ではあるが止むを得ず歯根を削去してもよい．根管内に根尖までバーを挿入し，根管を中心に同心円状に外側に

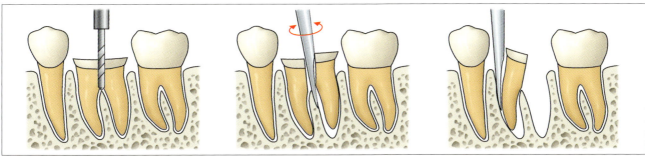

図7a 複根歯の残根は，分割してヘーベルを使う．分割部分にヘーベルを入れて回転させると，容易に動揺させることができる．根分岐部より下方には歯槽中隔の骨しかないので，恐がらずに分割する．

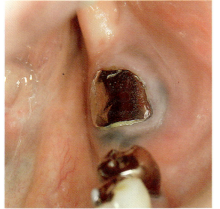

図7b 根面板がセットされた7┘残根歯．このままヘーベルを使っても抜歯は困難．

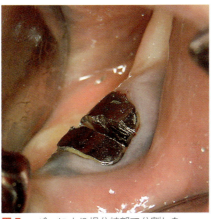

図7c バーにより根分岐部で分割した．

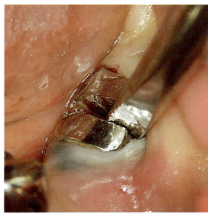

図7d 分割部にヘーベルを挿入して左右に回転させると，それぞれの歯根が容易に動揺する．

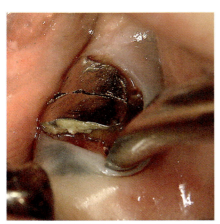

図7e 近心頬側隅角部にヘーベルを作用させる．

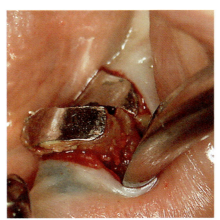

図7f 容易に脱臼し，挺出してきた．

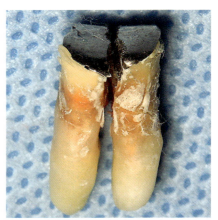

図7g 抜去歯根の肥大があり，根分割しないままで抜歯することは困難であった．

向けてバーを動かして歯根を削去し（図8），最終的にはデンタルエックス線写真で歯根の残遺がないことを確認する．周囲の骨を多少削去しても，インプラント窩の形成と同じような状態であり，臨床上とくに問題はない．

また，歯槽窩の深部に根尖部だけが残っている残根は，歯槽頂からのアプローチでは困難なことがある．このような場合には歯肉弁を起こして歯根端切除術の要領で抜歯するとよい場合がある（図9）．

lecture 3　はまるぞ！　残根抜歯

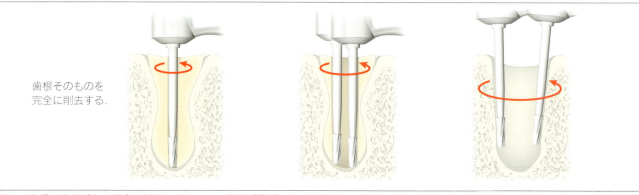

歯根そのものを完全に削去する．

図8　歯根の癒着がある場合の対応．どうしても歯根が動揺しない場合には，歯根そのものを完全に削去するという手もある．乱暴に思われるかもしれないが，インプラント窩の形成と同じ状態である．

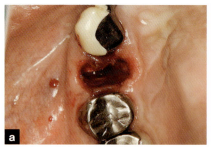
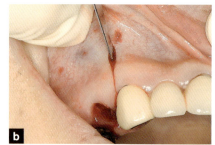
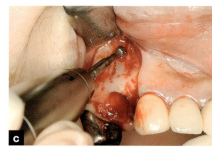

図9a　4┘歯肉縁下の残根．
図9b　頬側弁の挙上．
図9c　根尖部骨削除．

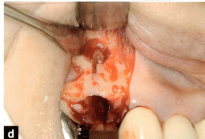
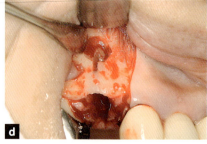

図9d　根尖の露出．
図9e　ルートチップピックでの脱臼．

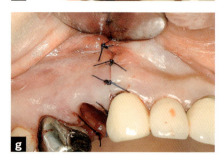

図9f　抜歯窩からの摘出．
図9g　近心のみの縦切開で抜歯可能．

point　残根抜歯のポイント

①歯根膜を直視できる状態にする．
②歯根と歯槽骨の境目に歯根膜腔に相当するグルーブ（溝）を形成してヘーベルを挿入する．
③単根であっても，困難な場合は歯根を分割する．
④骨植の良い複根歯の残根は最初から分割する．
⑤どうしても抜歯できない場合は，歯根を削去してもよい．
⑥根尖部だけの残根は，歯根端切除術の要領で抜歯する．

138　抜歯テクニックコンプリートガイド

CHAPTER 6
上顎正中埋伏過剰歯・埋伏犬歯・乳歯

CHAPTER 6 　上顎正中埋伏過剰歯，埋伏犬歯，乳歯

section 1　上顎正中埋伏過剰歯の抜歯

上顎正中埋伏過剰歯の診査・診断

口腔内所見

①症状
- 上顎正中埋伏過剰歯があることにより，上顎前歯の正中離開，歯軸の傾斜や捻転，位置異常，萌出遅延などの症状を呈することがある．
- 上記のような歯の異常がみられる場合，上顎正中埋伏過剰歯の存在を疑って口腔内診査，エックス線写真撮影を行なう．
- まったく無症状で，エックス線写真撮影で偶然に発見されることも多い．

②埋伏の位置
- 上顎正中過剰埋伏歯のほとんど（80％〜90％）が口蓋側にあるとされている．
- 埋伏の深さが浅い場合には，歯肉や口蓋粘膜が膨隆していたり，硬固物を触知することがある．また，1|1 の唇側に位置している場合は唇側の歯槽骨が薄いことから，唇側に硬い膨隆として触知される．唇側に膨隆を触知できなければ口蓋側に埋伏していると考えてよい．
- 1|1 の切端が口蓋側を向いていれば過剰歯は口蓋側に埋伏しており（1|1 歯根部が口蓋側から過剰歯に押されているため，切端は口蓋側を向く），切端が唇側を向いていれば唇側に埋伏している可能性が高い．

画像検査

- 埋伏歯の位置，隣在歯との位置関係などを把握することを目的に，画像検査を行う．とくに，歯列に対して唇側にあるか口蓋側にあるかによってアプローチが異なるので，この点を明らかにすることが重要である．
- 乳歯列期・混合歯列期では埋伏過剰歯と思われたものが永久歯の歯胚であることがあるので，歯数を注意深く確認する．
- 従来，単純撮影（デンタルエックス線写真：**図 1a〜c**，パノラマエックス線写真，咬合法撮影：**図 1d**，歯軸方向撮影，偏心投影法，顔面側方撮影など）が用いられてきたが，埋伏過剰歯と隣在歯との位置関係を三次元的に把握することは難しく，手術時間が長くなったり，永久歯の歯胚や歯根を損傷する危険性があった．最近では三次元的な位置関係・形態をより正確に把握でき，距離計測も可能な CT 撮影が勧められる（**図 2**）．
- 小児に対するヘリカル CT（医科用 CT）は放射線被曝量が多いが，近年普及しつつある歯科用コーンビーム CT（CBCT）は撮影範囲が狭く，被曝量が少なく安心である．

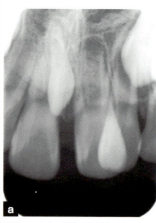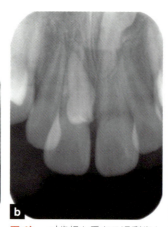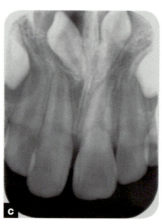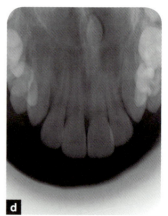

図 1a　1|1 間に埋伏している．正中離開の原因になることもある．　**図 1b**　1| 歯根と重なる過剰歯と，1| 根尖部の逆生の過剰歯．　**図 1c**　1|1 の根尖上方の 2 本の逆生過剰歯．　**図 1d**　咬合法撮影．口蓋部の逆生過剰歯．

section 1　上顎正中埋伏過剰歯の抜歯

画像検査での診査項目
①過剰歯の埋伏位置（過剰歯の位置は歯列に対して唇側か口蓋側か，埋伏の深さ）
②過剰歯の本数，形態，逆生か順生か
③隣在歯の歯根や歯胚との位置関係（乳歯歯根，永久歯歯胚，永久歯歯根）
④永久歯の歯数（過剰歯と思われたものが位置異常の永久歯の矮小歯のこともある）
⑤被覆骨の厚さ（埋伏の深さ）
⑥切歯管との位置関係
⑦鼻腔との位置関係，など．

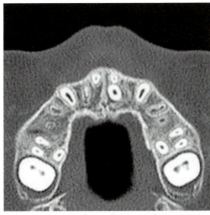
図 2a　axial 像．1̲ 口蓋側に過剰歯を認める．

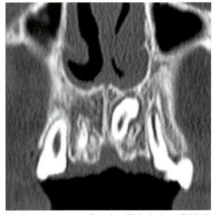
図 2b　coronal 像．1̲ 根尖上方，鼻腔底の直下に逆生の過剰歯を認める．

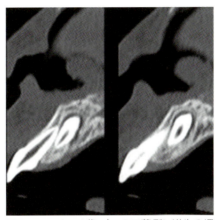
図 2c　sagittal 像．2̲ の口蓋側に逆生の埋伏歯を認める．

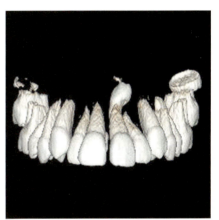
図 2d　3D 画像．1̲ 根尖部上方に逆生の過剰歯を認める．

上顎正中埋伏過剰歯の抜歯の実際

抜歯の時期

■抜歯の時期は，患児の協力が得られる年齢で，永久中切歯の歯根の2分の1～3分の2が完成した時期（7歳から9歳）以降が勧められている．それ以前の時期は，患児が非協力的で全身麻酔下で抜歯せざるを得なかったり，また永久歯の歯根の石灰化不全や形成不全を起こす恐れがあるとされている．
■後継永久歯の形成や正常な萌出を障害する場合，含歯性囊胞化の恐れがあるものは抜歯適応となるが，その可能性がない場合は必ずしも抜歯の必要はない．

局所麻酔

■小児は局所麻酔注射で痛みを与えてしまうと，泣き出したり，恐がったりしてその後の処置ができなくなることがある．このため，局所麻酔を無痛的に行い，術中に効果が切れないよう十分に麻酔することが重要である．
■局所麻酔自体を無痛に行うポイントは，①最初の刺入を唇側の歯肉頬移行部に行う，②その後の刺入は麻酔された範囲の辺縁に行う，③歯肉頬移行部 → 唇側歯間乳頭部 → 口蓋側歯間乳頭部 → 口蓋側歯肉 → 口蓋粘膜，の順に行う（図 3）．
■最初の刺入を口蓋側の切開部位から遠いところに注射しているように思われるが，可動粘膜に最初に注射すると粘膜が変形することにより注入圧が緩衝されて痛みが少ない．口蓋側からアプローチするからといっていきなり硬い口蓋側歯肉に注射すると，とても痛くて泣き出してしまい，その後の処置ができなくなる．

CHAPTER 6　上顎正中埋伏過剰歯，埋伏犬歯，乳歯

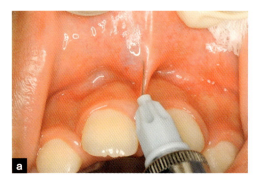
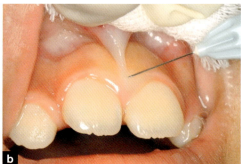
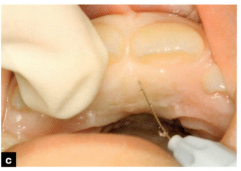
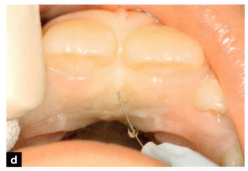

図 3a　表面麻酔のあと，最初の注射を唇側の可動粘膜にすると痛くない．
図 3b　唇側の歯肉が麻酔されたら，唇側乳頭部から口蓋側乳頭部を麻酔する．
図 3c　口蓋側乳頭部に注射し，口蓋側歯肉を麻酔する．
図 3d　切歯管周囲，口蓋粘膜に注射する．

歯肉切開

■過剰歯は，永久歯列の口蓋側に埋伏していることが多いことから，アプローチは口蓋側からが多い．

■切開線の設定は埋伏位置によるが，歯頸部切開が一般的である．教科書的には c+c または 3+3 の口蓋側歯頸部に沿った切開を加えて口蓋弁を起こすことが勧められている（**図4**）．しかし，実際には口蓋歯肉は硬くて厚いために，粘膜弁を挙上・展開しにくいことがある．このときには展開しやすくするために，**図5**のように正中部に切開を加えて，左右別々の観音開きのフラップにしてもよい．

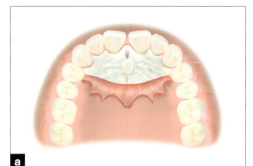

図 4a, b　歯頸部切開．

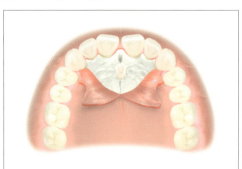

図 5　観音切開．

■この場合，埋伏歯が正中にあると切開線が抜歯後の骨欠損の直上にくることになる．外科の原則からいえば，切開線の直下に骨欠損があると創が哆開しやすいが，口蓋粘膜の場合，血流がよく粘膜が硬くて厚いことから，哆開することはほとんどない．

section 1 上顎正中埋伏過剰歯の抜歯

■埋伏位置が正中からずれている場合には片側だけのフラップにしてもよい（図6）．正中に埋伏している場合は，図7，8のような小さな三角形のフラップ（三角切開）でも十分である．フラップの先端が正中線を超えているためにフラップ先端の血流を懸念する意見もあると思われるが，実際には口蓋粘膜の血流は豊富であり，フラップの先端が壊死したり，歯頸部歯肉が退縮した経験はない．

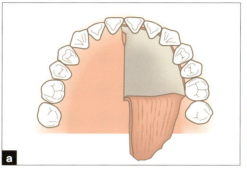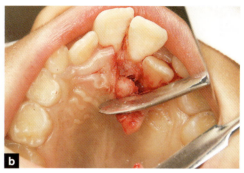

図6a, b　半側フラップ．

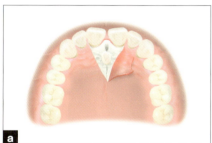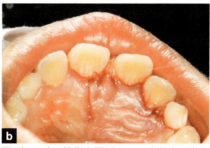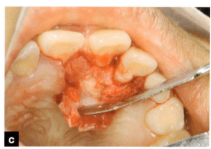

図7a　三角切開．1⏌遠心隅角部から正中後方に向かう切開と歯頸部切開で，フラップを挙上．

図7b　1⏌口蓋側歯頸部から正中後方に向かう切開と，1⏌2口蓋側歯頸部切開．

図7c　フラップを挙上して1⏌口蓋側の過剰歯を露出した．

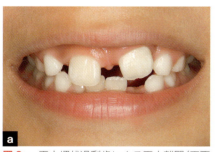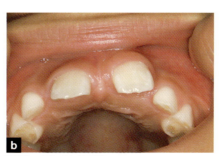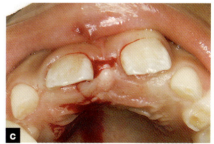

図8a　正中埋伏過剰歯による正中離開（正面観）．

図8b　同，咬合面観．

図8c　1⏌口蓋側歯頸部から正中後方に向かう切開と，⏌1口蓋側歯頸部切開を加えた．

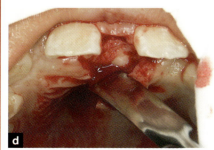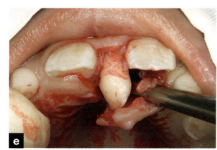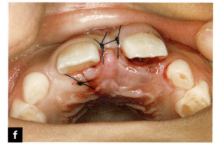

図8d　歯肉を剥離・翻転すると，直下に過剰歯が露出した．

図8e　被覆骨削除後，埋伏過剰歯を抜歯した．

図8f　縫合後．

抜歯テクニックコンプリートガイド

CHAPTER 6　上顎正中埋伏過剰歯，埋伏犬歯，乳歯

粘膜骨膜弁の剥離翻転

■口蓋側の粘膜骨膜弁を剥離翻転するとき，切歯管は可能であれば温存するが，温存することにこだわり過ぎて術野が狭くなったり，被覆骨の削除がしにくくなって，手術時間が長くなると，幼小児は泣き出したり，体動が多くなって抜歯不能となる．その場合，切歯管の温存にこだわらずに切断してもかまわない．出血は電気メスや圧迫で十分に止血可能であり，術後の口蓋歯肉の知覚障害は臨床的には問題になることはない．

被覆骨削除，埋伏歯の露出

①埋伏歯を見つける
■画像検査の結果から埋伏位置を想定して，ストレートハンドピースまたはコントラアングルハンドピースにつけたラウンドバーで，被覆骨を削除する．
■骨を削除しても埋伏歯がなかなか見つからないことがあるが，その際はエックス線写真，CT画像を見直してエックス線写真上の基準点を設定して，それを頼りに根気よく探す．近遠心的な位置をまちがうことは少ないが，深さや前後的な位置（前方＝歯槽骨側，後方＝口蓋側）を誤ることがある．

②未萌出歯の歯胚や歯根を傷つけないために
■上顎正中埋伏過剰歯の抜歯で絶対に避けなければならないことは，未萌出の永久歯の歯胚や萌出した永久歯の歯根を損傷することである．

■永久歯の上顎前歯の歯軸は根尖側が口蓋側に傾斜しているので，埋伏位置が深い場合は絶えず前歯の歯冠を見つつ，歯軸の方向を意識して歯根に近づきすぎないように注意して骨削除する．
■順生（普通の歯と同じ方向に生えている状態）の場合は，ラウンドバーが埋伏歯の歯冠のエナメル質に当たっても削れないので見つけやすい．
■逆生の場合は，根尖側の歯根の断面が露出してくるので，注意深く観察しないと見逃してしまう．点状の歯髄が中央に見え，周囲の骨とは異なる質の硬固物を探す．歯冠の一部または歯根の断面を認めたら，その周囲の骨を小さなラウンドバーで削除して歯の周囲にスペースを形成して抜歯する．

埋伏歯の摘出

■過剰歯が確認できたら，その周囲の骨をラウンドバーで削除して過剰歯周囲にスペースを形成して，細いヘーベルやルートチップピック，モスキート鉗子などで取りだす．

■抜歯後は隣在歯の歯根や歯胚を損傷しないように注意しながら，歯囊（埋伏歯周囲の軟組織）も除去する．

縫合・術後管理

■創を元に戻して定位縫合する．
■埋伏位置が深い場合は，鼻腔粘膜の損傷や穿孔がないかチェックする．損傷・穿孔があれば，あとで鼻出血するが，とくに問題はないことを説明しておく．

■あらかじめ作成しておいた保護床を装着し，創の保護と粘膜骨膜弁の骨への密着を図る．
■1週間後に抜糸する．
■保護床を装着すれば縫合の必要はないこともある．

上顎正中埋伏過剰歯の抜去の症例①

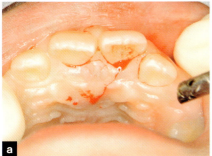
図 9a　切開.

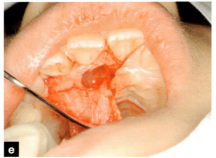
図 9b　口蓋弁の剥離・挙上.

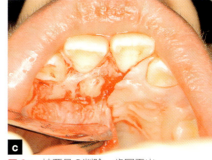
図 9c　被覆骨の削除・歯冠露出.

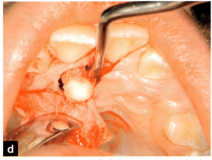
図 9d　ルートチップピックでの脱臼, 摘出.

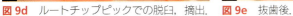

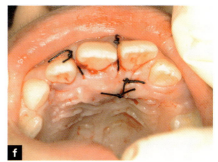
図 9e　抜歯後.

図 9f　縫合後.

上顎正中埋伏過剰歯の抜去の症例②

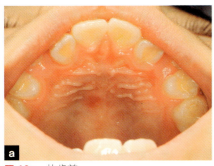
図 10a　抜歯前.

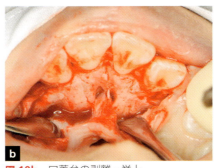
図 10b　口蓋弁の剥離・挙上.

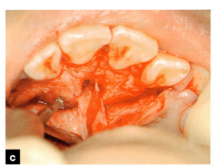
図 10c　ラウンドバーによる被覆骨の削除.

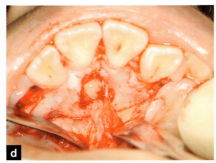
図 10d　歯冠の露出.

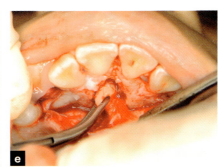
図 10e　モスキート鉗子での摘出.

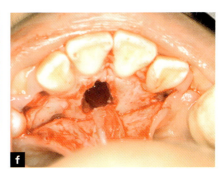
図 10f　抜歯後.

CHAPTER 6 上顎正中埋伏過剰歯，埋伏犬歯，乳歯

参考　唇側からのアプローチ

■過剰歯の埋伏位置と上顎前歯の歯根との位置関係によっては，唇側からアプローチしたほうがよい場合がある．エックス線写真で上顎前歯の歯根がやや離開しており，その間に過剰歯が位置している場合や歯根と過剰歯の重なりがない場合には，両前歯の歯根を損傷しないように十分に注意しながら，唇側から抜歯することができる場合がある（**図11，12**）．
■前歯の根尖近く，あるいはそれより上方の前鼻棘直下や鼻腔底直下のような深い位置に埋伏している場合は，口蓋側からのアプローチでは非常に困難なことがある．このような場合にも唇側からアプローチしたほうがよいことがある．前歯の根尖と梨状口下縁のあいだの唇側の骨を開削して，前歯部の歯根を損傷しないように気をつけながら過剰歯に到達する．
■いずれの場合も唇側からの埋伏位置をCTで確認して，唇側から到達できる距離であることを確認してアプローチする（**図11，12**）．

唇側からのアプローチ症例①　上顎正中部の唇側からのアプローチ

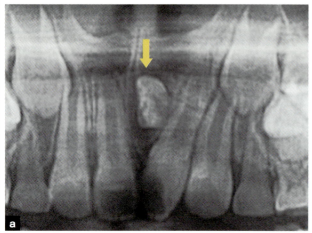

図11a　1|1歯根間の埋伏過剰歯．

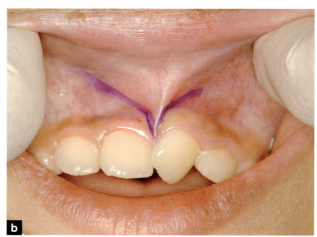

図11b　上唇小帯を避けて唇側からアプローチした．

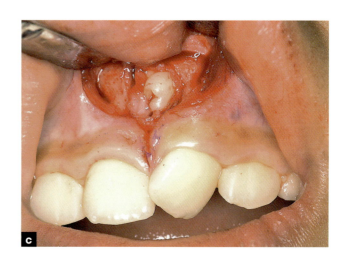

図11c　被覆骨を削除して，埋伏歯を露出させた．

section 1　上顎正中埋伏過剰歯の抜歯

唇側からのアプローチ症例②

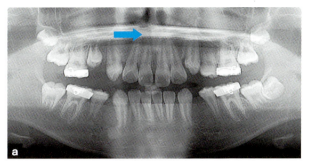
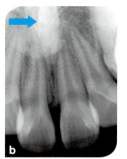

図 12a, b　1|1 根尖より上方の埋伏歯.

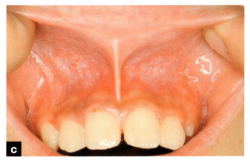
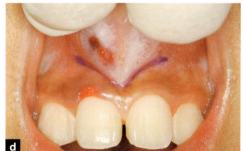

図 12c　唇側からアプローチすることにした.
図 12d　上唇小帯を避けた切開.

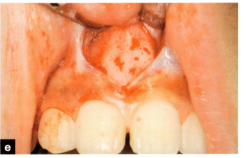
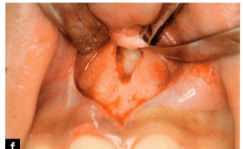

図 12e　骨を露出させた.
図 12f　1|1 歯根を損傷しないように注意しながら，正中の被覆骨を削除すると，埋伏歯に達した.

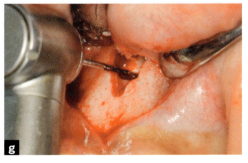
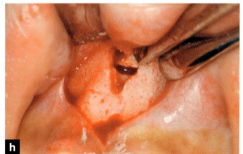

図 12g　埋伏歯を歯頸部で分割.
図 12h　分割終了.

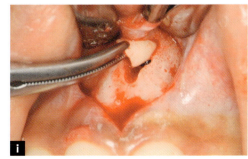
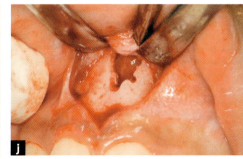

図 12i　埋伏歯を摘出した.
図 12j　抜歯終了後.

CHAPTER 6　上顎正中埋伏過剰歯，埋伏犬歯，乳歯

鼻腔底直下埋伏歯

■逆生（普通の歯と上下が逆の状態）の埋伏過剰歯は徐々に上方に向かって移動し，鼻腔底直下に達したり，鼻腔底の骨を破って鼻腔粘膜下に萌出することがある．このような場合も，口蓋側からのアプローチで抜歯することは非常に困難で，唇側からアプローチしたほうがよいことがある．

■鼻腔底直下の場合には，前歯の歯根部付近の唇側歯肉に切開を加え，前歯の根尖と梨状口のあいだの唇側の骨を削除して抜歯する．

■鼻腔内に突出している場合には梨状口下縁を削除して抜歯する．鼻腔粘膜を損傷すると鼻出血するが，問題なく治癒する（図13，14）．

上顎正中埋伏過剰歯（鼻腔底直下の埋伏）の抜去の症例

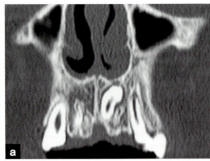
図13a　coronal像．

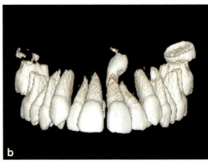
図13b　3D画像．

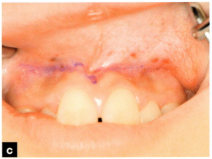
図13c　切開線．

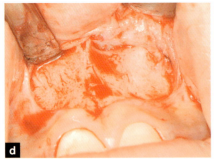
図13d　歯肉弁の剥離・挙上．

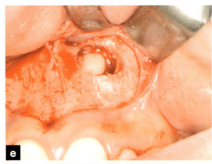
図13e　被覆骨削除・歯冠露出．

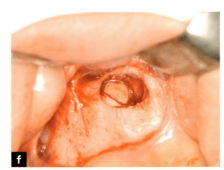
図13f　歯冠分割．

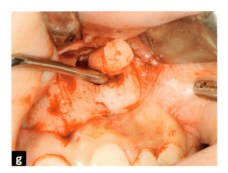
図13g　歯根摘出．

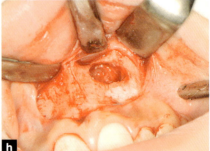
図13h　抜歯後．

section 1　上顎正中埋伏過剰歯の抜歯

上顎正中埋伏過剰歯（鼻腔内萌出歯）の抜去の症例

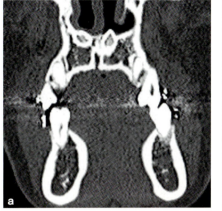
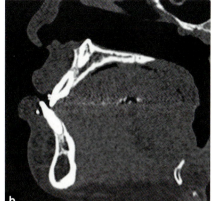

図 14a　coronal 像．
図 14b　sagittal 像．

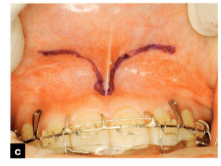
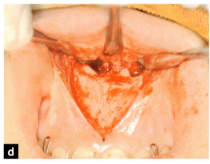

図 14c　切開線．
図 14d　鼻腔底への歯の突出．

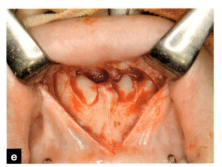
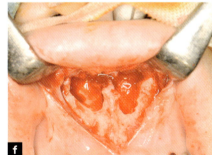

図 14e　梨状口下縁，被覆骨の削除．
図 14f　抜歯後．

抜歯テクニックコンプリートガイド　149

CHAPTER 6　上顎正中埋伏過剰歯，埋伏犬歯，乳歯

section 2　上顎埋伏犬歯の抜歯

上顎埋伏犬歯の診査・診断

口腔内診査

■犬歯がすでに萌出して歯列内に並んでいるはずの時期であるにもかかわらず未萌出の場合には，埋伏または欠損を疑ってエックス線写真撮影を行う．埋伏位置が骨表面から浅い場合は，犬歯付近の歯肉頬移行部や口蓋に骨または犬歯と思われる硬固物を触知することがある．

画像検査

■他の埋伏歯同様，デンタルエックス線写真・パノラマエックス線写真・咬合法撮影・CT撮影を必要に応じて行う．画像検査で確認すべきポイントは，歯列に対して頬側・口蓋側のどちら側にあるか，隣在歯・上顎洞・鼻腔との位置関係，埋伏歯の形態などである．

■とくに犬歯は，歯根が長く，水平に埋伏している場合には根尖が上顎洞に近接あるいは洞内に突出していることもあるので，CT画像が有用である（図15，16）．

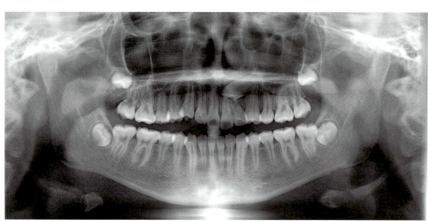

図15　上顎埋伏犬歯のパノラマエックス線写真．

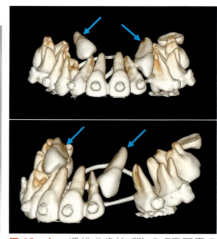

図16a, b　埋伏犬歯（矢印）のCT写真の3D像（図15とは別症例）．

抜歯の適応となる埋伏犬歯

■犬歯は，歯列の形態や咬合関係などの点で重要な歯であるので，埋伏していても骨を開削して萌出を誘導したり，矯正治療で牽引したりして歯列内に配列すべきである．しかし，実際にはそのような処置が困難な位置・方向に埋伏していたり，歯根の湾曲や骨性癒着のために萌出誘導や矯正的牽引が困難な場合があり，そのような場合は抜歯の対象となる．

■また，隣在歯に影響を及ぼさない場合でも，経過観察中に歯冠部歯嚢が嚢胞化して含歯性嚢胞を形成した場合には，開窓または抜歯の適応となる．

上顎埋伏犬歯の抜歯の実際

　画像診査により，埋伏歯の位置，隣在歯との位置関係などを確認して，頬側からアプローチするか口蓋側からアプローチするかを決定する．切開線の設定部位は異なっても，その後の被覆骨の削除，歯冠の露出，歯冠分割などのステップは共通である．

切開線の設定

①頬側からのアプローチの場合

■歯列よりも唇側に埋伏している場合，歯根より上方に埋伏している場合には，頬側からアプローチする．ワスムントの歯頸部切開，パルチの弧状切開のどちらでもよいが，根尖より上方に埋伏している場合は，弧状切開のほうがフラップの圧排・翻転がしやすく，また，より上方に到達できて抜歯しやすい．

■縫合の際に，骨の開削部や抜歯窩などの骨欠損部の直上に切開線がくると創が哆開しやすいので，あらかじめ骨の開削位置・範囲を考えて切開線を設定する（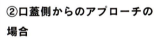）．

②口蓋側からのアプローチの場合

■萌出隣在歯の歯根の口蓋側や口蓋骨内に埋伏している場合には，口蓋側からアプローチする．口蓋側歯頸部と口蓋正中部に切開を加えて粘膜骨膜弁を挙上する．

■埋伏位置が口蓋正中よりの場合には，歯頸部切開を反対側まで延長して正中部の骨露出範囲が広くなるように設定する

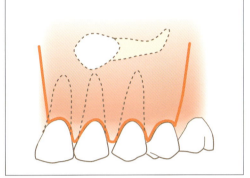

図 17a　頬側アプローチの切開①　ワスムントの歯頸部切開．

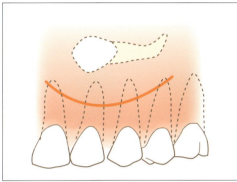

図 17b　頬側アプローチの切開②　パルチの弧状切開．

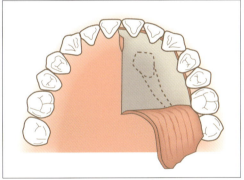

図 18a　口蓋側の半側フラップ．犬歯が正中よりやや遠めに埋伏している場合．

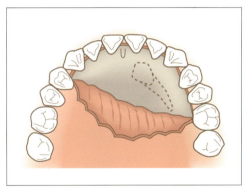

図 18b　歯頸部切開を反対側まで延長した切開．犬歯が正中側寄りに埋伏している場合．

（図 18）．

■口蓋側からのアプローチでは視野と操作が制限されるので，十分な広さの術野が得られるように，やや大きめに切開・剝離する

粘膜骨膜弁の剝離・挙上

■頬側の粘膜骨膜弁の剝離・挙上は，骨と骨膜の結合が強くないため，さほど難しくはない．

■口蓋の粘膜骨膜弁は，口蓋歯肉が厚くて硬く，また骨と骨膜の結合が強いために弁を口蓋骨から剝離・挙上・翻転することが難しい．歯肉弁を損傷しないように丁寧に剝離・挙上する．また骨の露出範囲が狭くなりがちで抜歯操作が難しくなるので，十分な広さの術野が得られるようにやや広めに剝離・挙上する．

CHAPTER 6　上顎正中埋伏過剰歯，埋伏犬歯，乳歯

被覆骨削除・歯冠露出

■CT画像を頼りに，また骨の膨隆があれば膨隆部を中心に，コントラアングルまたはストレートハンドピースにつけたラウンドバーで被覆骨を削除して，歯冠全体を露出させる．この際，隣在歯の歯根を傷つけないよう注意する．

歯冠分割・歯冠除去

■埋伏犬歯の歯冠全体が露出する程度に被覆骨を削除したのち，歯頸部で歯冠を分割する．分割はタービンでもマイクロモーター（ストレートハンドピース，コントラハンドピース）でも，どちらでもよい．
■分割の際に隣在歯を損傷したり，上顎洞や鼻腔に穿孔したりしないように，分割幅をやや広くしてバーの先端を直視あるいはデンタルミラーで確認しながら行う．
■分割後に骨の開窓孔から歯冠が取り出せない場合には，やや広めに骨を追加削除するか，歯冠をさらに縦方向に2分割する（図19e）．

歯根の脱臼，摘出

■歯冠が分割除去された後に歯根を抜去するが，骨削除部から歯根全体を摘出することは困難である．そこで**歯冠部を除去したスペースに，ヘーベルやルートチップピックで歯根を引きずり出して，だるま落としの要領で再度歯根を分割して分割片を除去する**．この操作を繰り返して歯根を徐々に小さくして最終的に根尖まで抜去する（図19g, h）．
■歯根が湾曲しており抜歯が困難な場合には，周囲の骨を削除したり，歯根を分割して小さくして抜去する．

上顎埋伏犬歯の抜去の症例①

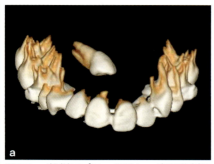

図19a　頰側アプローチをし，歯冠分割を行った症例の術前の3DCT画像（画像の作成上，前歯の歯根がとんでしまっているが，犬歯は歯根の唇側に埋伏している）．

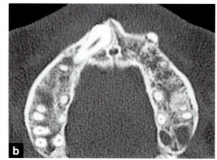

図19b　axial像．

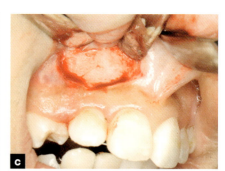

図19c　切開・剥離．

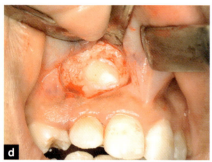

図19d　骨削除・歯冠露出．

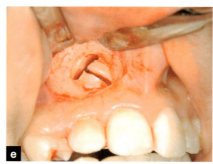

図19e　歯冠分割．

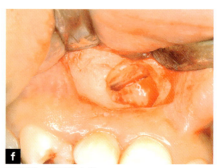

図19f　歯冠除去後．

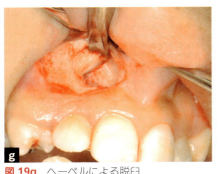
図19g　ヘーベルによる脱臼.

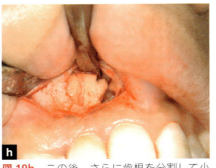
図19h　この後，さらに歯根を分割して小さくして摘出する.

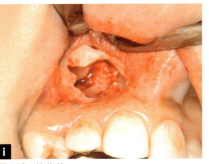
図19i　抜歯後.

上顎埋伏犬歯の抜去の症例②

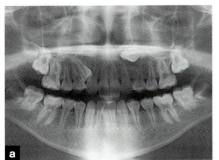
図20a　頬側から歯冠分割なしで抜去した症例．術前のパノラマエックス線写真.

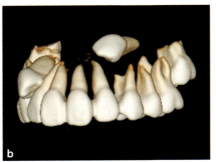
図20b　3DCT画像.

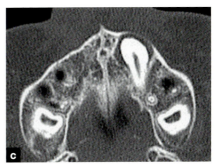
図20c　axial像.

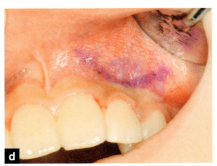
図20d　切開線.

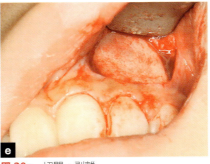
図20e　切開・剥離.

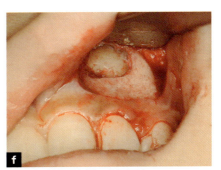
図20f　被覆骨削除・歯冠露出.

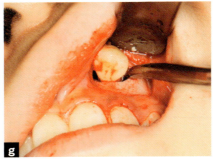

図20g　ヘーベルによる脱臼.
図20h　抜歯後.

CHAPTER 6　上顎正中埋伏過剰歯，埋伏犬歯，乳歯

上顎埋伏犬歯の抜去の症例③

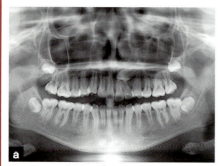
図 21a　口蓋側アプローチを行った症例のパノラマエックス線写真．

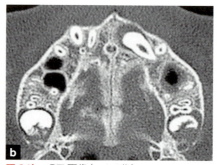
図 21b　CT 画像（axial 像）．

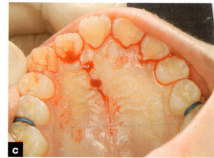
図 21c　切開．

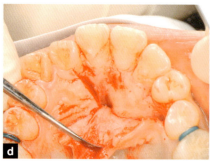
図 21d　剝離・挙上．

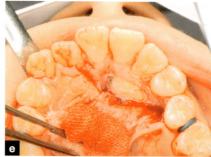
図 21e　被覆骨削除．

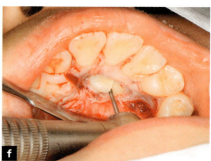
図 21f　歯冠露出・歯冠分割．

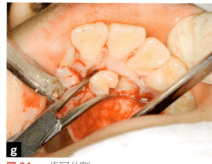
図 21g　歯冠分割．

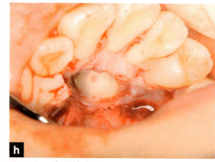
図 21h　歯冠除去後．

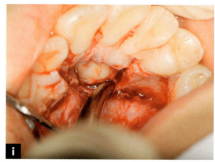
図 21i　ヘーベルでの歯根脱臼．

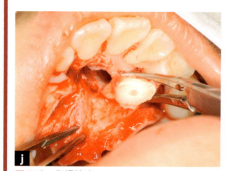
図 21j　歯根摘出．

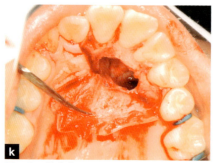
図 21k　抜歯後．

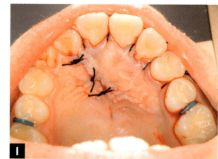
図 21l　縫合後．

上顎埋伏犬歯の抜歯中に起こりうるトラブル

上顎洞への穿孔

■上顎洞へ穿孔すること自体は重大なトラブルではないが，歯根を洞内に落とし込まないように注意する．
■上顎洞に穿孔しても粘膜骨膜弁を元に戻して縫合するだけでよい．抜歯後に鼻出血があるが，これは上顎洞内に溜まった血液が鼻腔から流れ出てきただけであるので，心配はないことをあらかじめ患者に説明しておく．
■また術後に強くはなをかむと，鼻腔 → 上顎洞 → 抜歯窩 → 粘膜骨膜弁と空気圧がかかり，場合によっては粘膜骨膜弁の縫合部が哆開したり，気腫を起こすことがあるので，強くはなをかまないように注意しておく．

鼻腔への穿孔

■鼻腔粘膜は血流が良く出血量がやや多いことがあるが，エピネフリン入りのキシロカインの注射，ガーゼ圧迫，電気メス凝固などで止血して，粘膜骨膜弁を定位に戻して縫合しておけば問題ない．
■この場合にも鼻出血があるのであらかじめ説明しておく．

CHAPTER 6 上顎正中埋伏過剰歯，埋伏犬歯，乳歯

section 3 乳歯の抜歯

　乳歯は，本来然るべき時期に歯根吸収が起こって自然脱落して永久歯と生え変わるものであるが，う蝕が進行して歯冠崩壊したり，根尖部に慢性炎症を起こしたりして，永久歯の形成・萌出に悪影響を及ぼす場合は抜歯対象となる．抜歯法は基本的には永久歯の抜歯法と同じであるが，相手が幼小児であることから，痛がらせない，恐がらせない配慮が大人以上に必要である．また，乳臼歯は永久歯よりも大きく歯根が開大しており，抜歯困難となりやすい．さらに歯根吸収が起きていると，菲薄化した歯根が破折して残遺しやすいので注意が必要である．

適応と観察

抜歯適応歯

①歯冠が著しく崩壊し，修復治療が不可能な歯
②感染根管処置で治癒しない根尖病変がある歯
③外傷による歯冠，歯根破折歯
④永久歯の形成・萌出・配列を障害する歯

エックス線写真撮影

■乳歯の歯根の吸収状態，後継永久歯の歯冠の位置や形成状態を確認する．
■乳歯の歯根は吸収が起こって菲薄化していると，抜歯時に破折して残遺することがあるので，歯根の吸収状態を注意深く観察する．

局所麻酔

■小児は一度痛みを感じさせてしまうと，泣き出してしまってその後の処置が非常に難しくなるので，局所麻酔自体を無痛に行わなければならない．
■表面麻酔をして，できるだけ細い注射針を用いてゆっくりと注射する．
■最初の刺入を可動粘膜の表面直下に行い，しばらく待って刺入部直下の骨膜が麻酔されたら骨膜下に注射する．その後，局所麻酔薬の浸潤を十分に待って抜歯を始める．
■小児は，大人に比べて皮質骨が薄く多孔性であることから，局所麻酔はよく奏効する．

抜歯法

注意点

■基本的には永久歯の抜歯と同じであるが，大事なポイントは，**①歯根の破折片を残さないことと，②後継永久歯を損傷しないこと**である．
■抜歯の対象となる乳歯は，う蝕が進行して歯冠崩壊していることが多く，把持しにくい．
■一般的には，歯根の吸収が起こっているために抜歯困難となることは実際にはあまり多くはないが，歯根吸収の進行度によって難易度が異なる．歯根吸収が進行して歯根の側壁が薄く残存している場合は，一部が破折して残りやすいので注意が必要である．歯根吸収の進行方向を知り，吸収の進み方に合わせた鉗子の動かし方をする．

section 3　乳歯の抜歯

乳前歯

■乳前歯は歯根の吸収が舌側から進行し，唇側に薄くなった部分が残っていることが多い（図22）ので，鉗子で把持して口蓋側（舌側）に倒して抜歯する．

■また歯頸部が細くなっているために，歯頸部で破折しやすいので注意する．

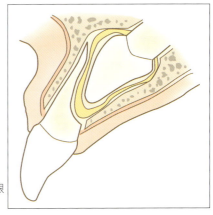

図22　前歯部の歯根吸収．

乳臼歯

■乳臼歯は歯根が大きく開大・湾曲していることが多く（図23），また，歯根吸収が進んで歯根の外側壁が弧状に残っていることが多いので，鉗子で無理に抜歯すると歯根破折を起こしやすい．これを避けるために迷わず歯冠を近心根・遠心根に分割する（図24）．このときに分割バーで直下の永久歯を損傷しないように注意する．

■抜歯後は必ず歯根と抜歯窩をチェックする．

■歯根の途中で破折して根尖部が残ることがあるが，無理に抜歯して永久歯を損傷するようであれば，自然排出を期待して経過をみてもよい．

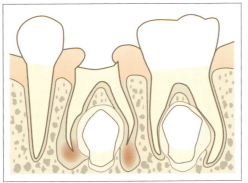

図23　乳臼歯の歯根は湾曲，開大している．また内側から吸収が進行する．

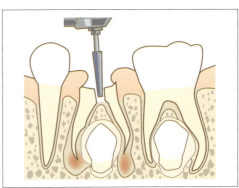

図24a　乳臼歯の歯根分割．乳臼歯の抜歯の際は歯根を分岐部で分割して抜歯する．分割の際，永久歯を損傷しないように注意する．

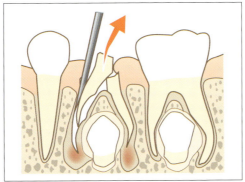

図24b　歯根の湾曲に合わせて歯根が出やすい方向にヘーベルを使う．

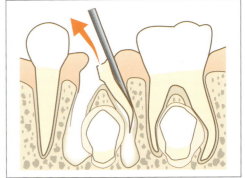

図24c　歯根の内側にヘーベルを挿入すると，永久歯の歯胚を損傷することがあるので要注意．

抜歯後の処置と注意

■抜歯後の処置は永久歯の抜歯の場合と同じである．抜歯対象となる乳歯は失活しており，根尖部に不良肉芽や根尖病変があることが多いので掻爬が必要ではあるが，永久歯を損傷しないよう注意する．

■また，局所麻酔が効いているために，誤って舌や口唇を誤咬して大きな咬傷をつくることがあるので，患児・保護者の両方に注意しておく．

■乳歯抜歯後の後継永久歯萌出まで時間があり，隣在歯が移動・傾斜する恐れがある場合は保隙を行う．

column　フランス式とアメリカ式──GinestetとArcherの切開

下顎埋伏智歯の抜歯　こぼれ話②
フランス式とアメリカ式──GinestetとArcherの切開

あるときにフランスのGinestetの教科書(**図1**[1])を見て驚いた．同時埋伏している下顎第二大臼歯と智歯の抜去時の切開が，記憶にあるアメリカのArcherの記載(**図2**[2])とは逆方向なのである．直ちにArcherの原著を調べたが，やはりそうであった．

ここで争点となるのは，舌神経損傷の可能性と，粘膜骨膜弁の血流の問題である．舌神経損傷の危険性はGinestetの切開のほうが少なそうである．血流はArcherの切開のほうが良好そうである．また，切開はGinestetの切開のほうが頬側で深くなり，剝離がやや困難なようである．

総合的に判断すれば，Archerの切開のほうが有利だと思われる．同じような症例でも，国によって(個人かもしれないが)切開線が逆なのは興味深いことである．

以前，類似した症例を経験したが，歯槽頂のやや舌側寄りに瘻孔が存在したため，瘻孔を含めてArcherの切開を行った．

下顎第二大臼歯と智歯の同時埋伏の症例数はあまり多くはないが，これらの方法は記憶しておいてよい切開だと思っている．また，第一・第二大臼歯を失った水平埋伏智歯の症例にも有用だと考えられる．

国が変われば，言葉も術式も変わるのだろうか？

参考文献
1. Ginestet G・ed. Chirurgie Stomatologique et Maxilla-faciale. 1st ed. Paris：Éditions Médicales Flammarion, 1963：139.
2. Archer WH. A manual of oral surgery. 1st ed. Philadelphia：WB Saunders, 1952：116.

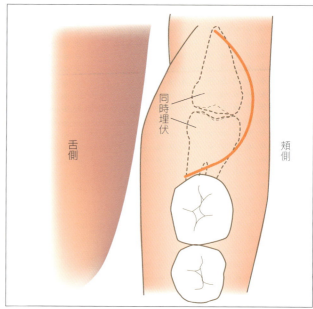

図1 Ginestetの切開．舌神経損傷の危険性は少なそうだが，切開は頬側で深くなり，剝離がやや困難なようである．＊参考文献1より引用・改変

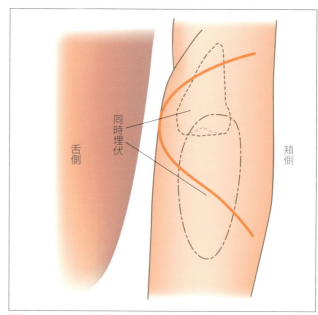

図2 Archerの切開．血流は良好そうである．総合的に判断すれば，Archerの切開のほうが有利だと思われる．＊参考文献2より引用・改変

下顎埋伏智歯の抜歯　こぼれ話③
Pell and Gregoary の歯分割法

　本文中に述べるか否かを迷い，結局コラムでの登場となったのが，Pell and Gregoary の歯分割法である．Pell and Gregoary の分類は Winter の分類とともに有名だが，参考文献 1 では分類とともに抜歯法が報告されている．

　この方法は，歯冠と歯根とを分割する方法ではない．エンジンチゼル（著者注：インパクターのこと）またはノミを埋伏智歯の長軸に平行に頬側溝にあてて槌打し，歯根の一部を含んだ歯の遠心部を除去し，さらに残った歯冠を分割して摘出して，できた空隙に残りの歯根を引き出す方法である（図 1[1]）．このため，水平埋伏智歯であっても頬側溝が露出するまでの骨削で，骨削量が少なく骨を保存することがよくできる．最初の分割がうまくいくと，時間がかからず，軟組織弁を大きくつくる必要がないため，低侵襲となる．一方，咬合面小窩が浅い場合や年長者では，分割は困難で，埋伏の状態によってはノミを埋伏智歯の長軸方向に一致させて槌打できないこともある．さらに，歯に溝を形成した後にノミで槌打する方法もある（参考文献 2・725 頁）．107 ページで前述した前庭骨窓法[3] は本法の応用なのであろう．

　通法にしたがって，歯冠を露出するとされるが，図

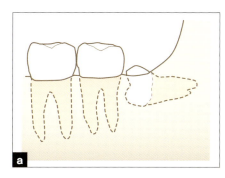
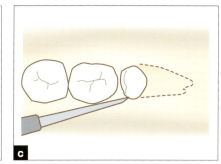
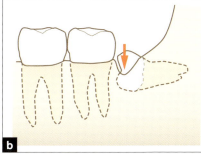
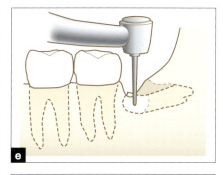
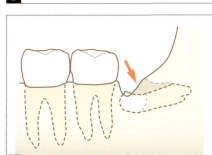
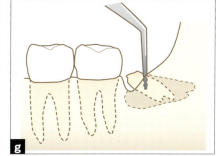
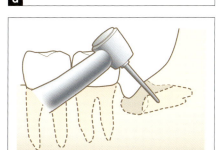

図 1a〜g　Pell and Gregoary の歯分割法．インパクターまたはノミを埋伏智歯の長軸に平行に頬側溝にあてて槌打し（**c**），歯根の一部を含んだ歯の遠心部を除去し（**d**），さらに残った歯冠を分割して摘出して（**e, f**），できた空隙に歯根を引き出す（**g**）．
図 1a　術前の骨の位置．
図 1b　骨削の高さ．
図 1c　頬側溝から歯の長軸方向に分割する．
図 1d　上方部が除去される．
図 1e　歯冠部を分割して除去する．
図 1f　歯根に穴をあける．
図 1g　クレーンピックで歯根を引き出す．

column　Pell and Gregoaryの歯分割法

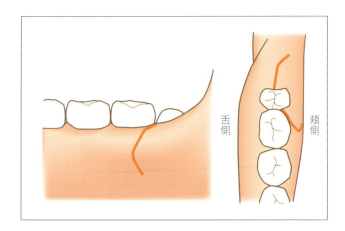

図2　Pell and Gregoary法にて使用される切開線.

2[1]の切開が本当に一般的なのかと思われる切開線である．前述したConma状切開[4]を思わせる切開線である．

本法でも小さな開口部から無理に埋伏歯を取り出そうとすべきではない．歯の分割と骨の除去は症例に即し，合理的に使用し，もっとも抜歯が容易で，もっとも手術的外傷が小さな過程をたどって，手術が行われるべきであるとされる（参考文献2・726頁）．

小さな切開，少ない骨削で歯を砕くように分割し，長時間をかけたあげくに，抜歯ができない症例にしばしば遭遇する．たとえ術者がPell and Gregoary法のつもりでも，分割の仕方が異なるのである．小さな切開と少ない骨削で短時間で抜歯ができるためには，それなりに修練と理論を学習することが必要である．

基本を学び，応用して上達する．「急がば回れ」を悟ることもPell and Gregoary法の極意なのではないだろうか．

参考文献
1. Pell GL, et al.　Impacted mandibular third molars：Classification and modified technique for removal.　Dent Digest 1933：330-338.
2. 佐藤伊吉．実地口腔外科（下巻）．第6版．東京：日本歯科評論，1980．
3. Peñarrocha DM, et al.　Vestibular bone window for the extraction of impacted lower third molars: four case reports. Med Oral Patol Oral Cir Bucal. 2008；13：508-510.
4. Nageshwar.　Comma incision for impacted mandibular third molars. J Oral Maxollofac Surg 2002；60(12)：1506-1509.

CHAPTER 7
合併症

CHAPTER 7 合併症

BRONJ

　ビスホスホネート(BP)製剤投薬中の患者に対して侵襲的歯科治療を行った際，顎骨壊死を生じることを2003年にMarxが初めて報告した．これをビスホスホネート系薬剤関連顎骨壊死(bisphosphonate related osteonecrosis of the jaw：BRONJ)とよぶ．BRONJの多くは抜歯などの侵襲的歯科治療が契機となって発症することが知られており，抜歯前の問診では，ビスホスホネート関連薬剤の投薬歴を確認する必要がある．なお近年，BP製剤以外の薬剤でも同様の顎骨壊死の発生が知られており，BRONJではなく単にONJ(osteonecrosis of the jaw)，MRONJ(medication related osteonecrosis of the jaw)ともよばれる．

BRONJとは？

ビスホスホネート製剤

■ビスホスホネート製剤(BP製剤)は破骨細胞の活動を阻害し，骨の吸収を防ぐ薬剤として知られている(**表1**)．
■本薬剤は経口薬と注射薬に分けられ，いったん体内に吸収されると，骨表面へ選択的に蓄積される(50％)．そして，ハイドロキシアパタイトに強固に結合し，残りは尿中に速やかに排泄される(50％)．
■経口摂取した場合，小腸からの吸収率は非常に低いため(0.7％)，長期投与の必要性がある．しかし，いったん吸収されると長期間骨面に残留し，破骨細胞内に特異的に取り込まれる．本薬剤は，
第一世代：側鎖に窒素を含まない
第二世代：側鎖に窒素を含む
第三世代：側鎖に環状窒素を含む，にわかれる．

表1 国内で販売されているビスホスホネート(BP)系薬剤一覧．

剤形	一般名	商品名	適応症	製造販売
注射	アレンドロン酸ナトリウム水和物	オンクラスト®テイロック®ボナロン®＊	悪性腫瘍による高Ca血症＊骨粗鬆症	万有製薬帝人ファーマ
	パミドロン酸ニナトリウム	アレディア®	悪性腫瘍による高Ca血症乳癌の溶骨性骨転移	ノバルティスファーマ
	インカドロン酸ニナトリウム	ビスフォナール®	悪性腫瘍による高Ca血症	アステラス製薬
	ゾレドロン酸水和物	ゾメタ®	悪性腫瘍による高Ca血症多発性骨髄腫による骨病変固形癌骨転移による骨病変	ノバルティスファーマ
経口	エチドロン酸ニナトリウム	ダイドロネル®	骨粗鬆症骨ページェット病脊髄損傷後・股関節形成術後の異所性骨化の抑制	大日本住友製薬
	アレンドロン酸ナトリウム水和物	フォサマック®ボナロン®	骨粗鬆症	万有製薬帝人ファーマ
	リセドロン酸ナトリウム水和物	アクトネル®ベネット®	骨粗鬆症骨ページェット病	味の素(販売：エーザイ)武田薬品工業(提供：ワイス)
	ミノドロン酸水和物	リカルボン®ボノテオ®	骨粗鬆症	小野薬品アステラス製薬

BRONJの診断基準

■以下の3項目の診断基準を満たした場合にBRONJと診断する．
①現在あるいは過去にBP製剤による治療歴がある．
②顎骨への放射線照射歴がない．
③口腔・顎・顔面領域に骨露出や骨壊死が8週間以上持続している．

■ BRONJの発症頻度はいくつかの報告が挙げられているが，代表的なものとして，注射剤では米国口腔外科学会が累積発現頻度「0.8〜12％」と報告している．また欧州骨粗鬆症ワーキンググループは，「10万人年あたり95件」と報告している．

■ また経口薬については，アレンドロン酸内服で，「10万人年あたり0.7件」，欧州骨粗鬆症ワーキンググループは，各製薬企業で発表している報告件数から，報告頻度は「10万人年あたり1件未満」と算定している(**表2**)．

表2 病期分類と治療法．＊参考文献1より引用

	ステージング	治療法
ステージ0（注意期）	骨露出/骨壊死は認めない．オトガイ部の知覚異常（Vincent症状），口腔内瘻孔，深い歯周ポケット 単純X線写真で軽度の骨溶解を認める．	抗菌性洗口剤の使用 瘻孔や歯周ポケットに対する洗浄 局所的な抗菌薬の塗布・注入
ステージ1	骨露出/骨壊死を認めるが，無症状．単純エックス線写真で骨溶解を認める．	抗菌性洗口剤の使用 瘻孔や歯周ポケットに対する洗浄 局所的な抗菌薬の塗布・注入
ステージ2	骨露出/骨壊死を認める．痛み，膿排出などの炎症症状を伴う．単純エックス線写真で骨溶解を認める．	病巣の細菌培養検査，抗菌薬感受性テスト，抗菌性洗口剤と抗菌薬の併用，難治例：併用抗菌薬療法，長期抗菌薬療法，連続静注抗菌薬療法
ステージ3	ステージ2に加えて，皮膚瘻孔や遊離腐骨を認める．単純エックス線写真で進展性骨溶解を認める．	新たに正常骨を露出させない最小限の壊死骨掻爬，骨露出/壊死骨内の歯の抜歯，栄養補助剤や点滴による栄養維持，壊死骨が広範囲に及ぶ場合：辺縁切除や区域切除

症例

■ 乳癌の骨転移でBP注射製剤の投与を受けている（**図1a, b**）．

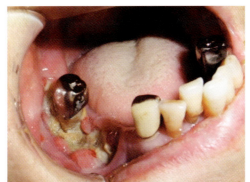 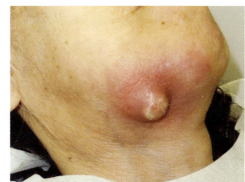

図1a 壊死骨が口腔内に露出した状態．排膿を認める(stage 2)．

図1b 経過観察中に皮膚に瘻孔を形成した(stage 3)．

BP製剤の適応となる疾患

■ BP製剤の適応となる疾患は多数あるが，われわれ歯科医師が比較的日常的に遭遇する疾患は，①乳がん，前立腺がんの骨転移，②多発性骨髄腫，③骨粗鬆症，④慢性関節リウマチ（副腎皮質ステロイド剤長期投与患者），と考える．

■ 悪性腫瘍の治療としてBP製剤を用いる場合は主として注射剤であり，投薬中止が困難なケースが多くBRONJ発生のリスクは高い．これに対し，骨折の予防を目的に使用される骨粗鬆症患者の投薬については，一部の注射剤を除き，経口薬が主でありBRONJのリスクは低い．

■ しかしリウマチ患者の場合は，BP製剤に加えて副腎皮質ステロイド剤を同時に服用している場合があり，このような場合がハイリスク群であると報告されている．

BRONJ にしないために

BP 製剤投薬患者に抜歯を行う際の注意事項

① BP 製剤投与を開始する前に抜歯を行う場合
■投与開始前に必要な歯は抜去を行ったほうがよい．また，抜歯後はできれば 1 か月の骨治癒期間を待ってから投薬を開始するのが望ましい．

② すでに BP 製剤投与中の患者に抜歯を行う場合
■現時点では BRONJ のメカニズム，治療法は確立していない．したがって，休薬したからといって必ず BRONJ を予防できるとは限らない．できれば抜歯を避けたほうが望ましい．
■しかし，炎症が重度であったり，疼痛などの自覚症状がある場合など，抜歯が望ましいと判断した場合は，以下を参考に抜歯処置を行う．
■その際に重要なことは，患者に正しい知識を伝えること，主治医とよく相談をすること，である．主治医との連携がなにより重要であり，必ず抜歯前に原疾患の治療を行っている主治医に対診を行う．

■まず，がん患者の骨転移で投与を受けている場合（注射剤の場合），通常は投薬中止が困難であるため，継続下に抜歯を行う．ただし，本人・家族に BRONJ の発生リスクが高いことを事前によく説明することが重要である．
■つぎに，経口ビスホスホネート製剤を 3 年未満の服用で，かつステロイド内服他のリスクファクター（表3）がない場合は，基本的に投与継続下に抜歯を行う．その後は抜歯窩が閉鎖するまで慎重に経過観察を行う．
■経口ビスホスホネート製剤を 3 年以上服用しているか，3 年未満服用し，かつリスクファクターがある場合は，主治医とよく相談し，もし可能であれば歯科治療の 3 か月程度前から服用を中止し，その後抜歯を行う．また，抜歯後も 2 か月程度服用を中止し，抜歯窩が閉鎖するまで慎重に経過観察を行う．

表3 BRONJ 発生のリスクファクター．＊参考文献 1 より引用

BP 製剤によるファクター	窒素含有 BP ＞窒素非含有 BP	窒素含有 BP　ゾレドロン酸（商品名：ゾメタ®），アレンドロネート（商品名：テイロック®，フォサマック®，ボナロン®），リセドロネート（商品名：アクトネル®，ベネット®），パミドロネート（商品名：アレディア®），インカドロネート（商品名：ビスフォナール®），ミノドロン酸（商品名：ボノテオ®，リカルボン®）
		窒素非含有 BP　エチドロネート（商品名：ダイドロネル®），クロドロネート
	注射用製剤 ＞経口製剤	注射用製剤（商品名：アレディア®，ビスフォナール®，テイロック®，ゾメタ®）
		経口製剤（商品名：ダイドロネル®，フォサマック®，ボナロン®，アクトネル®，ベネット®）
局所的ファクター		・骨への侵襲的歯科治療（抜歯，歯科インプラント埋入，根尖外科手術，歯周外科など） ・口腔衛生状態の不良 ・歯周病や歯周膿瘍などの炎症疾患の既往 ・好発部位　下顎＞上顎，下顎隆起，口蓋隆起，顎舌骨筋線の隆起
全身的ファクター		がん，腎透析，ヘモグロビン低値，糖尿病，肥満，骨パジェット病
先天的ファクター		MMP-2 遺伝子，チトクローム P450-2C 遺伝子
その他のファクター		薬物（ステロイド，シクロフォスファミド，エリスロポエチン，サリドマイド），喫煙，飲酒

BP 製剤以外で顎骨壊死をきたす可能のある薬剤

■最近，分子標的薬である抗 RANKL 抗体デノスマブが販売された．これらは，BP 製剤と同様，強力な骨吸収阻害作用をもつことが知られており，顎骨壊死の頻度は BP 製剤と同等であるといわれている．ランマーク®はがんの骨転移に適応とされている薬剤で，プラリア®は骨粗鬆症患者に適応とされている．

section 2 神経麻痺

　抜歯時の神経損傷が増えている．筆者の大学では3年前から「急性期神経修復外来」を設置して対応しているが，初年度30例であった対象が翌年49例，さらに本年は増加傾向にある．損傷の原因として手技的なことが第一に挙げられるが，当該症例の対処に戸惑い，治癒を遅延させている症例も散見された．なぜ発生したかの原因追究とともに，的確な現状把握が必要である．そして精確な病態判断のもとに適切な対応が求められる．「いつか治る」「いつか再生する」などとの安易な期待が長期化すると，患者との信頼関係も得られなくなり，場合によっては神経障害性疼痛を惹起して患者に多大な苦痛を与え，訴訟に発展することも少なくない．

もし抜歯後に神経麻痺を訴えたら？

何が起きたか？

■末梢神経は，**神経線維**と神経終末の**レセプター**からなる．レセプターは，「**有被膜性小体**」と，被膜のない「**樹枝状終末**」（自由神経）とに分けられ，神経線維との連続性があって初めて機能する．有被膜性小体のほうが樹枝状終末よりも敏感で感受性が高いといわれている．

■神経線維は**神経線維束**をつくり，これらは**シュワン細胞**が取り巻く**軸索**によって構成される．ナトリウム，カリウムチャンネルを通して活動電位が神経細胞へ伝導することによって中枢は知覚を認識する．

■抜歯などによる神経麻痺は，伝導する神経線維などの過程で起きた形態的な傷害によって引き起こされる（図2，3）．

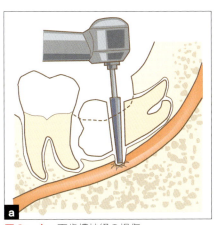

図2a，b　下歯槽神経の損傷．

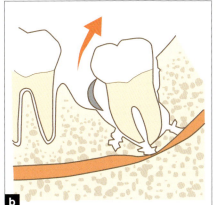

図3　下歯槽神経の露出．

神経麻痺の程度は？

■神経麻痺は一律ではなく，3種のパターン（Seddonの分類）があることを理解する．

■**一過性伝導障害**（neuropraxia）は，ランビエの絞輪（神経細胞の軸索線維のまわりのミエリン鞘（髄鞘）に規則的に存在する間隙）部分でナトリウム，カリウムチャンネルが伝導しなくなった状態で，軸索とシュワン細胞などには異常はない．投薬などの処置が必要であるが，数週間で回復が可能．

■**軸索断裂**（axonotmesis）は，神経周膜，内膜の異常がなく，軸索に断裂が起きた状態．知覚障害はやや強く，軸索や一部シュワン鞘の再生も要するので，回復に数か月を要すること

CHAPTER 7　合併症

がある．神経断裂(neurotmesis)では，広範囲な知覚異常がみられ，程度も強く表れる．挫滅などによって神経線維の断裂が起きているため，神経再生の環境は悪く，損傷程度によっては神経縫合や移植が必要となる．

■**神経断裂**では，損傷後，経時的に終末と小体はともに染色性が低下して構造変化が出現するため，100%の回復は得られない．発症時の知覚検査で，鈍麻か，完全麻痺(知覚脱失)かを的確に評価し，適切な対処を選定することが重要である．
(参考 Highet の分類：**表 4**)

表 4　神経損傷の評価の分類(Highet の分類)．

S0	：完全な脱失
(S1	：深部痛覚の出現)
S2	：皮膚の表在感覚と痛覚のある程度の回復
S2+	：痛覚と触覚の完全な回復と痛覚過敏の出現
S3	：痛覚と触覚は回復し痛覚過敏は消失
S3+	：位置感覚が回復し二点識別がある程度回復
S4	：完全な感覚の回復

経過観察？　積極的な治療？

■神経線維の一部露出または接触しただけによる一過性伝導障害であれば，投薬と経過観察でもよい．

■神経への侵襲が大きく，軸索または神経線維断裂以上の障害であれば，自然治癒の見込みはなく，積極的な神経修復術などの処置が必要となる．術者の楽観視した評価は禁物で，適切な検査法を選択し，病態の把握が求められる(**表 5, 6**)．

表 5　神経麻痺の各種治療．

薬物療法*	ビタミン剤 消炎剤 抗生剤 副腎皮質ステロイド剤 血管拡張薬，etc.
交感神経ブロック療法	星状神経節ブロック(SGB)
神経修復術	神経縫合術 神経移植術 神経減圧術
理学療法	ソフトレーザー 低周波電気刺激 赤外線療法 温罨法，etc
その他	東洋医学療法 心身医学療法，etc

*ビタミン B_{12}(メチコバール® 1.5 mg/day)
→神経細胞修復
プロスタンジン(PGE1 15 μg/day)
→末梢血流増加
デキサメタゾン(2〜8 mg/day)
→抗炎症，膜安定性

表 6　知覚検査法．

1. 静的触覚検査	・Frey の触毛 ・SW 知覚テスター ・綿花，毛筆，探針などによる接触試験
2. 動的触覚検査	・音叉(30 cps や 256 cps) ・振動覚計
3. 二点識別(閾)検査	・静的二点識別検査(s-2PD) ・動的二点識別検査(m-2PD)
4. 温冷覚検査	・電気温冷刺激装置 ・試験管法 ・ミネソタサーモディスク(MTD)
5. 痛覚検査	・ピンプリックテスト ・痛覚計(ユフ精機) ・電気御礼刺激装置(熱痛覚計)
6. 電気生理学検査	・末梢知覚神経伝導速度(SVC) ・三叉神経体性感覚誘導電位(T-SEP) ・神経磁気検査(誘発脳磁界検査：MEG) ・電気刺激による閾値検査
7. 発汗機能検査	
8. 血管運動調節機構の検査	
9. 麻痺範囲の印記	
10. 患者自身による症状の訴え(自覚症状の聴取)	

表7 臨床症状と損傷程度のフローチャート．

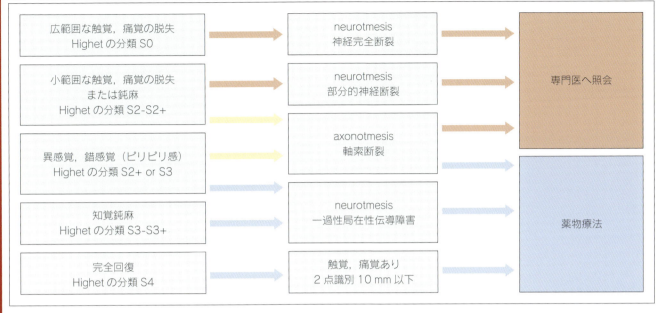

■術直後では，反応性の腫脹を含めた炎症があるため，1回の検査のみで精確な診断を下すのは難しい．必ず経時的な変化をみて症状の増悪傾向などを評価することも重要．初回時には副腎皮質ステロイド剤の投与も効果的である（**表7**）．

予後は？

■一過性伝導障害，または軽度な軸索断裂の症例であれば，投薬と理学療法だけの対応で治癒を期待することができる．経過中に異感覚・錯感覚が生じたり，異常疼痛などが発症する場合もあるので，月1度程度の知覚検査は継続し，病態の把握は必ず行うこと．患者は置かれた立場，障害の程度について不安を抱くので，末梢神経障害の発症と治癒メカニズムについても説明できるよう知識をもつことが重要である．

■重篤な神経障害で神経修復術を要する場合，受傷後3〜4か月以内の対処であれば治癒も期待できるが，知覚機能の完全回復は無理である．ましてや長期に及んだ症例であれば期待はできない．術者が希望的観測をして安易な表現をすると，患者との信頼関係が難しくなる．

経過観察で治癒した症例

患者 62歳，女性
主訴 右側オトガイ部の痺れ
現病歴 1か月前に近医で⑧の分割抜去を行い，翌日から当該部の麻痺を自覚したという．その後，症状に変化が認められない．
既往症 特記事項なし
知覚鈍麻 SWテスト4.74（健側1.65），2点識別測定不能（健側10），温冷感覚なし，異感覚と錯感覚は若干あり．活動電位はわずかな振幅あり．

処置および経過
　初診時の自覚症状のなかに異感覚・錯感覚がみられ，活動電位も検出されたため，完全な神経切断ではなく，軸索断裂（axonotmesis）以下の神経損傷と考え，薬物療法（ビタミンB_{12}），SGB（星状神経節ブロック），そしてリハビリテーションを選択した．SGBは麻痺が出た直後，最低でも1か月以内に可及的多くの回数を行なわなくては効果が低いといわれている．術後4か月で麻痺は改善し，術後1年の現在，日常生活に支障はない（**図4，5**）．

CHAPTER 7 合併症

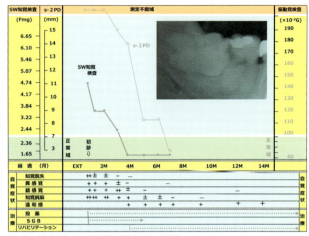

図4 抜歯後の下歯槽神経麻痺の経緯.

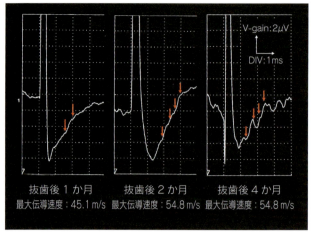

図5 下歯槽神経の活動電位の経緯. 赤い矢印は抽出された活動電位を示す.

神経修復術が必要であった症例

患者 56歳, 女性

主訴 右側オトガイ部の痺れ

現病歴 1週前に近医で8の分割抜去を行い, 翌日から当該部の完全麻痺を自覚した. その後, 症状に変化が認められない.

既往症 特記事項なし

知覚脱失 SWテスト4.74以上(健側1.65), 2点識別測定不能(健側 10), 温冷感覚なし, 異感覚と錯感覚なし. 活動電位の振幅なし.

処置および経過 初診時の自覚症状および活動電位も検出されないことから, 完全な神経切断と診断. 全身麻酔下に当該部頬側皮質骨を除去し, 切断された神経を剖出し, 神経縫合術を施行. 術直後より薬物療法と星状神経節ブロック(SGB)を開始する. 術後4か月後より活動電位の振幅を確認する(図6). 術後10か月, オトガイ部SWテスト2.36に回復し, 日常生活に支障はない.

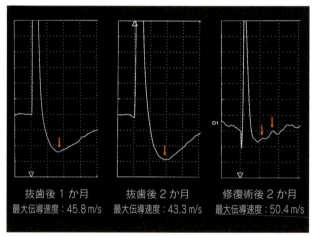

図6 神経活動電位の経緯. 赤矢印は抽出された活動電位を示す.

section 2　神経麻痺

神経麻痺を回避するために

■下歯槽神経麻痺は，下顎智歯抜去時に発症することが多いため，抜歯に際しては画像検査を行い，下顎管との位置関係を詳細に検討する必要がある．通常のデンタルエックス線撮影を行い，**①下顎管と智歯歯根との関係**（下顎管幅径の2分の1以上の重なり），**②下顎管上壁の吸収像**，**③智歯歯槽硬線の消失**，の3ポイントをまずチェックする（図7）．これらの所見の1つでも観察される場合は，CTなどによる精査が望ましい．

■抜歯に際しては，事前に病態の説明と，起こり得る合併症の可能性を十分に説明して，理解を求める．

■術中は，下顎管方向に不必要な力がかからないようヘーベル操作にとくに留意する．歯の分割を効果的に行って，近心方向に掻き出すようにして抜歯し，抜歯後の掻爬も最小限に留める．

■神経麻痺は抜歯のみならず，下顎孔伝達麻酔時，そして下顎第一・第二大臼歯の根管治療時にも発症することがあるので注意する．

■抜歯時の舌神経麻痺は，下顎智歯抜去時の遠心切開と舌側歯肉剝離，または舌側皮質骨除去時に発症することが多い．電気メスを用いて最後臼歯の歯肉弁切除時に舌神経損傷を起こした症例も経験している．智歯付近における舌神経の解剖学的走行を事前に把握し，舌側に器具などがいかないよう注意する．舌側剝離が止むを得ない抜歯操作では，注意して骨膜下剝離を行い，骨膜下にプロテクターを挿入して骨膜を保護する．骨膜上軟組織のいたずらな挫滅は極力避けるべきである（図8, 9）．

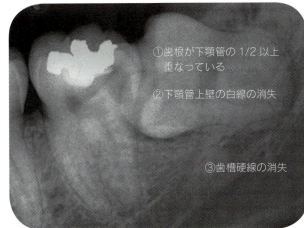

図7　智歯抜去時に注意すべき3つの点．

①歯根が下顎管の1/2以上重なっている
②下顎管上壁の白線の消失
③歯槽硬線の消失

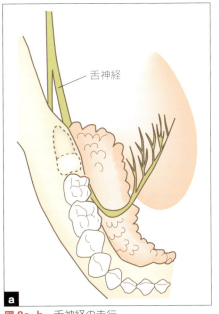 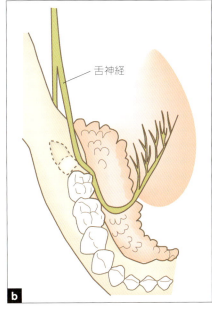

図8a, b　舌神経の走行．

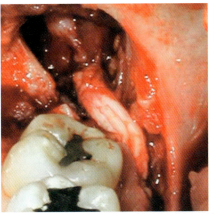 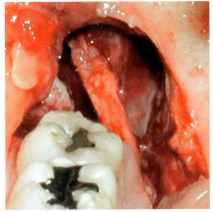

図9a, b　切断された舌神経（右側）に対する神経縫合術．

CHAPTER 7　合併症

section 3　ドライソケット

　通常の抜歯後疼痛は，約24時間以内にほぼ消失し，炎症も翌日をピークとして徐々に軽減する．したがって，2日目以降続く強い痛みは，異常経過によるものと考えなければならない．ドライソケット（慢性歯槽骨炎）とは，抜歯後に見られる抜歯窩治癒不全の1つで，もっとも頻度が高い抜歯後の合併症である（図10）．

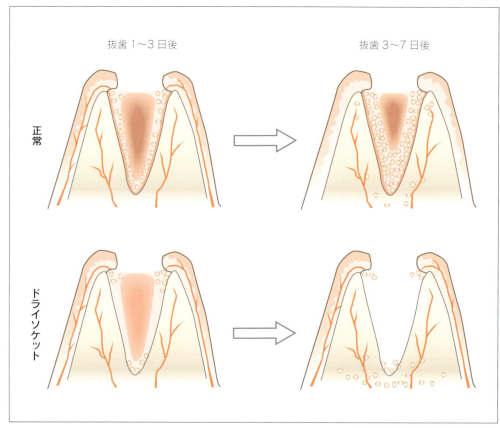

図10　ドライソケットの病態．
＊参考文献6より引用・改変

ドライソケットの臨床所見

■ドライソケットには以下の臨床所見がある．
①**抜歯後の抜歯窩において血餅形成が著しく不足している．**
②**歯槽骨壁が露出し，強い摂食時痛をともなう．**
■ドライソケットの原因は，
①原因歯周囲の慢性感染症や過度の局所麻酔の使用（血管収縮薬含有）など，歯槽骨が緻密で血流の供給が不足するために，血餅形成が阻害されて発症する場合
②形成された血餅が過度の含嗽や抜歯窩内の感染など何らかの因子で脱落した場合
③薬物や月経など線溶系の亢進により，血餅が早期に溶解されて脱落した場合
④抜歯後の過度な掻爬による歯根膜の除去
が考えられている．
■部位は，骨が緻密な下顎智歯の抜去後に起こることが多く，抜歯後2～3日後くらいから徐々に痛みが増していくが，通常2週間程度で治る．
■ドライソケットの診断は，抜歯後2日以降に生じる持続性・放散性の疼痛，消息子（ゾンデ）を用いて抜歯窩を探索した際の骨面の触知，である．

ドライソケットを予防するために

■ドライソケットは確実な予防法はなく，十分に経験のある術者においても時に遭遇する合併症であるが，一般につぎのような報告がある．
①普通抜歯に比べ，下顎埋伏智歯の抜去で発症率が高い．
②年齢が高くなるにつれ発症率が上がる．
③喫煙者の発症率が非喫煙者に比べて高い．
④術者の経験年数と相関がある．

■術者の経験に関しては，過度の局所麻酔薬の使用，歯根膜の過度の掻爬，粘膜骨膜弁の形態，閉鎖創の形態，過度の骨削去，過度の侵襲，抜歯が長時間に及ぶ，などに注意する必要がある．

ドライソケットの治療法

確立された治療法はなく，施設ごとで独自の方法を行っているのが現状である．治療法は大きく**保存療法**と**観血的療法**にわかれる．近年，再掻爬などの観血的療法は患者の苦痛を増大させたり，効果が不確実であることから，第一選択にはならない．

保存療法

■目的は疼痛を軽減させ，汚染を除去して感染を防止することにある．具体的には，①微温生理食塩水による抜歯窩の洗浄，②キシロカインゼリーの塗布，③配合剤の抜歯窩への填入，が知られている．

■われわれは，通常微温生理食塩水による抜歯窩の洗浄を行い，綿球で乾燥させた後，配合剤アネステジンパスタを抜歯窩に填入し，肉芽形成を待つという方法をとっている．アネステジンパスタの処方を**表8**，**図11**に示す．混和されたアネステジンパスタをディスポーザブルの1 mLシリンジの中に入れて冷蔵保存し，適宜加温して用いると便利である（注射針もディスポーザブル）．

表8 アネステジンパスタの処方参考と使用法．＊参考文献6より引用

アネステジン	2.0 g
フェノールカンファー（C.C）	4.8 mL
アスピリン	1.2 g
リバノール末	0.1 g
白色ワセリン	130 g

使用法 アスピリンを乳鉢でよくすり，金属ヘラでワセリンを練板にとる．C.C，アネステジン，最後にリバノールを入れてよく練る．容器：遮光．

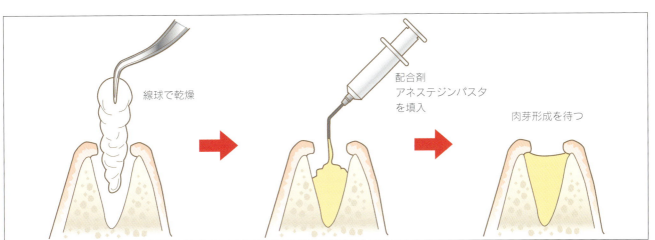

図11 アネステジンパスタの処方．＊参考文献6より引用・改変

観血的療法

■局所麻酔下に鋭匙などを用いて抜歯窩を再掻爬，あるいは抜歯窩の骨を再度削って出血させ，血餅の形成を促す治療法をいう．

■著しく治療の遅い抜歯窩は，長期間経過して腐骨を形成することがある．この場合は観血的に腐骨除去を行う必要がある．

CHAPTER 7 合併症

section 4 上顎洞迷入

上顎洞は，一般的に上顎第二小臼歯から第三大臼歯相当部の根尖と眼窩の間に広がる，頭蓋骨で最大の容量をもつ副鼻腔である．この空洞は永久歯萌出とともに急激に容量が増え，14～15歳でほぼ成人と同じ容量に達する．成人の場合，生理的な状態でも上顎臼歯の根尖が上顎洞底に突出していることがあるし，ましてや歯周病・根尖病巣を有する歯は上顎洞と交通している可能性が高く，抜歯時に上顎洞に迷入するリスクが高い．

抜歯時の上顎洞への歯の迷入は比較的多い．報告では年齢は20歳代にもっとも多く，上顎第一大臼歯の口蓋根の迷入がもっとも多い．上顎洞の迷入は大きく分けて，①上顎洞内への完全迷入，②上顎骨と洞粘膜との間に陥入する場合，の2ケースがある．基本的に迷入した歯を放置した場合，感染を引き起こして上顎洞炎へ移行するといわれており，早期の摘出を考慮しなければならない（図12）．

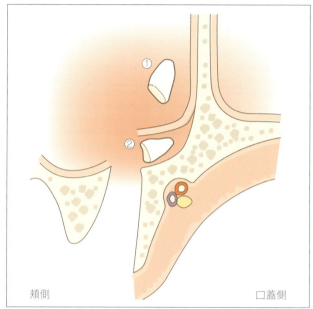

図12 上顎洞内の迷入パターン．＊参考文献6より引用
①上顎洞内への完全迷入した場合．
②上顎骨と洞粘膜との間に陥入した場合．

抜歯中に歯を見失い，上顎洞への迷入を疑った場合

■抜歯中に歯を抜歯窩から見失った場合，まずゾンデを抜歯窩から挿入して，上顎洞に穿孔しているかどうか確認することが重要である．
■穿孔している場合でも，上顎洞ではなく，頬筋隙や口蓋粘膜下に陥入していることも考えられる．慌てず，視診や触診により，見失った根を落ち着いて観察する．
■その後，上顎洞への迷入が強く疑われた場合，パノラマエックス線写真を撮影し，洞内に歯があるか確認する．CTを撮影できれば確実に埋入部位を同定することができる（図13a，b）．
■また迷入を確認した際には，その場で除去を試みるか，高次施設へ紹介することになる．患者には状況をきちんと説明するとともに，除去の必要性，その後の経過について説明しておく必要がある．

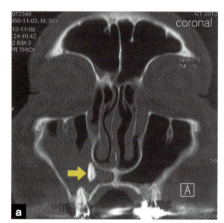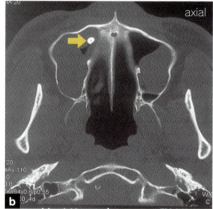

図13a，b 上顎洞内に完全迷入した症例（上顎洞炎を併発している）．CTでは洞内の細かな迷入部位の特定が可能である．

迷入した歯の摘出

- 上顎洞に迷入した歯は，できるだけ速やかに摘出することが重要である．さもないと上顎洞炎を併発し，後日患者とのトラブルに発展する可能性がある．
- 実際に摘出を始める際，摘出した歯の状態をもう一度観察し，残った根がどの程度の大きさかイメージしておくことが大切である．
- 抜歯窩に近い場所に迷入している場合は，抜歯窩の根管中隔を削除し，慎重に抜歯窩を広げ，そこから見つけることができる場合もあるが，これを盲目的に行ってはならない．抜歯窩からのアプローチの多くは，盲目的に骨を削去してしまうため，歯根を上顎洞深部に押し込んでしまい，摘出がますます困難となる場合が多い．
- また，洞粘膜下に引っかかっている場合は，抜歯窩からの目視が困難で，生理食塩水などを流水しても根が抜歯窩付近に戻ることはなく，時間ばかりが過ぎてしまう．
- 以上より，十分な視野を得ながら確実に摘出するためには，頬側に粘膜骨膜弁を形成し，頬側歯槽骨の骨壁を削去し，開洞して摘出するとよい．

術式の手順

- 穿孔した抜歯窩の近遠心部から頬側に，歯肉境移行部を超えて逆富士型に切開を加え，粘膜骨膜弁を形成する．
- 頬側の骨を1～1.5 cmほど削去して開窓する．その際，洞粘膜はいきなり掻爬せずに温存し，粘膜下に剥離を進める．残根が上顎骨と洞粘膜との間に陥入した場合は，ここで残根が見つかり，鋭匙などで摘出される（図14）．
- 洞内に完全に迷入している場合，洞粘膜を切離して残根を探索する．抜歯窩付近に残根が存在する場合はここで見つけ，ピンセットで摘出できる（図15）．もし残根が明視できない場合は，生理食塩水で洞内洗浄を行い，抜歯窩付近に移動させ，吸引器などで摘出する（図16）．
- 摘出後は洞口腔瘻を生じないように完全閉創する必要がある（図17a，b）．減張切開を行い，抜歯窩を含め完全閉鎖する．この際，マットレス縫合を用いるとよい（図17c，d）．

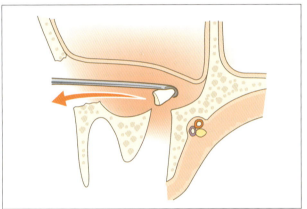

図14 残根が上顎骨と洞粘膜との間に陥入した場合は，ここで残根が見つかり，鋭匙などで摘出される． ＊参考文献6より引用・改変

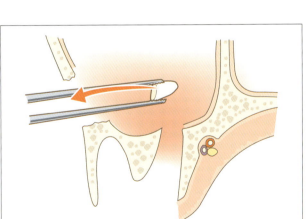

図15 抜歯窩付近に残根が存在する場合はここで見つけ，ピンセットで摘出できる． ＊参考文献6より引用・改変

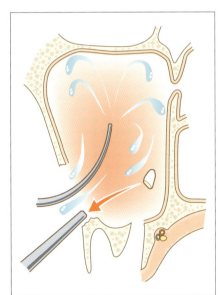

図16 残根が明視できない場合は，生理食塩水で洞内洗浄を行い，抜歯窩付近に移動させ，吸引器などで摘出する． ＊参考文献6より引用・改変

CHAPTER 7 合併症

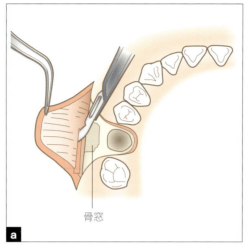
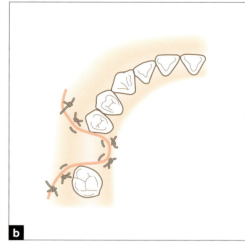

図17a，b 摘出後は洞口腔瘻を生じないように完全閉創する必要がある．減張切開を行い，抜歯窩を含め完全閉鎖する．
＊参考文献6より引用・改変

骨窓

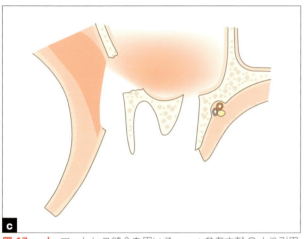
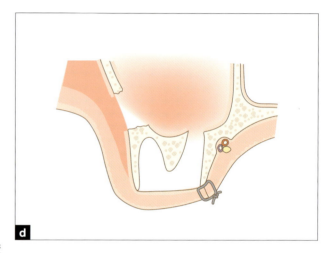

図17c，d マットレス縫合を用いる．　＊参考文献6より引用・改変

上顎洞への迷入を避けるために

■抜歯前に画像で，上顎洞と抜歯予定の歯の根尖との関係をよく確認することが大事である．
■統計では，上顎第一大臼歯の口蓋根がもっとも迷入しやすいといわれている．
■また，上顎洞底が低いとエックス線写真上で予想される場合は，かならず迷入のリスクをよく術前に認識しておくことが大切である．
■ヘーベル（抜歯挺子）を用いて，残根を押し込んで迷入するケースが多い．ヘーベルを用いる場合は，力の方向を側方に心がけ，確実に明視下で歯根膜空隙に挿入することが重要である．また，抜歯鉗子での抜去が可能であれば，できる限りヘーベルではなく鉗子を用いるようにする．

section 5 後出血

通常抜歯後は，圧迫止血を行えばおおむね10〜15分程度で止血が完了する．しかし，数時間経過しても止血しなかったり，いったん止血しても再び出血をみることがある．この状態を後出血といい，異常な治癒経過と考えられる．術直後の運動や飲酒，長時間の入浴などは，当然後出血の原因となる．また高血圧症などの基礎疾患を有する患者が，術後の疼痛やストレスなどで血圧が変動し，後出血になることもしばしば見受けられる．

抜歯後出血の原因は**表9**に大別される．後出血をきたした場合，まずは局所の原因を考える．

表9 抜歯後出血の原因．

局所的な原因		過度の洗口 抜歯創への機械的刺激（血餅の脱落） 抜歯操作によるもの（歯槽骨骨折・上顎結節破損・切削器具による軟組織損傷・下歯槽管損傷・縫合不全など） 根尖病巣・炎症性肉芽組織の存在，残存
全身的な原因	先天性出血性素因	血小板・凝固因子・血管の異常・線溶系の亢進
	続発性出血傾向	血液疾患（白血病・再生不良性貧血など） 肝疾患（肝硬変・肝細胞癌など） 腎疾患（人工透析中） 抗血栓療法中（ワーファリン®など内服中）

もし抜歯後出血で来院したら

■後出血をきたして来院した場合は，緊急事態なので迅速に対応する必要がある（**図18**）．局所止血処置と併行して診断を進めなければならない．

■まず，出血部位を同定することから始める．出血している抜歯創周囲にガーゼをあてがい，数分間圧迫止血を図る．このとき，出血時の状況や消耗の度合いを確認して，輸液その他の追加処置が必要かどうか確認する．

■次いで，ガーゼを除去した後の抜歯創からの出血状態を確認する．抜歯窩内の骨面からの出血か，肉芽からの出血か，あるいは抜歯窩周囲歯肉からの出血か見極める．

■また，全体的にじわーと湧いてくるような出血か，出血が一点からで激しいか，を確認する．

■また，止血処置を図るのと同時に，血圧計によるモニタリングを行うことも重要である．疼痛などによる一過性の血圧上昇が出血の原因となっていることも珍しくない．

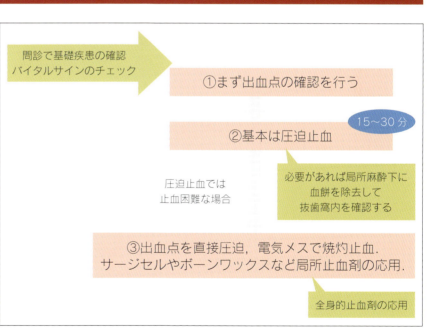

図18 もし抜歯後異常出血をきたしたら．

CHAPTER 7　合併症

症例（図19a～f）

患者　60代，女性

既往歴　心筋梗塞（ステントを留置），ワルファリン内服中（INR値不明）

経過　4|が根尖病変により抜歯適応と診断．循環器科対診し，ワルファリンの服薬は継続のまま，抜歯を行った．しかし帰宅後に後出血を認めたため，救急来院した．

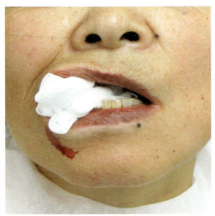

図 19a　初診時の顔貌．

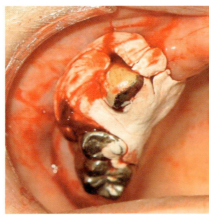

図 19b　初診時の口腔内．

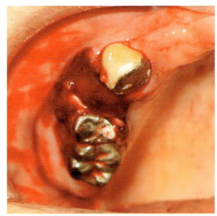

図 19c　パックを除去．

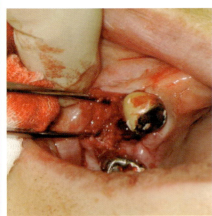

図 19d　抜歯操作によるものと思われる頰側歯槽骨の骨折を認めた．

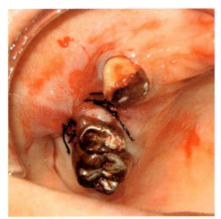

図 19e　減張切開を加え，完全閉鎖した．

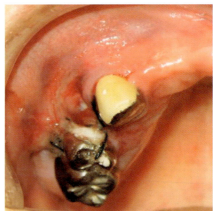

図 19f　翌日，血餅の付着は良好である．

抗凝固薬・抗血小板薬服用患者に抜歯を行う際の注意事項（表10～12）

■原疾患の主治医による対診は必須である．その際，原疾患が十分にコントロールされていることが重要である．ワルファリン服用患者で原疾患が安定し，PT-INR（プロトロンビン時間の国際標準比）が治療域にコントロールされている患者では，ワルファリンを継続投与のまま抜歯を行っても，重篤な出血性合併症は起こらないとされている．

■しかし，肝疾患などの止血機能に影響を与えるような異常が存在する患者では注意が必要である．

■**PT-INR3.0以下であれば普通抜歯は可能**であるとされる．

■新規薬剤として，トロンビン阻害薬として，ダビガトラン（プラザキサ®）が販売された．これについてはPT-INRは指標とならないが，APTT（活性化部分トロンボプラスチン時間）は，出血している患者において過度の抗凝固作用を判断する目安となる可能性がある．

■ほかに第Xa因子阻害剤としてリバーロキサバン（イグザレルト®），エドキサバン（リクシアナ®），アピキサバン（エリキュース®）が販売されているが，これら新規薬剤のガイドラインはまだ確立していない．

■抗血小板薬服用患者は，主治医により原疾患が十分にコントロールされていれば，外来において抗血小板薬継続下での抜歯は可能であるとされる．

表10　抗凝固薬・抗血小板薬の一覧．

抗凝固薬	ワルファリンカリウム（ワーファリン®） ダビガトラン（プラザキサ®） リバーロキサバン（イグザレルト®） エドキサバン（リクシアナ®） アピキサバン（エリキュース®）
抗血小板薬	アスピリン（バイアスピリン®，バファリン） 塩酸チクロピジン（チクロピン®，パナルジン®） ジピリダモール（ペルサンチン®，アンギナール®） シロスタゾール（プレタール®） イコサペント酸エチル（エパデール®） 塩酸サルポグレラート（アンプラーグ®） トラピジル（ロコルナール®） ベラプロストナトリウム（ドルナー®，プロサイリン®）

表11　出血性素因のスクリーニング検査．

・血算（血小板数を含む）
・出血時間
・プロトロンビン時間（PT）
・活性化部分トロンボプラスチン時間（APTT）（ダビガトラン服用患者）
・フィブリノゲン
・FDP（Dダイマー）
・PT-INR（ワルファリンカリウム服用患者）

表12　検査値から見た出血性素因の診断．

血小板数低下		特発性血小板減少性紫斑病（ITP），再生不良性貧血，急性白血病，肝硬変
血小板数低下がみられない場合	出血時間延長（＋）	血小板無力症，von Willebrand病
	出血時間延長（－）	老人性紫斑病，単純性紫斑病などが相当
	PT正常 & APTT延長	血友病A，血友病B，von Willebrand病
	PT延長 & APTT正常	先天性第VII因子欠損症
	PT延長 & APTT延長	ビタミンK欠乏症，無フィブリノゲン血症，肝硬変
	FDP，Dダイマー上昇	播種性血管内凝固症候群（DIC）

CHAPTER 7 　合併症

止血法（止血法の分類，表13）

　抜歯後出血はほとんどの場合，一次止血法で対応できる．

表13　止血法の種類．

一時止血法	圧迫法 タンポン法	指圧法 圧迫包帯法
永久止血法	縫縮法 血管結紮法 クリップによる止血	電気凝固法 レーザー凝固法

一次止血法

①圧迫法
■もっとも基本的な止血法である．ガーゼなどを出血部に当てて圧迫する方法．

②タンポン（栓塞）法
■出血部が深く，止血が困難なときにガーゼなどを固く詰め込む方法．抜歯窩や鼻腔（鼻出血）などが適応となる．ガーゼの代わりにサージセルなどの止血剤を填入することもできる．
＊Mickulicz（ミクリッツ）タンポン：大きなガーゼの中に別のガーゼをつぎつぎに詰め込んで圧迫する止血法．

③指圧法
■比較的太い血管からの出血の場合に，中枢側で圧迫する方法．出血動脈の中枢側を手指で圧迫し，血流を遮断する．末梢の出血部位直上の圧迫のみでは困難な場合に適応となる．
■顔面動脈→下顎角部1 cm前方の下縁部骨面との間で指圧．
■口唇動脈→口角部付近の口唇を，内外から拇指と示指にて指圧．
■総頸動脈→胸鎖乳突筋内側を手指で圧迫．

④圧迫包帯法（図23a，b）
■口腔外ではガーゼで圧迫した後に包帯で圧迫することをいうが，口腔内では止血シーネで圧迫することをいう．

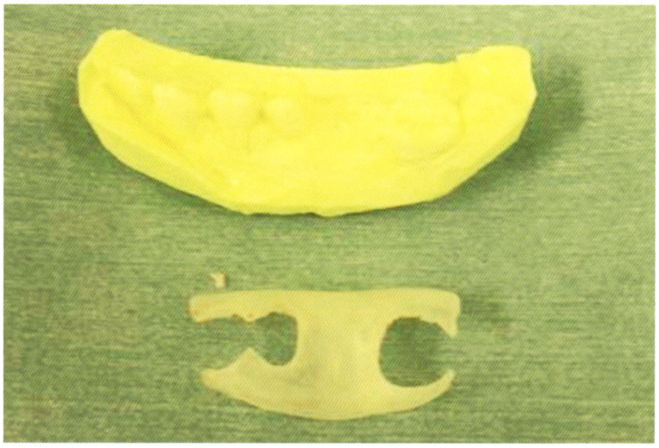

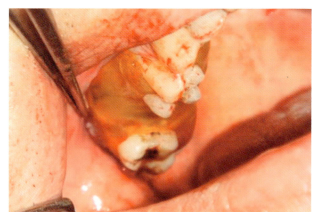

図23a　圧迫包帯法で用いる止血シーネ．

図23b　止血シーネを装着したところ．

永久止血法

■動脈や比較的太い静脈を損傷した場合は，永久止血法による止血が必要となる．

①縫縮法（図24）
■出血部位の確認が困難だったり，組織が脆弱で止血鉗子による把持が困難なとき，あるいは出血の原因となった血管を剖出できなかった場合に適応となる．出血部周囲の組織をまとめて，ひとくくりになるように結紮する．

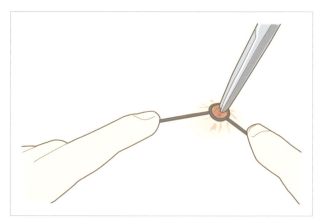

図24　縫縮法．

section 5 後出血

②**血管結紮法**（図25, 26a〜c）
■止血鉗子で血管断端をつかみ，その周りを結紮する方法．もっとも確実な止血方法である．止血鉗子の種類には，図26a〜c がある．

③**クリップによる止血**（図27a, b）
■血管断端を剖出し，切断部をクリップすることにより止血を図ることをいう．

④**電気凝固法，レーザー止血法**（焼灼止血法）
■電気メス，またはレーザーで焼灼止血を行う方法をいう．あわせて焼灼止血法ともいう．
■電気メスはモノポーラとバイポーラがあり，モノポーラは通常出血点をピンセットで把持し，金属部分から高周波電流を送り，熱凝固止血を図る．バイポーラでは，出血点をピンセットのように挟み込むことで熱凝固止血を図る．いずれも簡便な器具であるが，神経周囲に使用すると麻痺をきたす可能性があるので，注意する．
■ペースメーカー埋入者には使用してはならない．

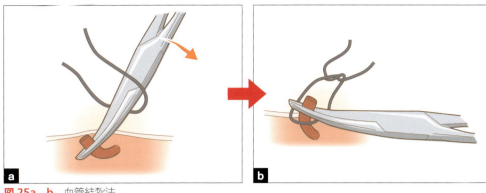
図25a, b　血管結紮法．

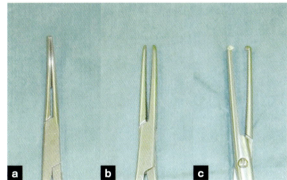
図26a　モスキート．
図26b　ペアン．
図26c　コッヘル．

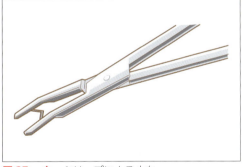
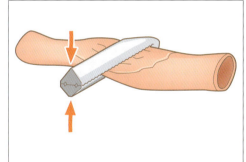
図27a, b　クリップによる止血．

CHAPTER 7　合併症

抜歯後出血に対する実際の手順

①止血の基本は圧迫止血

②圧迫で止血しないときは
- 血圧などの全身状態を確認．
- 抜歯窩を確認（デンタルエックス線写真）．
- 緊密な縫合処置・局所止血剤を応用．
- 止血床やサージカルパックを応用．
- 骨にはボーンワックスを使用．
- 軟組織・毛細血管は電気メスで焼灼．
- 血管断端が結紮可能であれば結紮．

③止血処置のコツ
- 不良肉芽除去のために十分に抜歯窩を掻爬．
- 抜歯創の近遠心の歯間乳頭部を緊密に縫合．
- 縫合糸は3-0絹糸，またはナイロン糸を用いる．
- 抜歯窩内に止血剤を填塞する前に，創縁に縫合糸を通しておく．
- 止血材を填塞したらこれをしっかり結び，止血剤を圧接する．
- さらに軟膏を含ませたリボンガーゼをタイ・オーバーするとよい．
- 止血床，パックを用いる．

④局所止血剤を用いた止血処置（図28，表14）

表14　止血剤の分類．

局所止血薬	血管収縮剤	エピネフリン（ボスミン®）
	凝固因子製剤	トロンビン（トロンビン末®）
	血液粘度上昇剤	酸化セルロース（サージセル®） ゼラチン製剤（スポンゼル®） アテロコラーゲン（インテグラン®，テルプラグ®）
全身止血薬	血管強化剤	アドレノクロム（アドナ®） アスコルビン酸（ビタミンC®）
	凝固促進剤	ビタミンK（アスパラK®）
	抗線溶剤	抗プラスミン剤（トランサミン）
	血液製剤	血液凝固第Ⅷ，第Ⅸ因子製剤 フィブリノーゲン製剤

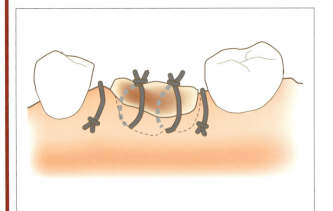 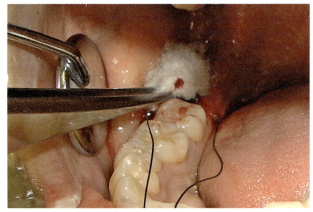

図28a，b　局所止血剤を用いた止血処置．サージセルなど局所止血剤を填入後，上部に軟膏リボンガーゼでタイオーバーしてもよい．

section 6　口底部への迷入

　下顎と舌の間には口底が存在し，後方には翼突下顎隙がある．とくに智歯抜去の際には，下顎骨の舌側皮質骨が薄いことや，顎舌骨筋のバリアがないため，比較的容易に口底〜翼突下顎隙に迷入する．下顎智歯の抜去に際して，とくに歯根が破折して残根の抜去を要する場合，ヘーベルや鋭匙の操作を誤り，口底に迷入させてしまうことがある．しかも歯根が骨膜を破って隙の中に押し込んでしまうと，きわめて厄介なことになる．この際に慌てて抜歯窩から摘出を試みても，残根をますます深部へ押し込むばかりか，舌神経やワルトン管を損傷する危険もある．さらにこの部位は感染をきたしやすく，開口障害や嚥下障害も強く発現するので迅速な対応が重要となる．口底に迷入が疑われた場合は，冷静に迷入部位の確認を行う必要がある．

迷入した歯の確認（図20a，b）

- 抜歯中に歯の迷入が疑われた場合，以下の手順で探す．
- まず，十分に止血を図り，明視野にする
- 抜去歯の状態から，迷入した歯根の大きさ・形状・抜歯の位置を把握する．
- 止血を確認し，舌側の穿孔部をみつける．
- 指を口底に入れ，下顎枝の内側にかけて硬固物を触知すれば確認できる．その際，深部に押し込まないよう，強圧下で行ってはならない．
- 舌側の骨膜の中にあるか，骨膜を破って腺組織付近にあるのか推定する．その際，迷入した歯の位置を確認するためにエックス線撮影を行う．通常のデンタル撮影，咬合法による軸方向撮影，パノラマエックス線撮影を

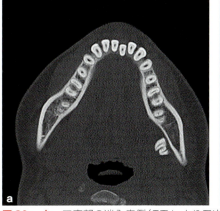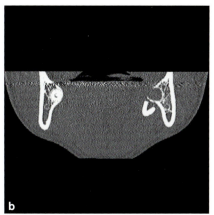

図20a，b　口底部の迷入症例（CTにより三次元的位置の把握が可能となる）．＊東京歯科大学歯科放射線学講座・神尾崇氏のご厚意による

行う．また，CT撮影は三次元的位置の把握が可能となるため，できるだけ摘出前に撮像することが望ましい．

摘出手術

骨膜下に迷入した場合（図21a, b）

- 臼歯部に広く舌側歯頸部切開を加え，骨膜下に剥離を進める．骨膜を破ると，舌神経やワルトン管の損傷をきたす可能性がある．骨膜下に剥離を続ける限り損傷の危険はなく，安全に摘出操作が行える．

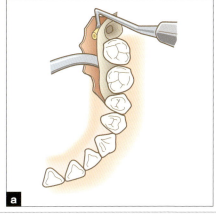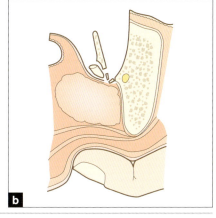

図21a，b　骨膜下の迷入と摘出操作．

CHAPTER 7 合併症

■剥離を続けると骨穿孔部を見つけることができる．その周囲に迷入した歯がないか確認する．発見できれば，直視下に鋭匙やピンセットを用いて摘出を行う．

骨膜を破り腺組織付近に迷入した場合（図22a, b）

■骨膜外を剥離するため，難易度は骨膜下のアプローチよりはるかに高い．本法を行う際には，術前に十分な血管収縮薬添加の局所麻酔薬で麻酔を行い，術中に血管を損傷して出血の中で剥離することにならないよう十分に注意する．術野が出血で満たされていると，迷入した歯を見つけることはきわめて困難となる．

■図22のように歯頸部から離れた部位に切開を加え，下顎舌側の骨膜に沿って剥離する．骨膜から離れると舌神経やワルトン管の損傷のリスクが高くなるため，十分に注意する．

■舌下腺あるいは顎下腺，場合によって顎舌骨筋が明示される．その際，助手が顎下部を圧排して腺組織を口底側に持ち上げ，迷入した歯を探す．

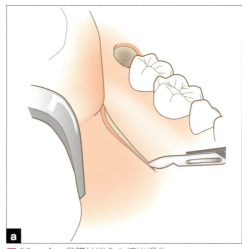
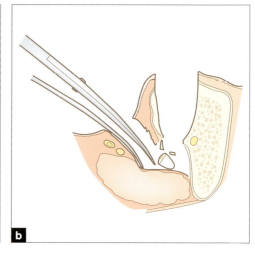

図22a, b 骨膜外迷入と摘出操作．

■また，もう一方の手で下顎内側の双指診を行うと，硬固物を触知できることがある．こうして迷入した歯の位置を大まかに把握して再度腺周囲を明視野にして探す．

■迷入した歯を除去した後は，創の圧迫止血を十分行った後で縫合・閉鎖する．

口底部迷入を起こさないために

■下顎智歯の歯根が破折した際，これを除去するときに，口底部に迷入するケースが多い．

■残根のように小さい場合は，太いヘーベルを用いての抜歯は口底に押し込む危険性が高く，行ってはならない．

■残根を摘出する場合には，歯科用探針やエキスカベーターを用いるとよい．

■バーを用いて残根周囲を削除するのも危険である．時間がかかってもきちんと止血し，明視野で，探針などを用いて丁寧に抜歯することがなにより重要である．

section 7　気腫

　皮下気腫は，多量の気体が皮下または組織間隙の疎性結合織内に侵入し，貯留することにより生じる．歯科領域ではエアタービンが日常歯科治療で頻用されるため，その報告例は年々増加してきている．また臨床症状として，顔面や頸部の腫脹をともない，時として，呼吸困難・胸痛・動悸などの全身的な症状を合併する．その発現は急速なため，患者のみならず術者の動揺も著しいため，患者に対して十分な説明が行えないままに，二次医療機関へ搬送することとなり，後に禍根を残す場合もある．

気腫の発生と進行

気腫の好発部位

■下顎埋伏智歯の抜去中に発生するケースが多く，およそ半数以上を占めるが，これは粘膜下組織にエアを排出する形でタービンを使用するためだと考えられている．

■また，上顎犬歯・小臼歯においても，根端から皮質骨骨壁までの距離が短いために，空気が簡単に粘膜下組織にまで進展し，気腫が発生しやすい．

気腫の波及経路

■気腫の発症時には疼痛をともなう場合と違和感を訴える場合がある．一気に比較的多くの空気の侵入があった場合には，組織が急激に剥離されるため，強い疼痛が認められる．
■空気の侵入が多いと，空気侵入部から粘膜下あるいは皮下の脂肪層や組織のすう疎な各種の隙を通じて拡大する．
■上顎が侵入部位の場合は，上方に拡大し，顔面部の皮下脂肪層に症状が波及した場合には，著明な顔面腫脹をともない，比較的早期に異常に気づく．
■下顎が侵入部位の場合には，口底部から頸部の隙を通じて拡大し，時として縦隔気腫をともなうこともある．
■縦隔気腫は空気が口底から側咽頭隙を経由し，後咽頭隙から上縦隔に到達することにより発症するといわれている．縦隔気腫の重症例ではチアノーゼ，低血圧をともなうことがある．

気腫の診断・治療（図29，30）

■触診により特有な捻髪音が確認されれば比較的容易に診断がつく．また，気腫の範囲を確認するにはCT撮影が有用である（図29a, b）．

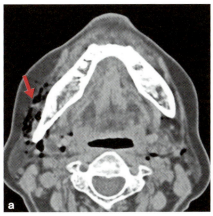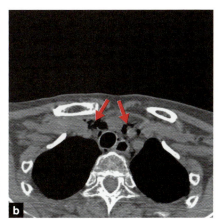

図29a, b　⑧抜歯時に生じた皮下気腫．bでは縦隔に気腫が波及しているのがわかる．
＊東京歯科大学歯科放射線学講座・神尾崇氏のご厚意による

CHAPTER 7　合併症

■局所に気腫が留まっている場合，比較的自覚症状が乏しい場合は，経過観察のみで対応することも可能である．

■しかし通常は安静を指示し，感染予防のための抗生剤の投与，鎮痛などの対症療法を行うことが多い．帰宅後に異常な腫脹を認めた場合，専門医や救急病院への受診を指示しておくことも重要である．

■広範囲に気腫が拡大している場合は，縦隔にまで波及している可能性も考えられる（**図29b**）．**呼吸困難，胸痛，血圧低下などの症状が発現している場合は，速やかに専門医や救急病院への受診が必要**となる．

気腫発症時の投薬（例）

■アモキシシリン（サワシリン®）
1カプセル250 mg
→1回1カプセル　1日3回　毎食後　3日量

■アセトアミノフェン（カロナール®）1錠200 mg
→1回2錠　疼痛時　頓用　5回分

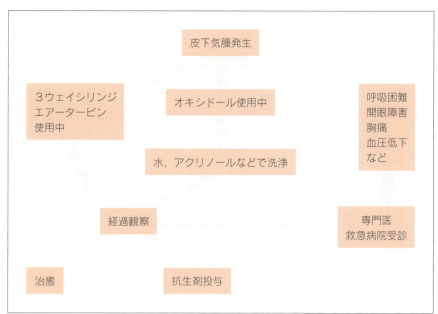

図30　治療のフローチャート．＊参考文献9より引用．

気腫発症時の患者への対応

■突然の腫脹が発生すると，患者は「何が起きたかわからない」「なぜ起きたのかわからない」「これからどうなるのかわからない」という不安に襲われてしまう．精神的・心理的動揺が非常に大きいため，患者の現状の説明が重要となる．気腫を生じた際の患者の不信・不安は「抜歯を行った歯科医師の技量」「十分な説明のないままの二次医療機関への搬送」「家族への連絡不足」「誠意ある対応がない」ことに集約される．つまり，事前の説明と発生後の説明が十分になされていないことによる．

■救急車での搬送が必要なほど事態が切迫していないのなら，関係者を呼んで病状の説明を優先し，病状・病態を詳しく説明し，そのうえで今後の考えられる病状，気腫に対する治療，気腫治療後の処置方針を説明すべき．

■説明のポイントとしては以下のような点を考慮するとよい．
・まれに発現する合併症であること
・エアータービンなど使用機器によって発症した可能性が高いこと
・帰宅後に症状が拡大する可能性もあること
・入院して経過観察を行わなくてはならない場合があること

気腫の発症を防ぐには

■エアータービンやシリンジ，歯科用レーザーを用いる際，エアの排出路が遮断されるような状態での使用は避け，ヘッドの方向・深さに注意する．小さな切開による抜歯，レーザーを用いた膿瘍切開などで気腫の発現が報告されているので，これらを使用する際には十分に注意する．

■歯の分割時に，エンジンや5倍速コントラを積極的に用いることも気腫の防止に有用である．

■侵襲を小さくするため，切開を小さくする傾向にあるが，水平埋伏歯の分割抜歯を行う場合は，縦切開と横切開を加え，しっかりと弁を形成したほうが気腫を防ぐことができる．とくに，初心者では時間がかかると予想される場合，このことを十分に念頭に置く必要がある．

■出血や異物の排除などにエアシリンジを使用しない．

■処置後に気腫が発現することがある．水平埋伏智歯の抜歯後などは，処置後の咳やくしゃみ，楽器演奏の行為をしないよう注意する．

参考文献

1. 米田俊之, 萩野浩, 杉本利嗣, 太田博明, 高橋俊二, 宗圓聰, 田口明, 豊澤悟, 永田俊. 浦出雅裕. ビスフォスフォネート関連顎骨壊死検討委員会 ビスフォスフォネート関連顎骨壊死に対するポジションペーパー(改定追補 2012 年版). J Bone Miner Metab 2010；28(DOI 10.1007/s00774-010-0162-7).
2. Marx RE. Pamidronate(Aredia)and zoledronate(Zometa)induced avascular necrosis of the jaws: a growing epidemic. J Oral Maxillofac Surg 2003；61：1115-1117.
3. Nomura T, Shibahara T, Uchiyama T, Yamamoto N, Shibui T, Yakushiji T, Watanabe A, Muramatsu K, Ogane S, Murayama M, Sekine R, Nakata E, Fujimoto I. Bisphosphonate Related Osteonecrosis of the Jaws(BRONJ)in Japanese Population: A Case Series of 13 Patients in Our Clinic. Bull Tokyo Dent Coll 2013；54：117-125.
4. 野間弘康, 佐々木研一. 下歯槽神経・舌神経麻痺. 東京：医歯薬出版, 2010.
5. Sunderland S. Nerves and nerve injuries. London. Churchill Livingstone, 1978.
6. 野村進. 末梢神経損傷. 東京：金原出版, 1981.
7. 齋藤力, 髙野伸夫. 動画とイラストで学ぶ抜歯のテクニック. 東京：医歯薬出版, 2005.
8. 日本有病者歯科医療学会, 日本口腔外科学会, 日本老年歯科学会・編. 科学的根拠に基づく抗血栓療法患者の抜歯に関するガイドライン 2010 年版. 東京：学術社, 2010.
9. 盧靖文, 須賀賢一郎, 内山健志, 髙野伸夫, 柴原孝彦. 歯科治療に継発した皮下気腫について. 歯科学報 2007；107：272-276.

column 秘蔵の直線切開？

下顎埋伏智歯の抜歯　こぼれ話④
秘蔵の直線切開？

　講演会の楽しみの1つが，いわゆる「尋問タイム」である．受講者から質問を受けるのではなく，質問をする．「抜歯は立位ですか座位ですか？」「このような場合どのようにすると学習しましたか？」などである．

　当然，受講者の記憶違いや思い込みもあるのだろうが，「そんなことはないだろう？」「やはりね……」と思うこと，または「そうきたか‼」と思うことなどがあり，本当に筆者の勉強になる．その際には，役得と思うようにしているが，場合によると授業料をお支払いしたいとさえ思うこともある．ここでは後者の場合の1例を紹介しよう．

　前置きが長くなったが，CHAPTER 3　下顎埋伏智歯の抜歯の切開線の項(50ページ)では解説しなかった直線切開が『口腔外科学』(医歯薬出版)の初版[1]と第2版[2]に記載されている．ほぼCHAPTER 3 section 2の**図13a**の直線切開と同様なものである(**図1**)．国内の教科書では直線切開の記載はほとんどないので，講演で言及したところ，最近この方法を勧める講演会を受講したという方がいた．同書ではドレーンを入れているが，ドレーンは入れなくともよいとのことで，術後腫脹は大きいが，感染はしないとのことであった．しかし2010年の第3版

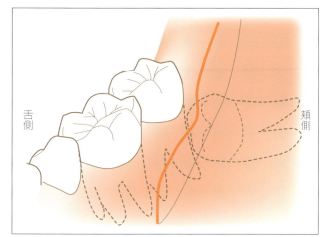

図1　直線法．

では，この直線切開は第二大臼歯近心に縦切開をもつ頬側延長法に変更されている．

　筆者は歯胚除去術にのみ直線切開を使用しているが，今後は直線切開についての情報やエビデンスをさらに調査しようと思っている．

参考文献
1. 宮崎正・編．口腔外科学，初版．東京：医歯薬出版，1988．
2. 宮崎正・監修．口腔外科学，第2版．東京：医歯薬出版，2000．
3. 白砂兼光，古郷幹彦・編．口腔外科学，第3版．東京：医歯薬出版，2010．

CHAPTER 8
麻酔・抗菌薬・止血

CHAPTER 8 麻酔・抗菌薬・止血

section 1 麻酔(除痛)法・鎮静法

　局所麻酔には，施術時の十分な無痛効果と持続時間が求められる．効果的な注射法を用い，局所麻酔薬を過不足なく安全な用量で用いなくてはならない．できるだけ少量の局所麻酔薬で，可及的に狭い範囲に注射を行うほうが，より安全な局所麻酔であると考えるのは誤りである．**患者の無痛を最優先とし，安全が確保できる範囲内において，十分な用量の局所麻酔薬を投与すべし**と考えるのが正しい．

表面麻酔

　表面麻酔は，浸潤麻酔または伝達麻酔の事前に，注射針の刺入部粘膜表層に表面麻酔薬を塗布することで，針刺入時の痛みを軽減することを目的として適応する．表面麻酔の効果は針刺入の瞬間の痛みに対応するものであり，粘膜下組織への針の進入時における疼痛低減効果は期待できない．また，**多めに塗れば深部にまで効くというものではない**．表面麻酔薬の効果は麻酔薬濃度に依存して効果が高まる．表面麻酔用製剤の性質については**表1**に示した．

表1 表面麻酔用製剤．

商品名	組成	性状	用法・用量	禁忌
ジンジカインゲル® 20%	100g中 アミノ安息香酸エチル 20g	黄色の半固形ゼリー状で芳香(バナナ様)があり，わずかに苦い．	適量をとり，局所に塗布する．	①本剤または安息香酸エステル系局所麻酔剤に対して過敏症の既往歴のある患者．②メトヘモグロビン血症のある患者．
ハリケインゲル®	100g中 アミノ安息香酸エチル 21.2g	淡黄色の全質均等な半固体の軟膏で特異な匂いがあり，甘い．	小綿球または綿棒に適量とり，塗布または圧接．	①安息香酸エステル系局所麻酔剤に対して過敏症の既往歴のある患者．②メトヘモグロビン血症のある患者．
ハリケインリキッド®	100mL中 アミノ安息香酸エチル 20.3g	淡黄色の液体で特異な匂いがあり，甘い．	小綿球または綿棒にとり，塗布または圧接．	①安息香酸エステル系局所麻酔剤に対して過敏症の既往歴のある患者．②メトヘモグロビン血症のある患者．
ビーゾカイン・ゼリー®	100g中 アミノ安息香酸エチル 20g	青色透明～半透明の半固形ゼリー状で，芳香があり，わずかに苦い．	適量とり，局所に塗布する．	①安息香酸エステル系局所麻酔剤に対して過敏症の既往歴のある患者．②メトヘモグロビン血症のある患者．
ネオザロカインパスタ®	100g中 アミノ安息香酸エチル 20g 塩酸パラブチルアミノ安息香酸ジエチルアミノエチル 5g	黄色半透明のパスタで，オレンジのような芳香がある．	0.1～0.3gを塗布する．	本剤または安息香酸エステル(コカインを除く)系局所麻酔剤に対し，過敏症の既往歴のある患者．
プロネスパスタアロマ®	100g中 アミノ安息香酸エチル 10g 塩酸テトラカイン 1g 塩酸ジブカイン 1g	淡黄色の軟膏様でわずかに特異な匂いがあり，甘い．	適量を局所に塗布する．	本剤に対し，過敏症の既往歴のある患者．
コーパロン®	1mL中 塩酸テトラカイン 60mg	黄色のやや粘稠性，メントール様の芳香を有するを溶液を，細切したビニールスポンジに浸漬したもの．	薬液を浸漬したスポンジ1枚を取り出し，局所に塗布する．	本剤または安息香酸エステル(コカインを除く)系局所麻酔剤に対し，過敏症の既往歴のある患者．

section 1　麻酔（除痛）法・鎮静法

浸潤麻酔

　浸潤麻酔法には，傍骨膜注射，骨膜下注射，歯根膜注射の3つがある．使用頻度は傍骨膜注射および骨膜下注射が多く，歯根膜注射を行う機会は少ない．抜歯術では，注射部位として主に頰舌側歯槽部および近遠心歯間乳頭部を用いる．現在使用できる局所麻酔薬の性状については次ページ表2にまとめた．

傍骨膜注射

　抜歯術でもっとも一般的に用いられる注射法で，粘膜下組織中に局所麻酔薬を浸潤拡散する注射法である．注入時の抵抗は軽微で注入圧は低い．注入速度をゆっくりと行えば注射時の痛みは少ない．

　麻酔効果は，骨膜上の軟組織，骨膜，皮質骨そして骨髄内へと漸次浸潤して発現することから，効果発現までに時間を要する．

　傍骨膜注射では，皮質骨密度が比較的粗で，骨小孔が多く分布するような部位に効果的で，主に上下顎前歯部唇側，上下顎小臼歯頰側歯槽部，上顎小臼歯口蓋側歯槽部，上顎大臼歯部頰側および口蓋側歯槽部で用いられる（図1a）．

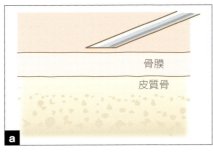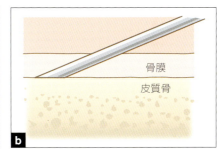

図1a　傍骨膜注射．
図1b　骨膜下注射．

骨膜下注射

　骨膜下注射は，針先で骨膜を貫通し，骨膜と皮質骨面との間に局所麻酔薬を注入する方法である（図1b）．注射針刺入時に，針のカット面を皮質骨側に相対するように進めることで骨膜下へ到達する．

　骨膜自体は強靭で伸延性がなく，皮質骨面への付着も強固であることから，薬液の注入時の抵抗圧は強く，注入圧を一定に持続しつつ時間をかけてゆっくりと注射する必要がある．骨膜下注射は，比較的強い加圧で注入するため，注射中の痛みが強い．したがって，骨膜下注射の事前にあらかじめ傍骨膜注射により少量の局所麻酔薬を浸潤しておくことで注射時の痛みを軽減できる．

　抜歯術での適応は，皮質骨表面の骨小孔の分布が少ない下顎大臼歯部頰側皮質骨部であり，また上顎前歯口蓋側歯槽部は可動性に乏しく骨膜下注射とせざるを得ない．骨膜下注射を他の部位で用いることは比較的少ない．

歯根膜内注射

　歯根膜内注射は，歯肉溝から歯根膜腔内へ注射針を刺入し，浸潤麻酔する方法である．この注射法は前述した2法の補助的な適応と考えるべきで，歯根膜内麻酔のみによる抜歯術はありえない．

　歯根膜内注射は，狭小な歯根膜腔に薬液を注入するため，注射中の抵抗が強いことから，注入圧が高まり，注射時の痛みも強く使用頻度は少ない．

CHAPTER 8 麻酔・抗菌薬・止血

表2 歯科局所麻酔注射用製剤.

	商品名	組成		性状	用法・用量	禁忌	原則禁忌
		有効成分	添加物				
塩酸リドカイン製剤	歯科用キシロカインカートリッジ®	1 mL中塩酸リドカイン塩20 mgアドレナリン0.0125 mg	パラオキシ安息香酸メチルピロ亜硫酸ナトリウム	pH 3.3〜5.0浸透圧比約1	浸潤麻酔または伝達麻酔には、通常成人0.3 mL〜1.8 mLを使用する。口腔外科領域の麻酔には、3〜5 mLを使用する。なお年齢、麻酔領域、部位、組織、症状、体質により適宜増減するが、増量する場合には注意すること。	本剤の成分またはアニリド系局所麻酔薬に対し過敏症の既往歴のある患者.	(次の患者には投与しないことを原則とするが、とくに必要とする場合には慎重に投与すること) 高血圧、動脈硬化、心不全、甲状腺機能亢進、糖尿病のある患者および血管攣縮の既往のある患者 (これらの症状が悪化するおそれがある)
	キシレステシンA注射液®(カートリッジ)	1 mL中塩酸リドカイン塩20 mgアドレナリン0.0125 mg	乾燥亜硫酸ナトリウム	pH 3.3〜5.0浸透圧比約1	浸潤麻酔または伝達麻酔には、通常成人0.3 mL〜1.8 mLを使用する。口腔外科領域の麻酔には、3〜5 mLを使用する。なお年齢、麻酔領域、部位、組織、症状、体質により適宜増減するが、増量する場合には注意すること。	①本剤の成分またはアニリド系局所麻酔薬に対し過敏症の既往歴のある患者. ②血管収縮剤に対し過敏症の既往歴のある患者.	(次の患者には投与しないことを原則とするが、とくに必要とする場合には慎重に投与すること) 高血圧、動脈硬化、心不全、甲状腺機能亢進、糖尿病のある患者および血管攣縮の既往のある患者 (これらの症状が悪化するおそれがある)
	リグノスパンSカートリッジ®	1 mL中塩酸リドカイン塩20 mgアドレナリン0.0125 mg	ピロ亜硫酸ナトリウム	pH 3.3〜5.0浸透圧比約1	浸潤麻酔または伝達麻酔には、通常成人0.3 mL〜1.8 mLを使用する。口腔外科領域の麻酔には、3〜5 mLを使用する。なお年齢、麻酔領域、部位、組織、症状、体質により適宜増減するが、増量する場合には注意すること。	本剤の成分またはアニリド系局所麻酔薬に対し過敏症の既往歴のある患者.	(次の患者には投与しないことを原則とするが、とくに必要とする場合には慎重に投与すること) 高血圧、動脈硬化、心不全、甲状腺機能亢進、糖尿病のある患者および血管攣縮の既往のある患者 (これらの症状が悪化するおそれがある)
	リドカイン-エピネフリンカートリッジ「サンスター」®	1 mL中塩酸リドカイン塩20 mgアドレナリン0.0125 mg	ピロ亜硫酸ナトリウム	pH 3.3〜5.0浸透圧比約1	浸潤麻酔または伝達麻酔には、通常成人0.3 mL〜1.8 mLを使用する。口腔外科領域の麻酔には、3〜5 mLを使用する。なお年齢、麻酔領域、部位、組織、症状、体質により適宜増減するが、増量する場合には注意すること。	本剤の成分またはアニリド系局所麻酔薬に対し過敏症の既往歴のある患者.	(次の患者には投与しないことを原則とするが、とくに必要とする場合には慎重に投与すること) 高血圧、動脈硬化、心不全、甲状腺機能亢進、糖尿病のある患者および血管攣縮の既往のある患者 (これらの症状が悪化するおそれがある)

section 1　麻酔(除痛)法・鎮静法

	商品名	組成		性状	用法・用量	禁忌	原則禁忌
		有効成分	添加物				
塩酸リドカイン製剤	オーラ注カートリッジ®	1 mL中 塩酸リドカイン塩 20 mg 酒石酸水素アドレナリン 0.025 mg	ピロ亜硫酸ナトリウム	pH 3.3～4.5 浸透圧比 約1.2～1.3	浸潤麻酔または伝達麻酔には通常，成人0.3 mL～1.8 mLを使用する．口腔外科領域の麻酔には，3～5 mLを使用する．なお年齢，麻酔領域，部位，組織，症状，体質により適宜増減するが，増量する場合には注意すること．	本剤の成分またはアニリド系局所麻酔薬に対し過敏症の既往歴のある患者．	(次の患者には投与しないことを原則とするが，とくに必要とする場合には慎重に投与すること) 高血圧，動脈硬化，心不全，甲状腺機能亢進，糖尿病のある患者および血管攣縮の既往のある患者 (これらの症状が悪化するおそれがある)
	デンタカイン®	1 mL中 塩酸リドカイン塩 20 mg 酒石酸水素アドレナリン 0.025 mg	ピロ亜硫酸ナトリウム	pH 3.3～4.5 浸透圧比 約1.2～1.3	浸潤麻酔または伝達麻酔には通常，成人0.3 mL～1.8 mLを使用する．口腔外科領域の麻酔には，3～5 mLを使用する．なお年齢，麻酔領域，部位，組織，症状，体質により適宜増減するが，増量する場合には注意すること．	本剤の成分またはアニリド系局所麻酔薬に対し過敏症の既往歴のある患者．	(次の患者には投与しないことを原則とするが，とくに必要とする場合には慎重に投与すること) 高血圧，動脈硬化，心不全，甲状腺機能亢進，糖尿病のある患者および血管攣縮の既往のある患者 (これらの症状が悪化するおそれがある)
塩酸プロピトカイン製剤	歯科用シタネストカートリッジ®	1 mL中 塩酸プロピトカイン 30 mg 酒石酸水素エピネフリン 0.006 mg	パラオキシ安息香酸メチル ピロ亜硫酸ナトリウム	pH 3.3～5.0 浸透圧比 約1～2	通常成人0.3～1.8 mLを使用する．なお年齢，麻酔領域，部位，組織，症状，体質により適宜増減するが，増量する場合には注意すること．	①メトヘモグロビン血症のある患者．②本剤の成分またはアニリド系局所麻酔薬に対し過敏症の既往歴のある患者．	(次の患者には投与しないことを原則とするが，とくに必要とする場合には慎重に投与すること) 高血圧，動脈硬化，心不全，甲状腺機能亢進，糖尿病のある患者および血管攣縮の既往のある患者 (これらの症状が悪化するおそれがある)
	歯科用シタネスト-オクタプレシン®	1 mL中 塩酸プロピトカイン 30 mg フェリプレシン 0.03単位	パラオキシ安息香酸メチル	pH 3.3～5.0 浸透圧比 約1	一般成人に対して1回1管を注射する．ただし，麻酔部位，麻酔手技，手術術式，年齢等により用量を適宜増減する．	①メトヘモグロビン血症のある患者．②本剤の成分またはアニリド系局所麻酔薬に対し過敏症の既往歴のある患者．	記載なし
塩酸メピバカイン製剤	スキャンドネストカートリッジ3%®	1 mL中 塩酸メピバカイン 30 mg	(－)	pH 4.5～6.8 浸透圧比 約1	通常，成人には1回1.8 mLを使用する．なお年齢，麻酔領域，部位，組織，症状，体質により適宜増減するが，増量する場合には注意すること．	本剤の成分またはアニリド系局所麻酔薬に対し過敏症の既往歴のある患者．	記載なし

抜歯テクニックコンプリートガイド

抜歯時の浸潤麻酔の手技

上下顎頬側歯槽部の浸潤麻酔

■唇・頬側遊離歯肉に刺入点を求め，局所麻酔薬を少量注入しつつ針先をゆっくりと進め，つねに針先の移動は局所麻酔薬の奏効している範囲内に止め，くり返し薬液を注入しつつ，針先を前進させる．

■歯槽骨粘膜下の軟組織を経て骨膜近傍に到達し，適量の局所麻酔薬を注入拡散する．針先で骨膜を不要に傷つけないよう，常時注射針のカット面は骨膜面側に向けて使用する．

■歯間乳頭部は骨膜上の軟組織量が少なく，粘膜も角化歯肉のため強靭で伸延性が乏しい．しかし，歯間部歯槽骨頂部の骨の幅は注射針刺入には十分な広さがあり，骨小孔も多く存在するので，浸潤麻酔効果は高い．

■歯間乳頭部の浸潤麻酔では，骨膜側に注射針のカット面を向け，基本的には骨膜下注射に準じる．注射針の刺入方向はほぼ歯軸に一致させ，少量の局所麻酔薬を注入しつつ針を進め，骨に接触した時点で注射液をゆっくりと時間をかけて注入する．このとき，歯間乳頭部歯肉とその周囲に貧血帯が現れることで麻酔薬の浸潤範囲が確認できる（図2）．

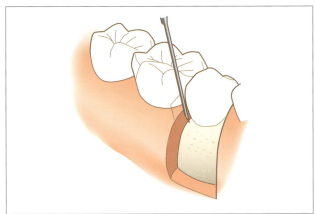

図2　歯間乳頭部の浸潤麻酔．歯間部歯槽骨への骨膜下注射．

下顎大臼歯頬側皮質骨部の浸潤麻酔

■頬側歯槽部の傍骨膜注射を行い，その後に針先カット面を骨膜側に向けたまま骨膜を穿通させ，骨膜下に局所麻酔薬を注入する．すなわち，傍骨膜注射と骨膜下注射を併用する．

■注入には時間をかけゆっくりと行う．続いて近遠心歯間乳頭部の浸潤麻酔を行う．

上顎前歯口蓋側への浸潤麻酔

■抜歯予定歯の歯根部に相当する口蓋部に浸潤麻酔を行う．注射針の刺入方向は，口蓋粘膜面に対してほぼ垂直方向とし，局所麻酔薬を少量注入しつつ針先を骨面まで進め，骨膜下注射として薬液を浸潤拡散する．注射には時間をかけ，ゆっくりと注入する．

下顎前歯部舌側の浸潤麻酔

■ほとんどの場合，抜歯予定歯の近遠心歯間乳頭部に，十分量の局所麻酔薬を骨膜下注射することで，麻酔効果を発揮する．不足の場合では，当該歯の舌側歯槽部の歯肉縁に近接した骨膜下注射を追加する．

section 1　麻酔（除痛）法・鎮静法

下顎小臼歯部舌側の浸潤麻酔

■抜歯予定歯の近遠心歯間乳頭部に十分量の局所麻酔薬を骨膜下注射し，さらに当該歯の舌側歯槽部の歯肉縁に近接した骨膜下注射を追加する．
■できるだけ注射針の刺入方向は粘膜面に直行する向きで進めることで，口底部方向への針の滑脱を防止できる．
■下顎小臼歯部とくに第二小臼歯で，浸潤麻酔効果が得にくい場合は，下顎孔伝達麻酔を行うことが望ましい．

point　浸潤麻酔を効かせるには

①表面麻酔薬は塗布量を増やしても効果は変わらない．
②浸潤麻酔では傍骨膜注射と骨膜下注射を組み合わせて使う．

伝達麻酔

　伝達麻酔法の習熟は，抜歯をはじめとした歯科診療にとってきわめて重要であることをまず強調しておく．昨今では，下顎孔伝達麻酔による下歯槽神経および舌神経の感覚低下・違和感・麻痺などの後遺障害の事例が増えたことから，下顎孔伝達麻酔をできるだけ行わないことが望ましいといった風潮があるように思われる．しかし，これは誤りであることを前置きする．伝達麻酔は標的となる神経幹または神経叢の麻酔であるが，直接神経幹を狙うものではなく，むしろ神経幹とその分枝の周辺を麻酔する．すなわち field block と考えることで，神経幹そのものを損傷する危険性は著しく低減できる（図3）．伝達麻酔では，広範囲に確実な無痛域をつくることができ，局所麻酔薬の使用総量を減らすことができる．原則の理解と基本手技の堅持によって安全・確実に実施できる方法である．

　抜歯術に必要とされる伝達麻酔法，とくに神経幹が出る骨孔周囲を麻酔する方法としては，下顎孔伝達麻酔，オトガイ孔伝達麻酔，切歯孔伝達麻酔，大口蓋孔伝達麻酔がある．抜歯術での眼窩下孔伝達麻酔の使用頻度はきわめて低い．その他，神経叢の麻酔法としての上顎結節伝達麻酔法があり，上顎智歯抜歯術などでよく用いられる．

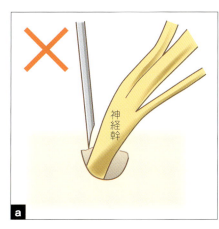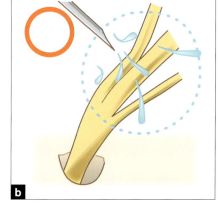

図3　field block 注射の概念．
図3a　針先が神経幹に近接し損傷の危険性があるので好ましくない．
図3b　針先を神経幹から離し，神経幹および分枝周囲に浸潤麻酔する．

CHAPTER 8 麻酔・抗菌薬・止血

下顎孔伝達麻酔法

下顎孔伝達麻酔は，下顎臼歯部の抜歯術において高頻度で用いられる局所麻酔法である．

奏効領域

下顎孔伝達麻酔により下歯槽神経幹部と舌神経が麻酔されることで，注射側の下顎歯，下顎歯槽部，舌前方 3 分の 2 および口底部粘膜，下唇粘膜・皮膚・オトガイ部皮膚が麻酔される．ただし，頰神経支配領域である下顎臼歯部頰側歯槽部は麻酔されないため，抜歯術に際しては下顎大臼歯部および臼後部の頰側の浸潤麻酔を併用する．

注射の手技

標準的な下顎孔伝達麻酔の刺入点は，最大開口させた状態で粘膜上から触知できる内斜線骨縁と，翼突下顎縫線との間の V 字状の範囲内において，下顎咬合平面より 10 mm 上方の高さに求めるとされている．筆者は，刺入点の高さについて，下顎咬合平面上 10 mm よりもさらに上方の高さとし，通常よりも高めの位置で刺入点を設けることを心がけている（図 4）．

下顎孔伝達麻酔における注射針の進め方には，直達法，2 進法（2 操法），および 3 進法（3 操法）がある．

3 進法

参考　3 進法は，下顎枝の近位すなわち内斜線部で針先を振る操作がはいるので，舌神経の損傷が生じる危険性があることから，推奨できない．

2 進法

推奨　2 進法は，基本的に下顎枝内斜線部から下顎枝内面を遠位に向かって骨面を針先で触知しながら進むことから，舌神経への損傷の危険性は低く，推奨される方法である．

直達法

筆者は主に直達法を用いるが，下顎小舌よりも高位で骨面を触知しつつ遠位へ針先を進めるため，翼突下顎隙のほぼ中央部付近で薬液を注入することになる．したがって，下顎枝内面と蝶下顎靱帯の間の領域を field block することとなる（図 5）．薬液の注入前には必ず吸引操作を行い，針先が血管内に刺入されていないことを確かめる．

針を後退させるときにも，薬液を注入しつつ針を引くことで舌神経の麻酔が行われる．この方法は効果発現までの時間を要するが，安全で操作が簡単な方法といえる．筆者の考え方としては，下顎孔伝達麻酔を下顎孔に近隣する周囲組織隙への field block 注射と解釈している．これによって，注射操作にともなう神経損傷の危険性を低減できると思われる．

下顎孔伝達麻酔の各術式において，下歯槽神経の損傷の危険性はきわめて低い．その理由としては，本来，下歯槽神経

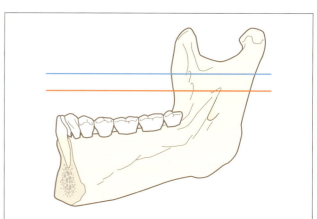

図 4　下顎孔伝達麻酔の刺入点と注射針の高さ．
赤線：通法における刺入点の高さ．
青線：筆者が採用している field block での刺入点の高さ．

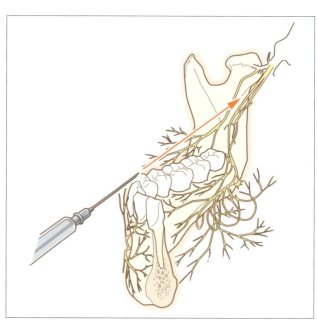

図 5　下顎孔周辺 field block 時の注射針の走行．赤矢印：注射針の進入方向．

は下顎小舌の後上方から下顎枝に進入するため，針先が直接神経血管束に接触する機会は少ないことが挙げられる．

section 1　麻酔(除痛)法・鎮静法

下顎孔伝達麻酔の利点と欠点

利点
■利点としては，1回の麻酔薬注入による麻酔領域が広く，局所麻酔薬総量を減じることができる．
■下顎骨の骨髄中の麻酔効果が確実で，抜歯術に適する．
■多数歯の同時抜去が可能となる．

欠点
■麻酔領域が必要以上に広範囲となる．
■手技によって麻酔効果が現れにくいことがある．
■注射針の刺入点設定には，患者の個人差を考慮しなくてはならない．
■不適切な刺入操作によって舌神経と下歯槽神経を損傷する危険性を内在する．

> **point　下顎孔伝達麻酔**
> ①伝達麻酔を基本的にフィールドブロック注射と考える．
> ②骨孔に針を直接刺入しないように注意する．
> ③下顎孔伝達麻酔の有用性は高い．

参考　オトガイ孔伝達麻酔法

　オトガイ孔伝達麻酔は，下顎孔伝達麻酔法に類似の方法であるが，下顎小臼歯および前歯部に奏効領域を限定でき，麻酔領域に舌が含まれない利点がある．しかしオトガイ孔伝達麻酔は，下顎小臼歯部および前歯部における抜歯術において必須の局所麻酔法ではない．同部では多くの場合，浸潤麻酔のみでこと足りる．したがって，下顎小臼歯部から前歯部にわたる下顎埋伏犬歯の抜歯，多数歯の同時抜去，同部に広く拡大した囊胞性疾患の摘出など，比較的侵襲範囲が大きく手術時間が延長する場合などで適応される．

奏効領域

　オトガイ孔伝達麻酔によって麻酔される範囲は，下顎小臼歯部および下顎前歯部の唇・頰側歯槽部，下唇粘膜と皮膚，オトガイ部皮膚である(図6)．下顎小臼歯・前歯の舌側歯肉部には奏効しないので，浸潤麻酔の併用が求められる．

　下顎前歯正中部では，反対側からの交差神経支配も存在することから，オトガイ孔浸潤麻酔のみで十分な奏効が得られない場合もあるので，浸潤麻酔の追加が必要になる．

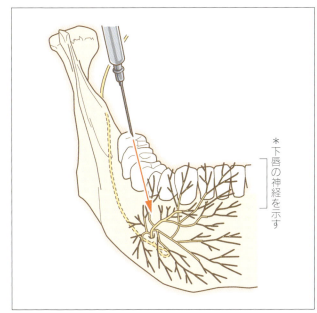

図6　オトガイ孔周辺field block時の注射針の走行．赤矢印：注射針の進入方向．

CHAPTER 8 麻酔・抗菌薬・止血

注射の手技

　実際の手技には口内法と口外法とがあるが，口外法を用いる機会は少ないので，口内法についてのみ記述する．
　オトガイ孔は，おおむね第二小臼歯根尖部の直下付近に存在し，開口部は上方を向いている．下歯槽神経終末枝であるオトガイ神経は，オトガイ孔を出て頰筋の下層を上行する．頰小帯が発達している場合では，頰小帯の下層を通過している．

- 注射針の刺入点は，下顎第二小臼歯に相当する歯肉−頬移行部とする．注射針を第二小臼歯歯軸に平行に下顎下縁方向へと進める．
- 刺入に際しては注射針を直接オトガイ孔に差し込まないよう，またはオトガイ神経を針で直接刺さないよう注意する．また，薬液注入の前に必ず吸引操作を行い，血管内への刺入がないことを確かめる．すなわち，針を骨面に接触させつつ進め，第二小臼歯根尖部付近周辺に局所麻酔薬を注入拡散し，field block として行うのが安全である．

利点と欠点

利点
- オトガイ孔伝達麻酔の奏効率は非常に高く失敗が少ない．注射法としては浸潤麻酔法に近似していて単純かつ易しい．

欠点
- オトガイ神経の損傷の危険性を内在する．

上顎の伝達麻酔

　上顎の伝達麻酔には，眼窩下孔伝達麻酔，切歯孔伝達麻酔，大口蓋孔伝達麻酔，上顎結節伝達麻酔がある．眼窩下孔伝達麻酔は，注射側上顎前歯・小臼歯・同部頬側歯肉を奏効領域として麻酔できる．しかし眼窩下孔伝達麻酔は，抜歯術への適応を前提とするならば，ほとんどすべてが浸潤麻酔に置き換えられるので使用頻度は著しく低い．本稿では抜歯術において有用な，切歯孔伝達麻酔，大口蓋孔伝達麻酔，上顎結節伝達麻酔について記述する．

切歯孔伝達麻酔法

　上顎前歯抜歯術および上顎正中過剰埋伏歯抜歯術などで頻用される麻酔法で，麻酔効果が高く有用な方法である．前歯部頬側歯槽部の浸潤麻酔と併用して用いる．

奏効領域

　切歯孔（窩）は鼻口蓋管の口腔側開口部であり，そのなかを鼻口蓋管神経が走行し，これは上顎前歯部口蓋側粘膜の知覚を支配している．切歯孔伝達麻酔法は上顎前歯部口蓋側の領域を麻酔する代表的な伝達麻酔法で，麻酔領域は両側上顎犬歯，側切歯，中切歯に相当する口蓋粘膜骨膜に奏効する．

注射の手技

■切歯孔(窩)は，中切歯歯間部の口蓋側に位置する切歯乳頭の直下に存在する．切歯乳頭部の粘膜下組織は強靱かつ緻密で厚みもある．切歯乳頭部そのものは知覚が鋭敏であることから，注射針刺入による痛み症状が強いため，刺入点は切歯乳頭を側方に避け，注射針を約45°の角度で切歯孔近傍に到達できる位置で粘膜面を刺入する．

■針を進め，切歯孔部に近接する骨を触知し，麻酔薬を注入する(図7)．切歯孔伝達麻酔では，切歯孔近傍の骨面上で麻酔薬を注射拡散し，領域麻酔とする場合が多いが，30G程度の細い注射針であれば，直接切歯孔の中に進入しても，術後の麻痺を後遺することはほとんどない．

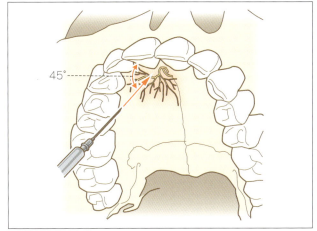

図7 切歯孔周辺field block時の注射針の走行．赤矢印：注射針の進入方向．

利点と欠点

利点
■口蓋前方部の領域の局所麻酔を1回の注射針刺入によって，また少量の薬液量で行うことができる．

欠点
■痛点の密度が高く，刺入時の痛みは比較的強い．

大口蓋孔伝達麻酔法

　上顎小臼歯・大臼歯部の抜歯術，同部の埋伏歯抜歯術，上顎智歯抜歯術において，また同領域における複数歯にわたる処置では，上顎頰側歯槽部浸潤麻酔とともに，大口蓋孔伝達麻酔が用いられる．麻酔効果は確実であり，頻用される有用な麻酔法である．

奏効領域

注射側の上顎小臼歯，大臼歯の口蓋根，口蓋側歯槽歯肉，口蓋粘膜に奏効する．

CHAPTER 8　麻酔・抗菌薬・止血

注射の手技

■大口蓋孔は，上顎第二大臼歯根尖相当歯槽部と口蓋骨の縫合部に存在し，骨口蓋後縁に近接する．大口蓋神経は大口蓋孔を出て口蓋骨膜上をほぼまっすぐ前方へ走行しつつ分枝する．

■一般的に刺入点は，第二大臼歯歯槽粘膜と口蓋粘膜の移行部とし，大口蓋孔の若干前方を狙って注射針を進め，針先が骨面に接触したところで注射液を注入する．

■大口蓋神経と伴走する大口蓋動静脈は比較的管径のある脈管であり，大口蓋孔の中に直接注射針を刺入することは好ましくない．大口蓋孔の前方（近心）に薬液を浸潤することでfield blockとする（図8）．大口蓋孔近傍において局所麻酔薬を過剰に注入すると，小口蓋神経を麻酔してしまうことがあり，この場合では，軟口蓋，口蓋垂，口蓋扁桃部まで麻酔範囲が拡大し，嚥下機能不全や吐き気を催すことがある．

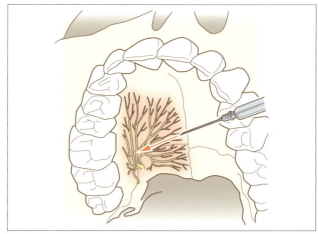

図8　大口蓋孔周辺 field block 時の注射針の走行．青矢印：注射針の進入方向．

上顎結節伝達麻酔法

　後上歯槽神経（枝）は翼口蓋窩で眼窩下神経本幹から分枝し，上顎結節後壁に近接して下行し，上顎結節の歯槽孔から上顎骨中へと入る．上顎結節伝達麻酔法は，上顎結節後面および翼状突起・上顎結節接合部付近の結合組織中に局所麻酔薬を注射し，眼窩下神経の枝である後上歯槽枝を麻酔する．上顎智歯・埋伏智歯の抜歯，上顎大臼歯抜歯において，頬側歯肉・歯槽部の広い範囲に麻酔を奏効させることができるが，口蓋側には効かない．

奏効の範囲

　上顎大臼歯，上顎大臼歯部の頬側歯槽粘膜骨膜，上顎洞後壁部の粘膜骨膜に奏効する．

注射の手技

■上顎第二大臼歯の歯肉‐頬移行部粘膜に刺入点を求める．

■30 mm 程度の長めの注射針を用い，刺入点より正中矢状面に対して45°で内方，および咬合平面に対して約45°で上方に，頬骨稜下から上顎結節後外側にむかって針を15〜20 mm前進させ，局所麻酔薬を注入する（図9）．

■注射針の進入にあたっては，深く刺入し過ぎないよう，とくに上方向への入りすぎに注意する．翼口蓋窩から翼突静脈叢の損傷，後上歯槽動静脈の損傷が起こる危険性があるので，注射針を進めるときには吸引操作を適宜行うことが望ましい．

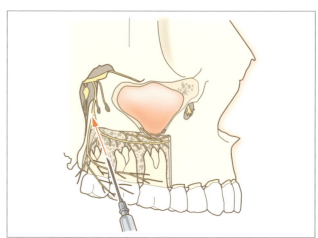

図9　上顎結節後面周辺 field block 時の注射針の走行．赤矢印：注射針の進入方向．

section 1　麻酔(除痛)法・鎮静法

鎮静法

　外来における上下顎埋伏智歯，上顎正中過剰埋伏歯の抜歯術など，比較的局所麻酔範囲が広く，局所麻酔注射液量も多くなりがちな場合，施術時間が30分以上を要するような場合では，患者の緊張状態，不安や恐怖感を緩和するのに各種鎮静法を併用することは，患者の精神的・肉体的苦痛を軽減するのに効果がある．

笑気吸入鎮静法

　低濃度笑気と酸素の混合ガスを吸引させることによって，患者の鎮静状態を得るもので，不安や恐怖心の軽減のほか，疼痛閾値もある程度上昇しうるとされる．笑気ガスの混合比率は20～30％が常用される．

適応症と禁忌症

適応症
- 比較的侵襲の大きい抜歯術で施術時間を要する場合．
- 過去に血管迷走神経反射によるショック症状を経験している患者．
- 局所麻酔下での治療に対する不安・恐怖心の強い患者．
- 嘔吐反射の強い患者．

禁忌症
- 鼻閉がある患者．
- 中耳疾患や気胸などにより体内閉鎖腔をもつ患者．
- 妊娠初期の患者．
- 網膜剥離などにより眼内に気体注入が行われて術後3か月以内の患者．
- 不随意運動などで術者の指示にしたがえない患者．
- 意思疎通できない患者．
- 全身疾患の治療を優先すべき患者．

機材とガス

必要な機材
①笑気吸入鎮静機，②鼻マスクまたは鼻カニューレ，③モニター機器類(自動血圧計，パルスオキシメーターなど)

使用するガス
①笑気(亜酸化窒素)：室温下(25℃)52気圧圧縮液化充填ボンベ，②酸素：室温下(25℃)150気圧圧縮充填ボンベ

実施手順

①術前のバイタルサインの確認を行い，ユニット上で患者体位を設定する．血圧計とパルスオキシメーターなどのモニター機器を患者に装着する．鼻マスクまたは鼻カニューレを装着する．
②鼻マスクの場合では6～8L/分，鼻カニューレでは3L/分の流量で3～5分程度の純酸素投与を行い，脱窒素化を行う．
③引き続き20％笑気ガスの吸入に移行し，必要に応じて30％以下の濃度を至適ガス濃度とし，バイタルサインの安定をモニター下で確認し，局所麻酔操作へと移る．
④抜歯などの処置の終了後，笑気ガスを止め100％酸素を5分程度吸入させ，笑気の消失をはかる．

CHAPTER 8 麻酔・抗菌薬・止血

静脈内鎮静法

　ベンゾジアゼピン系緩和精神安定薬，静脈麻酔薬の経静脈的投与により患者の不安・恐怖感などを除去する鎮静法である．この手法の適応にあたっては，呼吸・循環動態の評価・管理をはじめとする全身的麻酔管理の知識と技能が求められることから，**経験の浅い歯科医師が単独で実施することは許されず，必ず歯科麻酔専門医資格などを保有する指導医のもとで実施すべき**である．

適応症と禁忌症

適応症
- 比較的侵襲の大きい抜歯術で施術時間を要する場合．
- 過去に血管迷走神経反射によるショック症状を経験している患者．
- 局所麻酔下治療に対する不安・恐怖の強い患者．
- 笑気鎮静法が適応できない患者．

禁忌症
- 妊娠初期にある患者．
- 重度の全身疾患，とくに循環器系および呼吸器系疾患を有する患者．
- 意思疎通ができない患者．
- 静脈確保ができない患者など

必要な機材

①静脈注射用点滴セットおよび三方活栓など，②自動シリンジポンプ，③モニター機器類(心電図，自動血圧計，パルスオキシメーターなど)，④緊急時に備えてアンビューバッグ，気管挿管用器具一式など．

実施手順

①術前のバイタルサインの確認を行い，ユニット上で患者体位を設定する．
②血圧計およびパルスオキシメーターなどのモニター機器を患者に装着する．鼻カニューレを装着する．
③静脈確保を行い，点滴回路と連結し，プロポフォール(ディプリバン®1A：200 mg/10 mL，1V 500 mg/50 mL)を自動シリンジポンプにより持続投与を行う．
④導入は6～8 mg/kg/h，維持は2～3 mg/kg/hの投与速度が至適である．
⑤局所麻酔下に処置を行い，処置終了後45～60分安静待機によって帰宅可能となる．
⑥その他，ミダゾラム(ドルミカム®)の併用による方法，ジアゼパム(セルシン®，ホリゾン®)による方法については成書を参照されたい．

> **point　笑気鎮静法と静脈内鎮静法**
> ①笑気鎮静法は，混合比率20～30%の範囲で実施する．
> ②静脈内鎮静法は，歯科麻酔専門医資格などを有する指導医のもとで実施する．

section 2　抗菌薬・抗炎症薬

抜歯と薬物投与

抜歯術における抗菌薬投与の考え方

　手術を行えば，術後感染の危険性が生じるのは必然である．抜歯術も同様で，つねに術後感染（すなわち抜歯後感染）のリスクを負っている．周術期の感染，とくに術後創感染をSSI（surgical site infection）という．感染を来しやすい手術創を段階的に表した分類が，米国疾患管理予防センター（CDC）による手術部位感染防止のためのガイドラインのなかに記載されている．4つのカテゴリーすなわち，クラスⅠ：清潔手術，クラスⅡ：準清潔手術，クラスⅢ：汚染手術，クラスⅣ：感染手術，に分類される（手術創分類：1984）．

■クラスⅠは，脳神経外科手術，関節手術，甲状腺手術など，手術時に常在菌の侵入を制御できると考えられる創部を指す．この領域では術後感染に対する抗菌薬の予防的投与の根拠はない．

■クラスⅡは，手術中に常在菌の混入は避けられないが，制御可能と考えられる領域の手術で，これには口腔・食道・胃・小腸・大腸など消化器系，肺，泌尿器などの手術創部が含まれる．この領域では術後感染に対する**抗菌薬の予防投与**に意味がある．

■クラスⅢ・Ⅳは汚染ないし感染した創部での手術であり，予防的というよりもむしろ**治療的抗菌薬投与**が必要と考えられる．

■抜歯術は口腔手術の1つであり，クラスⅡのカテゴリーに含まれる．すなわち，常在菌に起因する術後感染に対する予防的抗菌薬投与の適応と考えられる．原則的には，う蝕および歯周炎のない歯，口腔と交通を有さない完全骨性埋伏歯の抜歯などでは，予防的抗菌薬投与の適応に妥当性はないが，抜歯術が施行される歯の多くで，う蝕，辺縁性歯周炎，根尖性歯周炎，および半埋伏歯における慢性歯冠周囲炎などが存在することから，クラスⅣと解釈しても矛盾しない状況にある．したがって予防的抗菌薬投与と，治療的抗菌薬投与の両面を有すると考えてよい．

抜歯後感染に対する抗菌薬の予防投与

　抜歯術後の感染防止を目的とした抗菌薬の予防的投与は，抜歯施術中に抗菌薬の血中濃度が最高となるよう投与することが理想である．経静脈的な注射投与であれば，術中の抗菌薬の血中濃度維持が可能であるが，開業歯科における抜歯術では静脈確保を行うことはまれで，経口抗菌薬の投与が一般的である．

　経口抗菌薬の最高血中濃度の維持は，抗菌薬の種類によって異なるが，歯科口腔外科で使用頻度の高い抗生物質であるペニシリン系ないしはセフェム系抗生物質の経口剤では，抜歯術の開始時刻の約45分から1時間前に，常用量を服薬させることで目的を達することができる．抜歯創をクラスⅡの手術創と同等と考えれば，抗菌薬の投与回数は，先に述べた術中投与1回のみで十分であり，**術後数日にわたる抗菌薬投与の継続には，適応の根拠がないことになる．**しかし，実際の抜歯後では，術後3〜4日間の抗菌薬の投与が継続されることが一般的である．これは，抜去される歯の多くが感染源（う蝕，歯周病，慢性智歯周囲炎など）となるので，抜歯術自体を感染創に対する外科的処置ととらえ，治療的抗菌薬投与と位置づけることができる．すなわち，**抜歯後数日間の抗菌薬投与は，術後感染の予防的投与と，感染創部への治療的抗菌薬投与の二義的意味がある．**

CHAPTER 8 麻酔・抗菌薬・止血

抗菌薬の選択

歯性感染症は通常，嫌気性菌と口腔連鎖球菌の複数菌感染症で，一般的には5～7種類の菌が検出されるといわれている．すなわち，口腔常在菌による混合感染である．

検出される菌種としては，ストレプトコッカス属(通性嫌気性)，プレボテラ属(嫌気性)，ペプトストレプトコッカス属(嫌気性)，プロフィロモナス属(嫌気性)，フゾバクテリウム属(嫌気性)などが検出菌としてあげられている．抜歯後感染における原因菌も，その他の歯性感染症の場合とほぼ同種の細菌によると考えられ，抗菌薬の標的は同一として矛盾しない．

抗菌薬の選択の基準は，口腔連鎖球菌および嫌気性菌に対する抗菌活性が強い薬剤を選択することであり，予防的投与であっても歯性感染症検出菌に対する抗菌薬感受性のある薬物を選択する．

以上の要件から抜歯後感染の予防的抗菌薬投与に適する薬剤は，口腔常在菌を標的としうる経口抗菌薬であり，**経口ペニシリンおよび経口セフェム系抗生物質など，βラクタム薬が第一選択となる．**

■経口ペニシリンでは，アモキシシリン(サワシリン®，パセトシン®)およびバカンピシリン(ペングッド®)などの，アンピシリンのプロドラッグが選択される．

■経口セフェムではセフテラムピボキシル(トミロン®)，セフカペンピボキシル(フロモックス®)，セフジトレンピボキシル(メイアクト®)などのプロドラッグをはじめ優れた薬が多種存在する．ペニシリンに比べアレルギーの発現が比較的少ないことから使いやすい．

■これらの第一選択薬に対してアレルギーの既往がある場合などでは，第二選択としてマクロライド系のクラリスロマイシン(クラリス®)，アジスロマイシン(ジスロマック®)，リンコマイシン系のクリンダマイシン(ダラシン®)などを適応する．現在抜歯後に適応できる抗菌薬を**表 3a, b** に示した．

表 3a 歯科で用いられる経口抗菌薬(成人)①.

分類	一般名	主な商品名	用法	コメント
ペニシリン系	バカンピシリン塩酸塩	ペングッド®	250 mg 1回1錠 1日(500～1,000 mg) 3～4回分割投与	アンピシリンのプロドラッグ
	アモキシシリン水和物	サワシリン®，パセトシン®，他	250 mg 1回1錠 1日(750～1,000 mg) 3～4回分割投与	経口ペニシリンの基準薬
セフェム系	セファレキシン	ケフレックス®	250 mg 1回1錠 1日(1,000 mg) 4回分割投与	耐性傾向が顕著
	セフテラムピボキシル	トミロン®，他	50～100 mg 1～2錠 1日(150～600 mg) 3回分割投与	プロドラッグ
	セフポドキシムプロキセチル	バナン®，他	100 mg 1回1～2錠 1日(200～400 mg) 2回分割投与	1日2回投与
	セフジニル	セフゾン®，他	100 mg 1回1錠 1日(300 mg) 3回分割投与	プロドラッグ
	セフジトレンピボキシル	メイアクトMS®，他	100 mg 1回1錠 1日(300 mg) 3回分割投与	小児用適応あり
	セフカペンピボキシル塩酸塩水和物	フロモックス®，他	75 mg, 100 mg 1回1～2錠 1日(300～450 mg) 3回分割投与	プロドラッグ 幅広い抗菌活性
カルバペネム系	ファロペネムナトリウム	ファロム®	150 mg, 200 mg 1回1錠 1日(450～600 mg) 3回分割投与	カルバペネム系経口抗菌薬 小児適応あり

section 2　抗菌薬・抗炎症薬

表 3b　歯科で用いられる経口抗菌薬（成人）②．

分類	一般名	主な商品名	用法	コメント
マクロライド系	クラリスロマイシン	クラリシッド®，クラリス®，他	200 mg 1回1錠 1日（400 mg） 2回分割投与	ニューマクロライド 慢性副鼻腔炎
	ロキシスロマイシン	ルリッド®，他	200 mg 1回1錠 1日（400 mg） 2回分割投与	ニューマクロライド
	アジスロマイシン水和物	ジスロマック®	250 mg 1回2錠 1日1回　3日間投与	炎症組織停滞性 3日間投与 歯周病
		ジスロマック SR®	2 g　1回1包　1日1回 経口投与	1回投与のみ
テトラサイクリン系	ミノサイクリン塩酸塩	ミノマイシン®，他	50 mg，100 mg 1回1〜2錠 1日（100〜200 mg） 1〜2回分割投与	慢性感染症に効果？ 再評価
リンコマイシン系	クリンダマイシン塩酸塩	ダラシン®	150 mg 1回1錠 1日（600 mg） 4回分割	嫌気性菌
ニューキノロン系	スパルフロキサシン	スパラ®	100 mg 1回1〜2錠 1日（100〜300 mg） 1〜2回分割投与	長い血中半減期
	トスフロキサシントシル酸塩水和物	オゼックス®	75 mg，100 mg　1回1〜2錠 1日（300〜600 mg） 2〜3回分割投与	長い血中半減期
	レボフロキサシン水和物	クラビット®，他	500 mg 1回1錠 1日（500 mg）　1回経口投与	1日1回
	シタフロキサシン	グレースビット®	50 mg 1回1〜2錠 1日（100〜200 mg） 2回分割投与	強い抗菌力

抗菌薬の投与量と投与期間

■術後感染に対する予防的投与を1回のみで完了する場合などでは，1回投与常用量の2倍程度の投与は許容されるが，2倍投与がより効果的であるとする根拠はない．したがって，常用量の範囲内でもっとも血中濃度が高くなる投与法が望ましい．すなわち，**ペニシリン，セフェムなどのβラクタム薬は時間依存型の抗生物質であり，投与回数が重要で，1日3回以上の投与が求められる．**

■**抗菌薬の投与期間については，3日間を一応の目安とする．**日本で販売されている抗菌薬の臨床試験はすべて3日間の投与で効果を判定している．したがって3日目で効果が不明瞭であれば7日程度まで適宜延長するが，7日目においても効果不十分であれば，投与薬物の変更を考える．

point　抗菌薬

①抜歯をはじめとする口腔内手術は SSI クラスⅡに相当する．
②予防投与目的の抗菌薬投与の継続には根拠がない．
③感染した創部では，治療的抗菌薬投与と考えてよい．

消炎鎮痛薬

抜歯術における消炎鎮痛薬投与の考え方

　鎮痛および腫脹軽減などの炎症抑制を目的とした薬物を抜歯後に投与する機会は多い．とくに鎮痛と炎症抑制効果を求め，アセトアミノフェンや非ステロイド性抗炎症薬（NSAID's：以下，抗炎症薬）を適応する頻度は高い．

　抜歯後の患者のもっとも重大な不快症状は痛み（疼痛）であることは論を待たない．したがって，鎮痛効果の高い薬物が第一選択と考えて差し支えない．

　抜歯のような外科的刺激を加えれば，当然のことながら局所には炎症反応が惹起される．炎症の本態は血管透過性の変化であり，この現象自体は創部治癒に必要な過程といえる．したがって，術後の炎症反応自体を根本的に抑制することは必ずしも生理的とはいえない．しかし，痛み症状は可及的速やかに除去してほしい，局所炎症症状はなるべく少なくしてほしい，というのが患者の願いである．

　抜歯後の鎮痛に焦点をあてれば，むしろ短期間の効果が求められ，安全性と副作用の面を考慮し，血中半減期が短いものが望ましい．

抜歯後疼痛に対する抗炎症薬の使い方

■術後疼痛は，局所麻酔薬の効果が消失した時点から自覚されることが多いが，まったく痛みなく経過する場合もある．多くの場合で，術後に少しでも局所に痛みを感じた時点ですぐに抗炎症薬を服薬させる．このような頓用では，初回服用時に1回最大量を投与するのが効果的で，2回目以降は減量して使用する．投与期間については，疼痛がなくなった時点で服薬を止めるのがよい．

先制鎮痛

　筆者らの施設では，先制鎮痛の概念に立脚した抗炎症薬の投与を適宜行っている．

　議論　先制鎮痛は，鎮痛目的に抗炎症薬などを術前に投与することで，局所麻酔薬の効果消失時にすでに鎮痛効果を発現せしめ，抜歯後の疼痛を抑制することをいう．鎮痛薬による先制鎮痛効果については，否定的な見解もあるが，COX-2阻害薬については，抜歯後の鎮痛に効果があるというエビデンスがある．実際には**抜歯術開始の60〜90分前に抗炎症薬を1回最大量を服薬させ，施術に入る．**

■鎮痛目的に抗炎症薬を頓用で用いる投与方法以外に，常用量を4〜6時間の間隔で分割投与とし，数日間継続する方法もある．利点としては，術者および患者ともに一定期間の投与による効果の安定性を期待できるので安心感はあるが，不要な投与が継続するとも考えられる．

■抜歯術の術後に投与されるのは，なんといっても非ステロイド性抗炎症薬（NSAID's）が多い．NSAID's では，過敏症，アスピリン喘息，妊娠，消化性潰瘍，腎障害，肝障害，心筋梗塞，脳血管障害などの背景疾患が存在する場合では，その適応に厳重な注意（すなわち用量と期間を最小限とすべきこと）がなされており，背景疾患のない患者においても，長期にわたる連続投与は避けたいところである．

鎮痛薬・抗炎症薬の選択

アセトアミノフェン（カロナール®）

　非ピリン系鎮痛薬で，中枢神経系におけるプロスタグランジン（以下，PG）産生放出抑制によって疼痛閾値を上昇させる．炎症局所における抗炎症作用（PG産生阻害）は弱い．したがって，NSAID's に比べ鎮痛効果は弱い．しかしこの薬物の価値は，NSAID's の有する副作用がほとんどなく，NSAID's 投与の禁忌にあたる患者の多くで適応できる点にある．

非ステロイド性抗炎症薬（NSAID's）

　炎症局所では，アラキドン酸にシクロオキシゲナーゼ（以下，COX）が作用してプロスタグランジン（PG）が生成される．NSAID's は COX を阻害することで PG 産生を抑制し，抗炎症作用を発揮する．抜歯後の鎮痛を目的とした抗炎症薬の投与においては，先にも述べたが，血中半減期の短い即効性の薬剤が望ましく，その点においては，プロピオン酸系のロキソプロフェン（ロキソニン®）は好適であり，またこれはプロドラッグという利点も有しており，強力な消炎鎮痛効果を発揮する．

■ロキソプロフェンを含めた酸性 NSAID's は，すべて COX

表4　歯科で用いられる主な抗炎症薬.

分類	一般名	主な商品名	用法	コメント
アニリン系	アセトアミノフェン	カロナール®，他	1回200～500 mgを頓服 200 mg，300 mg錠 1回1～2錠 1日3回（900～1,500 mg） 分割投与	妊婦，アスピリン喘息（やむを得ない場合），腎障害，小児，高齢者などに使用可能
プロピオン酸系	ロキソプロフェンナトリウム水和物	ロキソニン®，他	1回60～120 mgを頓服 60 mg　1回1錠 1日3回（180 mg）分割投与	プロドラッグ 消炎鎮痛効果強い 使用しやすい
アントラニール酸系	メフェナム酸	ポンタール®，他	1回500 mg　1日1～3回頓服 125 mg初回2錠（500 mg） 1日3～4回（1,000～1,500 mg）分割投与	消炎鎮痛効果強い
コキシブ系	セレコキシブ	セレコックス®	頓服　初回のみ400 mg，以降は200 mg 1日2回まで 初回のみ400 mg，2回目以降は1回200 mgとして1日2回投与	COX-2選択性阻害薬 胃腸障害が少ない アスピリン喘息に安全 心血管系の副作用の報告
フェニル酢酸系	ジクロフェナクナトリウム	ボルタレン®，他	1回25～50 mgを頓服 25 mg　1回1～2錠　1日3回（75～100 mg）分割投与 1回25～100 mg　1～2回分割 直腸投与（坐剤）	消炎鎮痛効果強い 坐剤投与
塩基性（非酸性）	チアラミド塩酸塩	ソランタール®	1回100 mgを頓服 50 mg，100 mg 1回1～2錠（100 mg）　1日3回（300 mg） 分割投与	消炎鎮痛効果は弱い アスピリン喘息に対して比較的安全
合成麻薬	トラマドール塩酸塩アセトアミノフェン	トラムセット®	1回2錠を頓服，1日8錠を超えない	鎮痛消炎剤にて除痛困難なもの．使用は慎重に

選択性に劣っており，生理的なCOX-1をも抑制するため胃粘膜障害性などの副作用は不可避である．

■ロキソプロフェン以外にも，古い薬であるが，アントラニル酸系のメフェナム酸（ポンタール®）は，とくに鎮痛作用にすぐれ，現在でも使いやすい薬剤として，筆者らは頓用処方に汎用している．

■そのほかには，フェニル酢酸系のジクロフェナク（ボルタレン®），アンフェナク（フェナゾックス®），インドール酢酸系のインドメタシン（インダシン®），プロピオン酸系のフルルビプロフェン（フロベン®），ナプロキセン（ナイキサン®），ザルトプロフェン（ソレトン®），およびオキシカム系のロルノキシカム（ロルカム®）などが，抜歯後の消炎鎮痛薬として適応認可されている．

■最近，抜歯後の消炎・鎮痛の適応が認可された中性のコキシブ系NSAID'sであるセレコキシブ（セレコックス®）はCOX-2の選択阻害薬であり，生理的なCOX-1に影響しないことから副作用の少ない抗炎症薬として期待される．

■抜歯後の鎮痛・消炎に適応認可されている塩基性NSAID'sには，チアラミド（ソランタール®）がある．この特徴は，鎮痛・消炎作用は酸性NSAID'sに劣るものの，副作用が少ない（**表4**）．

> **point**　消炎鎮痛薬
> ①NSAID'sの使用頻度が高い．
> ②アセトアミノフェンは有用である．
> ③「先制鎮痛」という概念が提出されている．

CHAPTER 8 麻酔・抗菌薬・止血

section 3 止血法

止血のメカニズム

一次止血と二次止血

　止血血栓は，一次止血と二次止血の2段階で形成される．
　一次止血は，血小板がvon Willebrand因子を介して破綻した血管壁コラーゲンと結合し，血管破綻部に粘着する．粘着によって活性化された血小板から放出される因子によって血小板の凝集と血管収縮が生じる．さらに，血小板にフィブリノーゲンが付着し，血小板同士が凝集して一次血栓を形成する．おもに一次血栓形成に必要な時間を反映する検査項目が出血時間である．
　二次止血は，血小板に付着したフィブリノーゲンを安定化フィブリンとすることで，強固な血栓を完成する過程で，二次血栓形成という．この過程は凝固系因子のはたらきによる．

PT-INRとAPTT

　凝固系因子の過程を反映する検査としては，プロトロンビン時間（PT：現在ではPT-INRが指標となる），活性化部分トロンボプラスチン時間（APTT）などがある．これらの検査項目がすべて基準値内であっても，止血過程は出血部位，出血組織の性状，損傷血管の内径，損傷部の血管密度などをはじめ，多くの因子の影響を受ける．
　脳梗塞や心筋梗塞などの既往により，抗凝固薬や抗血小板薬を服薬している人の来院が増えつつある．この場合，**PT-INRが3.0程度であれば服薬を中止することなく抜歯術を行う**．

抜歯術における止血

　基本的に抜歯術の術後出血には，局所止血で対応する．臨床歯科医は，局所止血の手段を数多く知っていることが求められる．
　歯の抜去が終了した時点で，抜歯創部の注意深い点検を行う．抜歯が歯根膜の断裂のみで完了すれば，抜歯窩は軟組織のみの損傷と考えることができる．しかし，そのような理想的な抜歯窩となることは比較的少ない．なんらかの付加的な軟組織損傷や骨の損傷が存在し，術後出血の要因となる．抜歯の術直後では以下の項目についてよく点検する必要がある．

歯肉・軟組織の損傷
■歯頸部歯肉は，角化粘膜であり伸展性が少なく，ヘーベル（挺子・エレベータ）による過度な牽引による断裂が生じやすい．とくに，歯肉炎または歯周炎で発赤・腫脹した歯肉では，裂けやすく，出血も持続しやすい．

固有歯槽骨（歯槽窩）の骨折
■抜歯にともなう歯槽骨の不全骨折では，術後出血の要因となることがある．また，ヘーベルやバーが歯槽窩を穿孔して骨髄組織に至る場合も，術後出血の要因となる．

根尖病変の取り残し
■根尖病変が残留したり，歯囊の摘出が不完全な場合は，術後出血の要因となる．肉芽組織からの出血は実質性出血の様相となり，少量の出血が長く持続する．

抜歯後の出血の様相

抜歯創では，毛細血管性ないしは細静脈性出血，静脈性出血，および動脈性出血のいずれの型の出血も起こる．これらが複合する場合もある．

■抜歯窩周囲歯肉からの出血の多くは，毛細血管性ないし細静脈性出血で，微小な出血点が集合し，明瞭な出血点を同定しがたい oozing となる．これは出血速度こそ遅いが，ダラダラと持続する．

■静脈性出血は肉眼で識別できる程度の管径の静脈からの出血で，湧き水のように持続する出血であり，滲出性出血ともよばれる．出血の色調は暗赤色で，抜歯窩または骨髄からの出血，下歯槽管からの出血などでみられ，歯肉をはじめとする軟組織においてもみられる．

■動脈性出血はたとえ小動脈であっても噴出性で，出血点の発見は比較的容易であるが，出血速度が速いため，迅速な止血が求められる．

①普通抜歯での出血

■鉗子を用いた普通抜歯での組織損傷は，理想的には歯根膜の断裂のみで完了する．この場合では，歯槽窩に付着する歯根膜からの毛細血管性ないし細静脈性出血が生じる．

■付加的な骨の損傷が存在する場合では，ときとして骨髄腔からの静脈性出血が加わり，微細な小動脈からの動脈性出血がみられる場合もある．

②外科的抜歯術の出血

■難抜歯（複雑抜歯）や埋伏歯抜去のような外科的抜歯では，出血を生じる機会が増える．

■粘膜骨膜弁の切開縁（とくに遊離歯肉部）では，静脈性出血または小動脈からの動脈性出血がみられる場合がある．

■弁の剝離翻転時では，骨膜から皮質骨へと貫通する脈管が存在するので，骨膜側・皮質骨面において小静脈・小動脈からの出血がみられる．上下顎前歯部歯槽部では，比較的貫通する血管の密度が高い．

■粘膜骨膜弁の骨膜面に傷をつけると，骨膜下の結合組織または筋組織中の比較的内径の大きい静脈を傷つける機会が増え，滲出性出血をきたすことがある．

■骨削除時では，皮質骨中からの出血は通常わずかである．骨削除が骨髄腔に及ぶと出血は増加する．この場合，静脈からの滲出性出血が多い．

開放抜歯創の止血

普通抜歯および外科的抜歯の一部では，術後創は開放状態となる．止血操作に入る準備として，抜歯窩・歯槽部を手指で強く圧迫する．これは抜歯にともなって開大した歯槽部を整復する意味で行う．歯肉縁部および歯槽窩内で，出血点が明確であれば，あらかじめ電気メスで凝固しておくとよい．

圧迫止血法

開放抜歯創の止血では基本的に圧迫止血法による．実際には，小折ガーゼを緊密にたたみ，抜歯窩に圧接し，対合歯によって強く咬み込ませることで圧迫固定する．

ガーゼによる圧迫止血は，微小血管の圧迫阻血による凝固促進とともに，ガーゼという粗な繊維に血液が接触することによって血液凝固機転を活性化するという目的がある．また，ガーゼの加圧によって，抜歯窩からの血液の流出を防ぎ停留させることで，さらに凝固を促進する．

止血過程を修飾する外因は多く，圧迫止血の持続時間の目安は厳密ではない．経験的には10分程度の咬合圧下のガーゼ圧迫で，大方の出血は止まる．しかし，30分程度の圧迫を持続することがより安全と思われる．

CHAPTER 8　麻酔・抗菌薬・止血

圧迫止血の効果がない場合

　十分な時間の圧迫止血を行い，歯槽窩に凝血塊が形成されているにもかかわらず，血餅周囲からoozingが生じる場合がある．
■この場合，抜歯窩周辺の辺縁歯肉および歯槽部に再度，通常の血管収縮薬添加リドカインカートリッジを用いて，通法と同等の範囲に浸潤麻酔注射を行う．この注射の目的は抜歯窩周辺部組織の血管収縮効果を止血促進の補助とすることにある．その後ふたたびガーゼによる圧迫止血を行い，30分後に止血確認を行う．
■浸潤麻酔の再注射と圧迫止血でも効果が得られない場合は，まず抜歯窩内のすべての血餅を除去し，吸引しつつ出血点を確認する．歯肉縁からのoozingであれば，電気凝固が効果的である．抜歯窩内の出血点が明確でない場合は，局所止血薬を使用する．綿型の酸化セルロース（サージセル®）のような局所止血薬を抜歯窩に堅固に填入し，必要に応じて縫合糸で固定する．この場合でも，ガーゼによる圧迫止血を行い，30分ほど観察し，止血確認する．この酸化セルロース局所止血薬は，術後の疼痛の原因となるので，基本的には除去することが望ましい．翌日の診察時に，膨化した部分を生理的食塩水で洗い落としつつ無理せず除去していく．除去は数回にわけて行うのがよい．

閉鎖創での止血

　外科的抜歯術では，粘膜骨膜弁を縫合閉鎖する前に，出血点の探索と止血確認をすることが肝要である．

手順

■まず粘膜骨膜弁をを展開し，十分に生理的食塩水で洗浄し，さらに乾ガーゼでよく清拭して出血点がないか確認する．
■軽度の毛細血管性出血（oozing）であれば，そのまま縫合閉鎖し，ガーゼによる圧迫止血を行うことで止血できる．
■抜歯窩から滲出性出血があれば，出血点を探索する．智歯抜去時の歯嚢の取り残し，根尖病巣の取り残しなどがないかを注意する．また，骨髄腔に連続する骨穿孔部からの静脈性出血には，局所止血薬の小塊を穿孔部に填塞する．
■下歯槽管部からの出血が滲出性にみられる場合では，出血部に酸化セルロース綿を薄く敷き，その上から生理食塩水を浸したガーゼ，またはボスミン®（1000倍以上希釈）または通常のアドレナリン添加塩酸リドカイン塩カートリッジの注射液を浸漬したガーゼを置き，軽い圧迫下で15分程度ようすをみる．止血が得られれば，ガーゼのみ除去して閉創し，さらに圧迫止血する．
■皮質骨面の小孔からの出血は，針状のプローブにより電気凝固する．また骨面の出血点に相対する骨膜側の出血点の有無を必ず確認する．
■骨膜面に出血点があれば，モスキート鉗子で出血点を把持し，鉗子に通電して電気凝固を行う．
■粘膜骨膜弁の縫合閉鎖後，まず創部全体を手指で圧迫し，粘膜骨膜弁を骨面に強く圧着しつつ，貯まった余分な血餅や血液を絞り出す．その後にガーゼによる圧迫止血を行い，30分以上咬合圧下で維持し，後に止血確認を行う．もしこの時点で創部から比較的速いoozingや滲出性出血が見られれば，浸潤麻酔注射を通法どおり追加した後に縫合糸をはずし，粘膜骨膜弁を再度展開して出血点を探索し，止血操作を繰り返す．現在使用できる局所止血剤の性状については**表5**にまとめた．

表5 局所止血薬の特徴.

局所止血薬	剤形	特定生物由来製剤の同意書	作用
シート状フィブリン接着剤	スポンジ状のシート	必要	トロンビンによりフィブリノゲンが反応し，フィブリンが形成される．コラーゲンが補強する．
液状フィブリン接着剤	液状	必要	トロンビンによりフィブリノゲンが反応し，フィブリンを形成する．
コラーゲン製剤	シート状，綿状，など	不要	血小板の粘着・凝集．
ゼラチン吸収性スポンジ	スポンジ状	不要	密着．
酸化セルロース	綿状	不要	ヘモグロビンと結合し，凝血塊を形成し，密着．
トロンビン	液状，細粒	必要な製剤もある	体内のフィブリノゲンをフィブリンへ変換する．
アドレナリン	注射用，外用	不要	血管を収縮させ，血流を低下させる．

point 止血

①抗凝固薬服薬下の患者が増加している．
②止血の基本は圧迫止血である．
③出血点の確認を優先しなくてはいけない．

column 筆者が行っている頬側延長法・袋状法

下顎埋伏智歯の抜歯　こぼれ話⑤
筆者が行っている頬側延長法・袋状法

筆者は，下顎埋伏歯の位置と状態により，切開線を使い分けている．

頬側延長法

筆者は下顎外斜線のやや舌側から第二大臼歯遠心面にかけて，歯槽頂よりやや頬側で約1.5〜2 cmの切開を加える．この遠心切開は，直線または必要に応じて曲線とし，起点は遠心面の中央に置く．第二大臼歯遠心舌側より歯頸線に沿って，第一・第二大臼歯間の歯間乳頭の遠心まで至り，歯肉頬移行部まで約45度の角度で歯槽歯肉に至る切開を，約1.5〜2 cm加える（図1a, b）．

歯頸線切開は，歯肉溝内に切開を加える marginal incision（intra-salcual incision：歯肉溝内切開）を行う．

縦切開（斜切開）の位置は，前述したほかに第二大臼歯の頬側溝（図2a, b），または第一大臼歯の頬側溝に設定する（図3）．

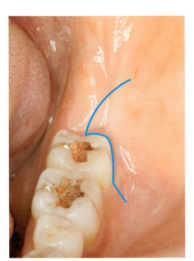
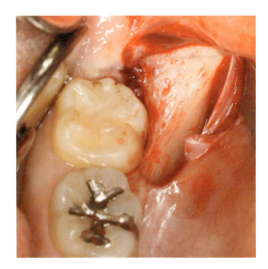

図1a, b　頬側延長法．

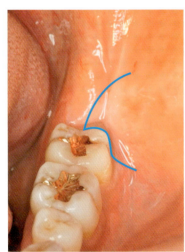

図2a, b　頬側延長法．縦切開は第二大臼歯の頬側溝．

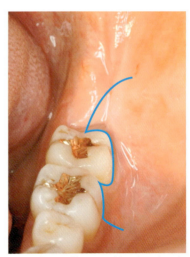

図3　縦切開位置は，第一大臼歯の頬側溝．

column　筆者が行っている頬側延長法・袋状法

　縫合は，筆者の場合，最初は縦切開の歯頸部よりに1糸かけて位置を合わせる．次いで第二大臼歯遠心は，不完全埋伏歯では緩く寄せる程度にする．遠心切開には後1～2糸は縫合している．最後部の近くには1糸，縦切開部に1～2糸(縦2針／固定用1針)，縫合する．

袋状法

　第二大臼歯遠心の切開は，頬側延長法と同様で，大臼歯部の頬側歯頸線切開を併用する．頬側歯頸線切開の起点は，第一・第二大臼歯の歯間乳頭の近心，または第二小臼歯・第一大臼歯の歯間乳頭の遠心に設定する(**図4, 5**)．袋状切開では，歯頸線切開が短いと歯肉弁が断裂しやすいので，注意する．

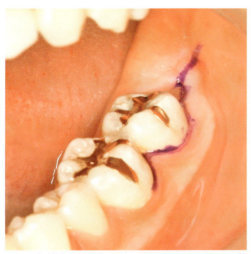

図4　袋状法．頬側歯頸線切開の起点は，第一・第二大臼歯の歯間乳頭の近心．

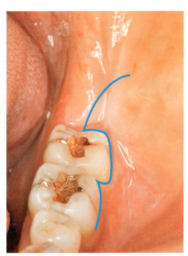

図5　第二小臼歯・第一大臼歯の歯間乳頭の遠心に設定する．

INDEX

数字
2回法　44, 94
2進法　194
3進法　194
45度角度付きタービン　39, 77
5倍速エンジン　77

A
APTT　206
Archerの切開　158
Benex 2　40
BP　162
BRONJ　162
buccal gutter technique　74
CBCT　44, 140
collar法　74
cone beam computed tomography　44, 140
Conma状切開　106, 160
COX-2阻害薬　204
cryer挺子　111
Extraction Upper Root Tips-GMX 69 Forcep　41
field block　193, 194, 196
George B. Winter　42
Ginestetの切開　158
Highetの分類　166
Hooley Whitacre法　56
Krugerの切開　58
Krugerの袋状切開　59
Laskinの切開　59
Leo Winter　42
medication related osteonecrosis of the jaw　162
MRONJ　162
Neumannの変法　58
No.11　35
No.15　35
NSAID's　204
ONJ　162
oozing　207
Pell and Gregoaryの歯分割法　159
Physics forceps　40
PT　206
PT-INR　177, 206
sharp incision　63
SSI　201
surgical site infection　201
SW知覚テスター　166
Szymdの切開　58, 66
three corner flap　50
Ti-Max X　39
T字分割　79
von Willebrand因子　206
V字削除　80
V字状切開法　55
Wardの切開　58
Winter線　46
Winter分類　44
Y字状切開　108
βラクタム薬　202, 203

あ
アイスパック　91
悪性腫瘍　162
亜酸化窒素　199
アスピリン　177
アセトアミノフェン　204
圧迫止血　90
圧迫止血法　207
アネステジンパスタ　171
安全鉗子　31
アンダーカット　124
位置異常　110
一次止血　206
一次閉鎖　83
一次閉創　53
一過性伝導障害　165
ウォータータイト　86
宇賀式　30, 31
エアタービン　183
鋭縁切開　63
エッジ　22
エレベーター　33
遠心開放切開法　50, 51
遠心切開　59, 60
遠心切開の起点　61
円刃刀　35
遠藤式　30, 31
嘔吐反射　199
大川式　30
汚染手術　201
オトガイ孔伝達麻酔　195
オトガイ神経　94, 196

か
ガーゼドレーン　83
カーバイトバー　39
開口障害　52, 105
回転作用　22, 135
開放創　53
改良Chaikin法　84
カウホーン型　31
下顎管の見え方　47
下顎孔伝達麻酔　194
下顎枝内斜線部　194
下顎小舌　194

INDEX

下顎神経　94
下顎智歯と下顎管との関係　47
下顎智歯用鉗子　30
下歯槽神経　94, 165, 194
下歯槽神経血管束　129
片刃ノミ　72
活性化部分トロンボプラスチン時間　206
活動電位　168
カットグット　86
カラー法　74
カロナール　204
眼窩下孔伝達麻酔　196
眼窩下神経　198
鉗子　14
含歯性囊胞化　141
含歯性囊胞　150
鉗子の握り方　33
鉗子抜歯　12, 14
患者座位　8
患者水平位　8
環状靱帯　13
関節部　14
感染手術　201
顔面側方撮影　140
気腫　103, 155, 183
気道閉塞　129
逆曲ヘーベル　82
逆生埋伏歯　141, 144
逆手握り　16
逆手法　33
吸引管　119
球根状　124
吸収性　37
吸収性糸　37, 86
凝固系因子　206
頰側延長法　50, 54, 210
頰側起点　62
頰側骨削除法　74

曲タイプ　21, 34, 82
楔作用　22
クルーガーの切開　58
グルーブ　135
クレーンピック　82
経口セフェム系抗生物質　202
経口ペニシリン　202
血圧計　199
血管迷走神経反射　199, 200
血腫　129
血小板　206
限局的遠心直線法　50, 51
絹糸　37, 86
誤飲　9
抗凝固薬　177, 206
抗菌薬の予防投与　201
口腔外科専門医　129
口腔常在菌　202
抗血小板薬　177, 206
咬合法撮影　140
交差神経支配　195
溝状歯　48
後上歯槽神経（枝）　198
溝状歯抜去時の神経損傷　49
後方延長切開　59
高齢者　110
誤嚥　9
弧状切開　108
骨削除　112
骨性癒着　110, 129, 135
骨粗鬆症　162
骨ページェット病　162
骨膜下注射　189
骨膜剝離子　69
古典的L字弁法　52
コロネクトミー　44, 94
根間中隔　124
混合感染　202
根分割　112

さ

サージセル　175, 208
座位　8
細静脈性出血　207
逆手握り　16
逆手法　33
三角切開　143
三角挺子　111
三角ヘーベル　82
三角弁切開法　51
三角弁法　50
酸化セルロース　208
残根　110, 111
残根鉗子　15, 32
残根歯　135
残根抜歯　135
ジアゼパム　200
シェッツ法　33
歯科用CT　44, 114, 140
歯科用コーンビームCT　140
歯冠除去術　44, 94
歯冠分割法　44
軸索断裂　165
歯頸切開　53, 65
歯頸部切開　142
止血　118
止血鉗子　179
止血シーネ　178
止血法　178, 206
歯根削去　137, 138
歯根端切除術　137
歯根の頰舌的湾曲　18
歯根の近遠心的湾曲　24
歯根の破折　105
歯根の発育状態　46
歯根破折　24, 110
歯根肥大　110, 124, 135, 136
歯根分割　135
歯根膜内注射　189

INDEX

歯根癒着　136	上顎洞穿孔　98, 105, 155	前庭骨窓法　107
歯根湾曲　110, 135, 136	上顎洞迷入　105, 172	前庭舌状弁　106
歯軸方向撮影　140	上顎埋伏犬歯　150, 151	創哆開　52
歯槽孔　198	上顎埋伏智歯　98	**た**
支柱　21	笑気　199	第一選択薬　202
歯肉溝外切開　53	笑気吸入鎮静法　199	大臼歯残根　136
歯肉溝内切開　53, 66	小口蓋神経　198	大口蓋孔　197
歯肉頂切開　53	静脈性出血　207	大口蓋孔伝達麻酔　197
刺入点　194, 196, 197	静脈内鎮静法　200	大口蓋神経　100, 198
歯嚢　150	静脈麻酔薬　200	大口蓋動静脈　100, 198
嘴部　14, 21	照明　118	脱臼鉗子　15, 19, 104
視野　117	神経幹　193	ダッチング　74
若年者　110	神経線維　165	単根化　25
斜切開　51, 53	神経叢　193	単根歯　132
縦切開　51, 53	神経断裂　166	単根歯の分割　136
縦切開の延長　57	神経麻痺　165	智歯遠心切開法　51
縦切開法　50, 51	浸潤麻酔　189	智歯型　34
樹枝状終末　165	浸潤麻酔効果　192	智歯の分割　75
腫脹　52	垂直切開法　52	中央起点　61
出血時間　206	水平切開　59, 65	蝶下顎靭帯　194
出血点　207	スチールバー　39	直線状切開　53
術後疼痛　52	ステロイド薬投与　91	直線切開　186
術後感染　201	清潔手術　201	直線法　50, 57
術後創感染　201	正中離開　140	直タイプ　21, 24, 34
術者座位　8, 9	ゼックリアカーバイトバー　39	直達法　194
術者の姿勢　8	切歯管　144	治療的抗菌薬投与　201
術者立位　8, 10	切歯孔　196	鎮静法　199
術野　119	切歯孔伝達麻酔　196	挺子　21, 33
シュミットの切開　58, 66	舌神経　129	ディプリバン　200
シュワン細胞　165	舌側起点　64	梃子作用　22
準清潔手術　201	舌側直線切開法　107	典型的頬側延長法　54
順生埋伏歯　141, 144	舌側転位歯　127	伝達麻酔　193
順手握り　16	舌側への補助切開　107	疼痛コントロール　118, 121
消炎鎮痛薬　204	舌側弁牽引法　70, 71	動脈性出血　207
上顎結節　198	セルシン　200	トリセクション　26
上顎結節骨折　105	扇状切開　53	ドルミカム　200
上顎結節の一部が骨折　102	全身的なリスクファクター　49	ドレーン　85
上顎神経後上歯槽枝　99	尖刃刀　35	ドレナージ　83
上顎正中埋伏過剰歯　140	先制鎮痛　204	

INDEX

な
長い三角弁法　51
長い袋状弁法　51
難易度に影響する因子　44
難易度の評価　44
難抜歯　110
二次止血　206
二次閉創　53
日大型　34
二点識別検査　166
乳歯抜歯　156
粘膜剥離子　69
ノイマンの変法　58

は
バーティカルストップ　73, 74
バイタルサイン　199, 200
把持　21
把持部　14
パッキング　83
抜歯窩　85
抜歯後出血　175
鼻マスク　199
原田式　30
パルスオキシメーター　199, 200
パルチの弧状切開　151
パルチュ法　33
半側フラップ　143
非吸収性　37
非吸収性糸　37, 86
鼻腔穿孔　155
鼻腔底直下埋伏歯　148
鼻腔底萌出歯　149
鼻口蓋管　196
鼻口蓋管神経　196
非ステロイド性抗炎症薬　204
ビスホスホネート　162
非分割法　44
標準的切開　51
表面麻酔　142, 188

ピョートル大帝　28
ファインヘーベル　112
フィブリノーゲン　206
複根歯　133
袋状切開法　50, 51
袋状法　50, 210
普通抜歯　8
ブラックトライアングル　53
ブロウイング　105
プロトロンビン時間　177, 206
プロポフォール　200
分離鉗子　104
閉鎖創　53
ヘーベル　21, 33, 174
ヘーベルの種類　34
ヘーベル抜歯での下顎管損傷　49
ヘミセクション　26
ヘリカルCT　140
辺縁切開　65, 66
便宜抜歯　12
偏心投影法　140
ベンゾジアゼピン系緩和精神安定薬　200
縫合糸　37
縫合の原則　86
傍骨膜注射　189
傍辺縁切開　66
保隙　157
保護床　144
ボスミン　180, 208
細型　31
ホリゾン　200
ポリフィラメント　37

ま
埋伏智歯分割用ダイヤモンドバー　80
丸ノミ　72, 101
ミクリッツタンポン　178
短い三角弁法　51

短い袋状弁法　51
ミダゾラム　200
ミッシュパワーエレベーター　41
無影燈　118
迷入　127
メス刃　36
メスホルダー　36
毛細血管性　207
モノフィラメント　37

や
有被膜性小体　165
癒着歯　110
翼口蓋窩　198
翼突下顎隙　181, 194
翼突静脈叢　198
横切開　53, 65
予防的抜歯　49

ら
ラウンドバー　101
ラクスエーター・ルートピッカー　38, 82
リスクファクター　49
立位　8
リバースカッティング針　86
リバースベベル切開　66
両刃ノミ　72
リンガルリトラクター　71
ルイ14世　28
ルートチップピックス　111
ルートピッカー　82
ロングシャンクエキスカ　111
ロングシャンクバー　39

わ
ワードの切開　58
矮小歯　141
ワスムントの歯頸部切開　151
ワルファリン　176
ワルファリンカリウム　177
湾曲根歯　110

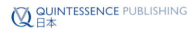

抜歯テクニックコンプリートガイド
安全にうまく抜歯するためのさまざまなアプローチ

2015年3月10日　第1版第1刷発行
2018年6月20日　第1版第2刷発行

編 著 者　坂下　英明
　　　　　（さかした　ひであき）

著　　者　近藤　壽郎／濱田　良樹／柴原　孝彦／堀之内　康文
　　　　　（こんどう　としろう）（はまだ　よしき）（しばはら　たかひこ）（ほりのうち　やすふみ）

発 行 人　北峯　康充

発 行 所　クインテッセンス出版株式会社
　　　　　東京都文京区本郷3丁目2番6号　〒113-0033
　　　　　クイントハウスビル　電話(03)5842-2270(代表)
　　　　　　　　　　　　　　　(03)5842-2272(営業部)
　　　　　web page address　http://www.quint-j.co.jp/

印刷・製本　横山印刷株式会社

©2015　クインテッセンス出版株式会社　　　禁無断転載・複写
Printed in Japan　　　　　　　　　　　　落丁本・乱丁本はお取り替えします
ISBN978-4-7812-0426-0　C3047　　　　　定価はカバーに表示してあります